DAVE ASPREY

HIRNTUNING

Bibliografische Information der Deutschen Nationalbibliothek
Die Deutsche Nationalbibliothek verzeichnet diese Publikation in der Deutschen Nationalbibliografie. Detaillierte bibliografische Daten sind im Internet über http://dnb.d-nb.de abrufbar.

Für Fragen und Anregungen:
info@rivaverlag.de

Wichtiger Hinweis
Sämtliche Inhalte dieses Buchs wurden – auf Basis von Quellen, die der Autor und der Verlag für vertrauenswürdig erachten – nach bestem Wissen und Gewissen recherchiert und sorgfältig geprüft. Trotzdem stellt dieses Buch keinen Ersatz für eine individuelle Ernährungsberatung und medizinische Beratung dar. Wenn Sie medizinischen Rat einholen wollen, konsultieren Sie bitte einen qualifizierten Arzt. Der Verlag und der Autor haften für keine nachteiligen Auswirkungen, die in einem direkten oder indirekten Zusammenhang mit den Informationen stehen, die in diesem Buch enthalten sind.

1. Auflage 2017
© 2017 by riva Verlag, ein Imprint der Münchner Verlagsgruppe GmbH
Nymphenburger Straße 86
D-80636 München
Tel.: 089 651285-0
Fax: 089 652096

© der Originalausgabe

Die amerikanische Originalausgabe erschien 2017 bei Harper Wave unter dem Titel *Head Strong: The Bulletproof Plan to Activate Untapped Brain Energy to Work Smarter and Think Faster – in Just Two Weeks*. Copyright © 2017 by Dave Asprey. Published by arrangement with HarperWave, an imprint of HarperCollins Publishers, LLC.

Übersetzung: Lea Bodora
Redaktion: Desirée Šimeg
Umschlaggestaltung: Luisa Dickhoff, Manuela Amode, München
Umschlagabbildungen: Sergey Shenderovsky/Shutterstock, special for you/Shutterstock
Illustrationen: Kathleen Raferty und Arthur Page
Layout und Satz: Daniel Förster, Belgern
Druck: GGP Media GmbH, Pößneck
Printed in Germany

ISBN Print 978-3-7423-0119-2
ISBN E-Book (PDF) 978-3-95971-544-7
ISBN E-Book (EPUB, Mobi) 978-3-95971-543-0

Weitere Informationen zum Verlag finden Sie unter

www.rivaverlag.de

Beachten Sie auch unsere weiteren Verlage unter www.m-vg.de

DAVE ASPREY

HIRN TUNING

Die Bulletproof-Methode
für höhere geistige Leistungsfähigkeit,
besseren Schlaf und mehr Energie

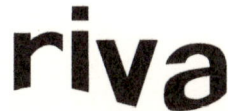

Für Sie, liebe Leserinnen und Leser,
wenn Ihre Leistungsfähigkeit an ihre Grenzen stößt,
der Energiespeicher tief in Ihrem Inneren leer ist
und Ihnen die Willenskraft fehlt.
Dieses Buch hilft Ihnen dabei, sich zu regenerieren
und Ihren Akku wieder aufzuladen.

INHALT

EINLEITUNG

Wenn Sie wie die meisten Menschen sind, haben Sie dieselben Dinge gelernt, die auch ich während des Erwachsenwerdens gelernt habe: Die Intelligenz eines jeden ist festgelegt und Leistung ist das Ergebnis von Anstrengung. Wer dumm ist, ist dumm, und da kann man nichts machen. Wenn Sie versagen, sind Sie faul und haben sich nicht genug angestrengt – oder Sie sind vielleicht einfach nicht stark genug. Beim nächsten Mal müssen Sie dann eben *noch größere* Willenskraft an den Tag legen und *noch härter* arbeiten. Doch wenn Sie dann erneut versagen, liegt das daran, dass Sie ein *Versager* sind. Es ist Ihre Schuld.

Der Glaube daran, dass wir entweder übermenschlich intelligent sein oder uns unglaublich anstrengen müssen, um erfolgreich zu sein, ist Teil unserer Kultur. Bemühungen oder Anstrengungen und einer »natürlichen« Begabung zollen wir Anerkennung. Immer *vollen Einsatz zeigen* führt zum Ziel. *Intelligenz* führt zum Ziel. Was ist aber, wenn das nicht so sein muss? Was wäre, wenn es einfacher sein könnte?

Meiner Erfahrung nach können Versagensängste große Leistungen hervorbringen. Noch bevor ich 30 Jahre alt war, hatte ich das Glück, eine Karriere hingelegt zu haben, um die so mancher Jahrzehnte ältere Mensch froh gewesen wäre. Ich hatte die Technologiestrategie eines 36 Milliarden US-Dollar schweren Unternehmens geleitet, eine bedeutende Rolle bei der Erschaffung der Infrastruktur des modernen Internets gespielt und saß im höchsten Verwaltungsrat von IBM (International Business Machines). Ich hatte bereits 6 Millionen US-Dollar verdient (und wieder verloren). Während ich in Vollzeit als Geschäftsführer eines Start-ups arbeitete, das schließlich für über 600 Millionen US-Dollar verkauft wurde, machte ich nebenbei meinen Master of Business Administration (MBA) an der Wharton School, einer der führenden Elite-Wirtschaftshochschulen der Welt. Kurz gesagt: Ich habe allen gezeigt, was eine Harke ist, und es sah ganz einfach aus.

Hinter diesem Erfolg verbarg sich jedoch ein ständiger Kampf, von dem nur ich wusste. Die Menschen um mich herum konnten die physischen Herausforderungen sehen, die ich bewältigen musste, aber die meisten hatten keine Ahnung vom Ausmaß meines inneren Kampfs. Es war beispielsweise offensichtlich, dass ich übergewichtig und völlig aus der Form geraten war, und ich war bekannt dafür, bei Besprechungen einzunicken. Nur wenige wussten jedoch, dass es für mich eine große Anstrengung bedeutete, den Tag einfach nur durchzustehen, weil mein Gehirn nicht so arbeitete, wie es sollte. Ich konnte mich nicht auf die Arbeit konzentrieren, es fiel mir schwer, neue Informationen zu behalten, und schon länger fühlte ich eine chronische lähmende Müdigkeit, die sich nicht durch den Schlafmangel eines Jungunternehmers erklären ließ. Ich fühlte mich wie benebelt, als hätte ich durchgehend einen Kater, und irgendetwas schien in meinem Gehirn kaputt zu sein. Ich war reizbar und launisch, wurde schnell wütend und traf Entscheidungen impulsiv. Doch ich trieb mich selbst immer weiter an. Dank meiner Fahrweise war zwar mein Mittelfinger gut trainiert, aber der Rest meines Körpers war aufgedunsen und unförmig. Ich hatte das Gefühl, doppelt so hart arbeiten zu müssen wie alle anderen, um das gleiche Arbeitspensum zu schaffen. Das Gaspedal meines Körpers drückte ich bis auf den Boden durch – aber irgendwie war der Schalthebel auf »N« gestellt und das Getriebe lief im Leerlauf. Mein Leben fühlte sich schwierig an, denn ich *wusste*, dass ich noch mehr leisten konnte. Doch die Leistung kam schlichtweg nicht, wenn ich sie abrufen wollte.

Obwohl ich mein Bestes gab, wurde ich in ein paar Kursen in Wharton immer schlechter. Wenn doch meine Willenskraft nur stärker wäre! Wenn ich doch nur intelligenter wäre! Ich machte mir wirklich Sorgen, den MBA nicht zu schaffen, also arbeitete ich mehr und mehr, aber es half nichts. Ich fragte mich, ob meine Kommilitonen intelligenter waren als ich. Ich verstand partout nicht, warum ich keine besseren Leistungen erbringen konnte, egal, wie sehr ich mich anstrengte, und gelangte zu dem Schluss, dass ich trotz meines Erfolgs offenbar nicht so gut war, wie ich gedacht hatte.

Damals wusste ich noch nicht, dass meine Müdigkeit, Konzentrationsschwierigkeiten, Vergesslichkeit, Launenhaftigkeit und sogar mein Heißhunger nicht meine Schuld waren. Ich war nicht faul, ich war kein schlechter Mensch und ich war auch kein Versager. Das Problem war, dass mein Gehirn an Energie verlor und nicht das leisten konnte, was ich von ihm verlangte, egal, wie sehr ich es versuchte. Ein Auto mit einem kaputten Motor fährt nicht schneller, wenn man auf das Gaspedal tritt, egal wie fest.

Durch meinen Frust und meine Angst, alles zu verlieren, wofür ich so hart gearbeitet hatte, begann ich zu überlegen, inwieweit ich meine Fähigkeiten im Hacken von Computern zur Lösung meiner Probleme nutzen könnte. Glücklicherweise entdeckte ich das Buch *Das glückliche Gehirn* von Dr. Daniel Amen, in dem die Einzelphotonen-Emissionscomputertomografie (kurz SPECT) erwähnt wurde – ein Bildgebungsverfahren aus der Nuklearmedizin, das zeigt, wie jeder Teil des Gehirns Energie verbraucht. Diese Untersuchung war damals umstritten und es gab viele Skeptiker, aber ich war ebenso verzweifelt wie fasziniert und probierte sie deshalb im Untersuchungszentrum Silicon Valley Brain Imaging aus. Eine Krankenschwester spritzte mir eine radioaktive Zuckerlösung in den Arm und bat mich darum, mich zu konzentrieren, während eine riesige MRT-ähnliche Maschine meine Hirnaktivität untersuchte.

Und siehe da: Die Aufnahmen zeigten, dass mein präfrontaler Cortex – der am höchsten entwickelte Teil des Gehirns, der das komplexe kognitive Verhalten und die Entscheidungsfähigkeit steuert – kaum Stoffwechselaktivität aufwies und fast gar keine Energie verbrauchte. Wenn ich versuchte, mich zu konzentrieren und nachzudenken, zeigte also der Teil des Gehirns, der eigentlich in Aktion treten sollte, keinerlei Lebenszeichen. Der behandelnde Arzt warf einen kurzen Blick auf die Aufnahmen und sagte etwas zu mir, das ich nie vergessen werde: »Dave, in Ihrem Gehirn herrscht totales Chaos. Ich weiß nicht, wie Sie es überhaupt schaffen, in diesem Augenblick vor mir zu stehen. Sie sind der beste Schauspieler, den ich jemals gesehen habe!« Er war der erste Mensch, der die unglaublichen Anstrengungen bemerkte, die es mich allein kostete zu funktionieren – weil er tatsächlich mit eigenen Augen sehen konnte, dass mein Gehirn nicht so Energie produzierte und verbrauchte, wie es eigentlich sollte.

Das waren zwar nicht gerade die besten Neuigkeiten, die ich jemals bekommen hatte, aber dieses Wissen wirkte befreiend. Mir wurde plötzlich klar, dass ich nicht mit dem Erfolg zu kämpfen hatte, weil ich selbst ein Versager war oder weil ich mir mehr aufgeladen hatte, als ich bewältigen konnte. Mit meinem Gehirn stimmte etwas physisch nicht, und das beeinträchtigte meine Leistung! Von diesem Tag an war meine verringerte Hirnfunktion kein charakterliches Problem mehr, sondern ein Problem mit der Hardware meines Körpers – und das konnte ich lösen. Ich musste nur die Ursachen meiner Systemschwäche finden, um sie zu eliminieren. Als Experte für Computersicherheit (alias Hacker) war das genau das, was ich berufsmäßig machte: die Kontrolle über komplexe Systeme übernehmen. Und so entstand ganz einfach der Gedanke: Ich würde mein Gehirn hacken, um seine Leistung zu steigern. Ein System kann man auch dann hacken, wenn man nicht alles darüber weiß!

Mittlerweile habe ich 17 Jahre damit verbracht und über eine Million US-Dollar dafür eingesetzt, das Geheimnis aufzudecken, wie man einen Zustand hoher Leistungsfähigkeit, Stärke und psychischer Widerstandsfähigkeit erreichen kann. Ich begann, sogenannte Smart Drugs (Medikamente zur Steigerung der kognitiven Leistungsfähigkeit) einzunehmen, von denen ich jetzt schon seit fast 20 Jahren profitiere, und ich nahm eine bekannte Turbopille mit dem Wirkstoff Modafinil, um mein Gehirn wieder in Gang zu bringen und so meinen MBA in Wharton schaffen zu können, während ich weiter in Vollzeit arbeitete. (Smart Drugs oder Nootropika gelten in den Vereinigten Staaten nicht als akademisches Doping, sonst müsste ich meinen Abschluss zurückgeben!)

Die zusätzliche Energie und Leistungsfähigkeit, die mir die Smart Drugs gaben, steckte ich in meine Experimente mit jeder denkbaren Methode, die möglicherweise die Leistung meines Gehirns verbessern würde, und das Verstehen der Zusammenhänge. Ich probierte Sauerstoffmasken aus, Lasertherapie für das Gehirn, Gehirntrainingssoftware, EEG-Neurofeedback (eine Art Biofeedback, das die Hirnaktivität in Echtzeit darstellt), Atemübungen, elektrische Stimulation, Eisbäder, Yoga, Meditation, Diäten, Medikamente, Hormone und alle möglichen Nahrungsergänzungsmittel, um festzustellen, was funktionierte, was nicht funktionierte und warum es funktionierte oder auch nicht. Ich wurde sogar Präsident und Vorsitzender des Silicon Valley Health Institute, einer seit über zwei Jahrzehnten bestehenden gemeinnützigen Anti-Aging-Organisation in Palo Alto, damit ich mehr Zeit mit Experten aus jedem dieser Bereiche verbringen konnte.

Meinem Gehirn erlaubte ich nicht mehr, unbeherrscht auf die Stressoren um mich herum zu reagieren, sondern übernahm stattdessen die Kontrolle über die Reaktion meines Nervensystems auf Stress und die Energieproduktion in meinen Zellen, um meine psychische Widerstandsfähigkeit (Resilienz) zu stärken. Was ich auf diesem Weg lernte, veränderte mein Leben. Nach vielem Ausprobieren stellte ich fest, dass relativ einfache Veränderungen in der Lebensweise zu viel mehr Energie im Gehirn führen können. Das gab mir die Kraft, mich auch in einem Umfeld voller Ablenkungen und Störungen zu konzentrieren, mir mehr merken und kreativer denken zu können.

Die Müdigkeit, mit der ich mich ehemals durch den Tag geschleppt hatte, wich anhaltender Energie und Resilienz gegenüber Stress. Meine chronischen Nasennebenhöhlenprobleme verschwanden, ebenso der lähmende Jetlag, der mich nach Reisen tagelang plagte. Da ich leistungsfähiger war, gewann ich zusätzliche Zeit, um produktiver zu sein, und hatte am Abend immer noch genügend Energie und Willenskraft, um dankbar und voller Freude zu sein. Durch die zusätzliche Energie konnte ich mich außerdem noch auf meine persönliche Weiterentwicklung konzentrieren und mich sehr tief in das Neurofeedback einarbeiten, um meine Gehirnwellen verstehen und verändern zu können. All diese Ergebnisse zusammen ergaben ein Leistungsniveau, von dem ich nie gedacht hätte, dass ich es erreichen könnte. Und sie machten mich zu einem besseren, glücklicheren Menschen.

Das Beste war jedoch, dass es mühelos funktionierte. Es schien mir fast ungerecht zu sein, dass mein Leben so viel einfacher geworden war, als ich je gedacht hätte. Mein Gehirn war so klar und voller Energie, dass ich nach acht Jahren aufhörte, Modafinil zu nehmen – ich brauchte es nicht mehr. Den stärksten Beweis meiner Verwandlung erhielt ich jedoch, als ich mich ein Jahrzehnt nach meiner ersten Untersuchung erneut von Dr. Amen untersuchen ließ und die Aufnahmen ein hochfunktionales Gehirn zeigten, ohne die Lücken, die es vor Jahren gehabt hatte. Ich arbeitete immer noch hart, aber es war kein Kampf mehr. Mittlerweile bin ich der Meinung, dass ein hochleistungsfähiges Gehirn ein Geburtsrecht eines jeden Menschen ist.

Seitdem habe ich dieselben Techniken, die bei mir funktioniert haben, an Hunderttausenden Interessierten und Coaching-Klienten ausprobiert. Es sind Menschen aller Altersstufen und Lebensumstände: Studenten, Lehrer, eingespannte Eltern sowie CEOs von Fortune-500-Unternehmen. Einige von ihnen sind bereits äußerst leistungsfähig und wollen noch mehr erreichen, aber die Mehrheit leidet an mehr oder weniger ausgeprägter Müdigkeit und wenig Energie im Gehirn, so wie ich damals. Unabhängig von ihrem derzeitigen Leistungsniveau haben all diese Menschen zwei Dinge gemeinsam: Sie sind bereit, die notwendigen Veränderungen umzusetzen, um das gewünschte Ergebnis zu erreichen, und sie kommen dank meiner Hirntuning-Techniken schnell zum gewünschten Ergebnis.

Nachdem ich so viele lebensverändernde Verwandlungen gesehen hatte, habe ich mich dazu entschlossen, die wirksamsten Methoden in einem 2-Wochen-Programm zusammenzufassen, mit dem Sie schnellstmöglich das beste Ergebnis erreichen können. Zehntausende Stunden Forschungsarbeit auf die wichtigsten und dabei leicht umzusetzenden Kernpunkte zu reduzieren, ist beim Schreiben eines Buchs natürlich eine große Herausforderung. Doch der Grund, weshalb ich es geschrieben habe, ist simpel: Sind die Menschen frei und leistungsfähig, ohne überflüssigen Ballast in Form von Erschöpfung und vergeblichen Bemühungen, kann die Welt zu einem besseren Ort werden. Und das wünsche ich mir für Sie. Ich wünschte, jemand hätte mir damals dieses Buch gegeben, als ich kurz davor stand, in Wharton durchzufallen, oder als ich ein wütender 19-Jähriger war, der Dehnungsstreifen bekam.

Glauben Sie, Ihr Gehirn sähe perfekt aus, wenn wir Ihnen eine radioaktive Zuckerlösung injizieren würden? Das ist eher unwahrscheinlich. Wenn Sie wie die meisten Menschen sind, wird es vermutlich nur durchschnittlich aussehen. In diesem Buch geht es aber nicht darum, Leistung auf einem Niveau zu bringen, das wir »okay« finden. Wenn Sie mit Ihrer Alltagsleistung »zufrieden« sind, dann ersparen Sie sich die nächsten Stunden und schenken Sie dieses Buch jemandem, der es wirklich gebrauchen kann und nutzen wird.

Hirntuning ist für Menschen, die mehr wollen. Dieses Buch ist das Richtige für Sie, wenn Sie lernen wollen, wie Sie Ihr *maximales Potenzial* entfalten können – damit Sie all das tun können, was Sie gern tun wollen, und es Ihnen besser und müheloser gelingt. Es ist für Menschen, die sich einen Vorteil verschaffen möchten, die mehr Zeit damit verbringen möchten, die Früchte ihrer Arbeit zu genießen, und weniger Zeit damit, sich abzurackern. Lesen Sie weiter, wenn Sie für ein paar einfache Veränderungen offen sind, um die Energie in Ihrem Gehirn aufzudrehen, damit Sie mehr tun und Ihr Potenzial ausschöpfen können!

Das Hirntuning-Programm ermöglicht Ihnen in nur zwei Wochen ein Upgrade Ihres Gehirns – und anschließend steigern sich die Ergebnisse weiter. Das bedeutet, dass Sie nur 14 Tage davon entfernt sind zu wissen, wie es sich anfühlt, weniger Stress zu haben, konzentrierter und psychisch widerstandsfähiger zu sein als vermutlich je zuvor. Egal, wer Sie sind oder von welchem Punkt aus Sie starten: Ich weiß, dass Sie Ihr Gehirn erheblich leistungsfähiger machen können. Alles, was Sie tun, wird weniger Anstrengung erfordern, und Sie werden zu einer besseren, leistungsfähigeren Version Ihrer selbst werden. Wie würde es sich anfühlen, maximale Energie für Ihr Gehirn, Ihre Zellen und Ihre Ziele im Leben zu haben? Wie würde es sich anfühlen, mehr Geduld mit den Menschen zu haben, die Sie lieben, die bestmöglichen Entscheidungen zu treffen und dabei jede Minute genießen zu können?

Für diesen Zustand, in dem Körper, Geist und Emotionen mühelos zusammenarbeiten und Ihnen eine Leistungsfähigkeit auf einem Niveau ermöglichen, das vorher nur ein Traum war, gibt es einen Namen. Ich nenne es »bulletproof sein« und habe mein Unternehmen nach diesem hochleistungsfähigen Zustand benannt. Wenn Sie nun wirklich die Energie haben wollen, um jeden Tag voll leistungsfähig zu sein, ist es an der Zeit für Hirntuning.

TEIL I

ALLES BEGINNT IN IHREM KOPF

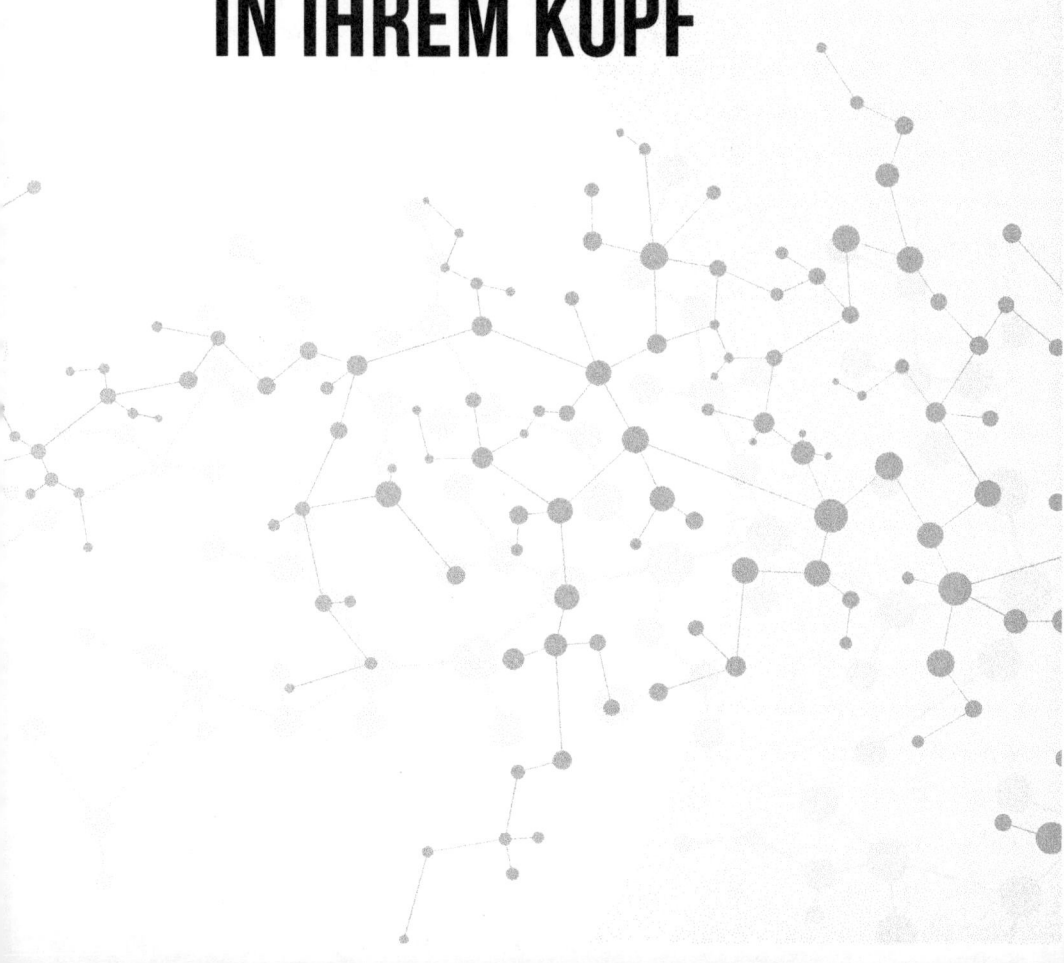

Es gibt Dutzende großartiger Bücher über Hirngesundheit, von denen viele von Medizinern geschrieben wurden, die zu meinen Freunden gehören. *Hirntuning* gehört nicht zu dieser Kategorie.

Natürlich möchten Sie ein gesundes Gehirn haben, das möchten wir alle. Was aber, wenn Sie mehr wollen? Was, wenn es Ihr Ziel ist, nicht nur ein gesundes, sondern auch ein hochleistungsfähiges Gehirn zu haben, das besser (und länger) funktioniert, als die Natur es vorgesehen hat?

Ich habe jeden denkbaren Bereich meines Gehirns jahrelang still und leise optimiert und Hunderttausende US-Dollar dafür ausgegeben. Vor ein paar Jahren bin ich dann mit dem Konzept des Biohacking an die Öffentlichkeit gegangen. Biohacking bedeutet, die Kontrolle über die eigene Biologie zu übernehmen, um den Körper dazu zu bringen, das zu tun, was man von ihm möchte. Was ich durch Biohacking gelernt habe und was sich dadurch für mich verändert hat, hat mein Leben auf vielerlei Weise verbessert. Am wichtigsten ist mir jedoch, dass mein Gehirn in der Gegenwart so gut wie möglich arbeitet, damit ich die Zeit mit meiner Familie genießen, gute Arbeit leisten und die Welt positiv verändern kann. Und natürlich möchte ich es mit der Zeit noch weiter verbessern und ewig leistungsfähig halten!

Da Alzheimer und andere degenerative Hirnerkrankungen auf dem Vormarsch sind, wird viel über Hirngesundheit gesprochen. Wohlmeinende Experten empfehlen uns, unser Gehirn mit Kreuzworträtsellösen und Tanzen gesund zu halten, was gut und schön ist. Doch in all diesen Diskussionen wird ein wichtiger Faktor außen vor gelassen: Der tatsächlichen Erkrankung eines Gehirns gehen Jahrzehnte an mittelmäßiger Hirnleistung voraus.

Lassen Sie mich das im Folgenden erklären. Als ich vor Jahrzehnten damit begann, Ärzte aufzusuchen, und ihnen sagte, dass ich eine stärkere geistige Leistung erreichen möchte, versicherten sie mir, mein Gehirn sei vollkommen gesund. Sie führten meine Müdigkeit und die mangelnde Konzentrationsfähigkeit auf Stress zurück und schickten mich wieder nach Hause. Doch wozu ist ein »gesundes« Gehirn gut, wenn es nicht richtig funktioniert? Würden Sie ein Auto fahren wollen, dessen Motor nur die Hälfte der ursprünglich vorgesehenen Leistung bringt?

Viele der Diskussionen über Hirngesundheit basieren auf der überholten Annahme, dass wir nur so gut sind wie das Gehirn, mit dem wir geboren wurden. Man ist entweder klug, intelligent, kann sich gut konzentrieren und hat ein gutes Gedächtnis sowie die Fähigkeit, neues Wissen leicht aufnehmen zu können – oder eben nicht. Die sogenannte *Neuroplastizität*, das heißt die Fähigkeit des Gehirns, zeit seines Lebens neue Zellen wachsen und neue neuronale Verbindungen entstehen zu lassen, entdeckten Wissenschaftler erst gegen Ende des 20. Jahrhunderts. Bis zu diesem Zeitpunkt war die Forschungswelt der Meinung, das Gehirn würde statisch bleiben und sich im Alter zurückbilden. (Auch heute noch praktizieren Ärzte, die das im Studium gelehrt wurden.)

Das ist auch der Grund, weshalb sich die meisten Ratschläge in Bezug auf Hirngesundheit darauf konzentrieren, wie wir eine Degeneration vermeiden können. Die allgemein verbreiteten Ratschläge sind nicht auf dem neuesten Stand der Hirnforschung medizinischer Hochschulen und Institute für Neurowissenschaften – ich hingegen schon. Das ist seit Jahren meine Leidenschaft, und als Gründer von Bulletproof entwickle ich heute Nootropika (Mittel zur Verbesserung der kognitiven Fähigkeiten) und leite außerdem ein gut gedeihendes Institut für Neurowissenschaften (40 Years of Zen), in dem die hochleistungsfähigen Gehirne von CEOs trainiert werden – und meines auch!

Sie haben die Wahl: Entweder warten Sie eine Generation, bis diese Informationen zum Allgemeingut werden, oder Sie ziehen jetzt schon Nutzen daraus. Die Neuroplastizität und Fortschritte in der Zellbiologie helfen Ihnen dabei, Ihr Gehirn durch eine gesteigerte Energieproduktion sowie neue Verbindungen und weniger Entzündungen auf maximale Leistung einzustellen. Und das wird Ihr Leben völlig verändern! Ich habe erst festgestellt, wie sehr sich meine Hirnleistung auf jeden Bereich meines Lebens auswirkt, als ich mein Gehirn getunt habe. Natürlich war mir klar, dass mein Gehirn meine Gedanken und mein Bewusstsein steuert. Es war mir jedoch nicht bewusst, dass es auch meine Beziehungen, meine Stimmung, mein Energieniveau und meinen Heißhunger steuert.

Tatsächlich beginnt *alles* in Ihrem Kopf. Wie Sie mit jedem bewussten und unbewussten Impuls, jedem Drang, jeder Entscheidung und jedem Verlangen umgehen, wird dadurch entschieden, wie gut Ihr Gehirn Energie erzeugen kann. In Ihrem Gehirn läuft das Betriebssystem für Ihr ganzes Leben, und es ist an der Zeit, ein wichtiges Upgrade durchzuführen.

WAS SIE ÜBER IHR GEHIRN WISSEN SOLLTEN

Energie und das Gehirn

Nehmen Sie einmal Ihr Smartphone als Beispiel: Als Sie es aus der Verpackung holten und zum ersten Mal in Betrieb nahmen, war es schnell und effizient, oder? Der Akku hielt lange, es hatte eine Topleistung. Dann luden Sie Apps herunter und speicherten Fotos und Videos auf dem Gerät. Das Betriebssystem wurde immer aufgeblähter und weniger leistungsfähig und mittlerweile reagiert es langsamer und der Akku ist schneller leer: Ihr Smartphone funktioniert nicht mehr so gut wie im Neuzustand.

Bei Ihrem Gehirn ist es ähnlich – allerdings wird es nicht durch Selfies oder Katzenvideos blockiert, sondern durch Stoffe ausgelaugt, die sich in Ihrer Nahrung und Ihrer Umwelt befinden und dort eigentlich nicht vorkommen sollten. Dazu gehören beispielsweise giftige Chemikalien, die die Hirnfunktion beeinträchtigen: Neurotoxine, also Nervengifte, beispielsweise schädigen oder zerstören die Hirnzellen und schwächen die Fähigkeit des Körpers, in den Zellen Energie zu produzieren.

Allerdings gibt es noch andere Dinge, über die weniger häufig gesprochen wird und die ich als »Hirn-Kryptonit« bezeichne. (Für Nichtcomicleser: Das fiktive Mineral Kryptonit ist die Schwachstelle von Superman und kann für ihn tödlich sein.) Hirn-Kryptonit umfasst nicht nur Chemikalien, sondern alles, was dem Gehirn die benötigte Energie entzieht und anderen Teilen des Körpers zuführt: Bestimmte Nahrungsmittel, Substanzen in Ihrer Umgebung, Licht und sogar Sport können Ihr Gehirn schwächen. Hirn-Kryptonit bringt Sie zwar nicht um (zumindest nicht sofort), aber es entzieht Ihrem Lebensakku langsam und schleichend Energie.

Um gut zu funktionieren, benötigt Ihr Gehirn jede Menge Energie. Mit bis zu 20 Prozent der Gesamtenergie Ihres Körpers verbraucht es sogar mehr als jedes andere Ihrer Organe![1] Woher es seine Energie bekommt? Ihr Körper produziert diese Energie selbst. In nahezu jeder Körperzelle befinden sich wenigstens einige Hundert Mitochondrien – klitzekleine Nachkommen von Bakterien. In den Mitochondrien wird die Energie produziert, die uns am Laufen hält, und Sie werden überrascht sein, wie wichtig sie für Ihre Lebensqualität sind. Würden die Mitochondrien in all Ihren Zellen auch nur ein paar Sekunden lang keine Energie produzieren, würden Sie sterben. Ob Sie irgendwann an Krebs erkranken oder an einer degenerativen Erkrankung leiden werden oder nicht und wie intelligent Sie derzeit sind, bestimmen die Anzahl, Leistungsfähigkeit und Stärke Ihrer Mitochondrien. Wer hätte gedacht, dass diese winzigen Organellen (Organe innerhalb jeder Zelle) der Schlüssel zur Intelligenz sind?

Bei der Produktion von Energie und deren Lieferung dorthin, wo sie gerade gebraucht wird, ist der menschliche Körper unglaublich effizient, aber jede Körperzelle kann Energie immer nur für ein paar Sekunden speichern. Der Körper muss also ständig Energie auf Abruf produzieren und weiß im Voraus nicht, wie hoch die Nachfrage sein wird. Gehen Sie beispielsweise zu einem Vorstellungsgespräch, können Ihre Zellen vorher nicht wissen, ob das Büro mit Leuchtstoffröhren beleuchtet wird, die Ihren Mitochondrien langsam Energie entziehen. Plötzlich muss Ihr Gehirn einen Teil der ihm zur Verfügung stehenden Energie dafür aufwenden, dieses schlechte Licht auszufiltern – und Sie können infolgedessen keine vollständigen Sätze mehr bilden oder finden nicht die richtigen Worte. Ihre Mitochondrien können die Energienachfrage Ihres Gehirns schlichtweg nicht decken.

Glücklicherweise ist die Mitochondriendichte in Ihrem präfrontalen Cortex, dem »höher« entwickelten Teil Ihres Hirns, der für die fortgeschrittenen kognitiven Funktionen zuständig ist, viel höher als in anderen Teilen des Körpers (mit Ausnahme der Eierstöcke). Das bedeutet, dass Ihre Mitochondrien mehr Energie zu Ihrer Hirnleistung beitragen als Ihr Herz, Ihre Lunge oder Ihre Beine. Ihr Gehirn darf sich als Erstes von der mitochondrialen Energie bedienen, danach folgen Augen und Herz.

Hat Ihr Körper mit Giftstoffen oder Hirn-Kryptonit zu kämpfen oder funktionieren Energieproduktion und -lieferung nicht optimal, kann die Energienachfrage des Körpers das Angebot übersteigen. In solchen Fällen kommt es in Teilen des Körpers zu einem »Spannungsabfall« der mitochondrialen Energie. Müdigkeit ist das erste Anzeichen dafür, dass die Mitochondrien überlastet sind, und sie ist ein zuverlässiger Leistungskiller: Heißhunger, Stimmungsschwankungen, Brain Fog (das Gefühl, benebelt zu sein), Vergesslichkeit und mangelnde Konzentrationsfähigkeit sind durch Müdigkeit bedingt.

Die Ermüdung des Gehirns kann tatsächlich viele Verhaltensweisen und Zustände hervorrufen, die Sie selbst an sich hassen, und die eigentliche Ursache dafür ist kein moralisches Versagen, sondern Schwierigkeiten bei der Energielieferung. Steht Ihnen grenzenlose Energie zur Verfügung, brauchen Sie sich nicht mehr enorm anzustrengen, um ein guter Mensch zu sein. Stattdessen geht es Ihnen mühelos von der Hand, weil Sie nichts mehr ausbremst und davon abhält.

Um Giftstoffe loszuwerden, muss Ihr Körper zusätzliche Energie produzieren. Entziehen Gifte Ihnen also Energie, kann der Körper sie immer schlechter verstoffwechseln und ausscheiden, und Sie müssen immer mehr Energie dafür aufbringen. Dieser Teufelskreis kann Ihre Leistung völlig zugrunde richten, sofern Sie nichts dagegen unternehmen.

Natürlich passiert das alles nicht von jetzt auf gleich – zum Glück! Denn sonst würden Sie sterben. (Manche Gifte, wie beispielsweise Zyanid, wirken übrigens deshalb so schnell, weil sie sofort die Mitochondrien ausschalten.) Der tagtägliche Entzug von Energie, mit dem wir es zu tun haben, ist vielmehr ein Tod auf Raten. Wir leben in einer immer giftigeren Welt, in der die meisten von uns toxische Nahrungsmittel zu sich nehmen. Auch unsere Lebensweise und sogar die Technologien, die uns so erfolgreich machen, zehren an den Energiereserven in unseren Zellen. Jeder dieser Bestandteile entzieht nicht nur Ihrem Gehirn, sondern Ihrem ganzen Leben ein Stück weit Energie.

Stellen Sie sich vor, Sie wären Superman beziehungsweise Superwoman. Eines Tages stellt der Bösewicht Lex Luthor ein Pulver aus Kryptonit her und verstreut es in kleinen Mengen rund um Ihr Haus. Wenn Sie eine kleine Menge Kryptonitpulver essen oder einatmen, ist es nicht tödlich für Sie. Sie können immer noch Ihr Tagewerk erledigen und Menschen retten, sie fühlen sich dabei nur etwas merkwürdig. Mit der Zeit gewöhnen Sie sich daran und denken irgendwann sogar, es sei völlig normal. Doch mit jeder täglichen kleinen Dosis Kryptonit nimmt Ihre Fähigkeit, Menschen zu helfen, langsam und unmerklich ab – bis Ihr Körper an einen Punkt gelangt, an dem er alle Energie dafür aufwenden muss, gegen das Gift anzukämpfen.

Vielleicht denken Sie so wie ich damals, dass die Anzeichen einer Hirnleistungsschwäche ganz normal sind oder einfach zum Älterwerden dazugehören. Das liegt daran, dass fast jeder Mensch einige dieser Symptome hat und die Medizin sie als normal oder »gesund« betrachtet. Doch »normal« ist unser Untergang: Mit dem Alter immer müder zu werden und sich geistig benebelt zu fühlen, bis man eines Tages mit Demenz aufwacht und sich nicht mehr an die Dinge erinnern kann, die einem wichtig sind, wird als »normal« angesehen. Glauben Sie diesen Unfug nicht! Wäre es nicht viel besser, wenn »normal« für Sie wäre, sich jedes Jahr besser zu fühlen oder zumindest nicht schlechter? Möchten Sie nicht mit 80 Jahren dieselbe Energie und Konzentrationsfähigkeit haben, die Sie mit 28 hatten?

Auch ich dachte, es sei normal, sich im Feierabendverkehr aufzuregen, selbst nach einer durchgeschlafenen Nacht erschöpft aufzuwachen, am Nachmittag schroff zu meinen Mitmenschen zu werden, nach dem Essen Heißhunger auf Süßes zu haben (dafür ist ja auch der Nachtisch da, oder?), mitten im Satz den Faden zu verlieren oder in ein Zimmer zu gehen und mich dann zu fragen, was ich dort eigentlich wollte. Bis ich lernte, dass ich meine Hirnenergie steigern kann.

Es kann sein, dass Sie nur eines oder zwei dieser Symptome regelmäßig bei sich feststellen. Wahrscheinlich empfinden Sie sie bereits als so normal, dass Sie die Symptome erst bemerken, wenn Sie bewusst darauf achten. Damit Sie Ihr Leben weiterleben können, haben Sie einen Weg gefunden, um mit den Symptomen fertigzuwerden, aber vermutlich verbrauchen Sie durch diese Bewältigungsstrategie viel mehr kostbare Energie, nur um weiter funktionieren zu können.

Die Wahrheit ist: Keines dieser Symptome ist normal und keines davon ist unvermeidlich. Und sie sind auch keine eingebauten geistigen Schwächen. Es besteht tatsächlich eine Möglichkeit, die Menge der an Ihr Gehirn gelieferten Energie so zu verändern, dass sie letztlich größer ist als der Bedarf. Sobald Sie wissen, wie das geht, funktioniert Ihr Gehirn wieder wie das fabrikneue Smartphone: schnell, reaktionsfähig und mit vollem Akku.

Die drei Überlebensfaktoren

Warum benötigt unser Gehirn überhaupt so viel Energie? Es war und ist schlichtweg eine evolutionäre Notwendigkeit: Unsere Intelligenz ist von der Natur vorgesehen, damit sie uns beim Überleben hilft und unsere Spezies sich vermehren kann. Würden Sie damit beauftragt, eine für immer überlebende Spezies zu erschaffen, müsste sie nur drei grundlegende Fähigkeiten beherrschen: Angst empfinden können (um furchteinflößende Dinge in der Umwelt mit der Kampf-oder-Flucht-Reaktion zu bewältigen), essen (aus Nahrung Energie gewinnen) und sich fortpflanzen. Unser Körper hat sich so entwickelt, dass unsere Spezies fast alle Unwägbarkeiten der Welt überleben kann – und nach genau diesem Schema teilt unser System den Zellen Energie zu.

In den 1960er-Jahren entwickelte der Neurowissenschaftler und Psychiater Dr. Paul D. MacLean das Modell des »dreieinigen Gehirns«. Es ist eine vereinfachte Darstellung der Hirnregionen, und sie ist nützlich, wenn man sich die Energieverwendung im Gehirn ansieht. In diesem Modell steuert das »Reptilienhirn« untergeordnete Prozesse, beispielsweise Körpertemperatur und elektrische Systeme. Jedes Lebewesen mit Wirbelknochen besitzt ein Reptilienhirn. Bezogen auf den Energiebedarf, wird diese Hirnregion als Erste bedient. Wird sie nicht mit ausreichend Energie und Nährstoffen versorgt, ist das das Ende – das Lebewesen stirbt.

Das zweite Gehirn, das alle Säugetiere besitzen, nenne ich das »Labradorhirn«. Den Labrador verwende ich als Namenspaten, weil diese großen, freundlichen Hunde ein tolles Beispiel für die erwähnten Überlebensfähigkeiten sind: Sie bellen fast alles an, sie fressen fast alles und alles Übrige versuchen sie zu begatten. Das Labradorhirn steuert also die Instinkte, die für das Überleben und die Fortpflanzung unserer Spezies sorgen, und es meint es nur gut mit uns. Allerdings ergibt sich hier die Schwierigkeit: Ebenjene Instinkte, die uns beim Überleben helfen sollen, können die Energieversorgung im Gehirn stark stören.

Vermutlich haben Sie schon einmal von der Kampf-oder-Flucht-Reaktion gehört, unserer körperlichen Reaktion auf eine empfundene Bedrohung. Während der Evolution des Menschen war die Fähigkeit, automatisch mit Kampf oder Flucht zu reagieren, von überlebenswichtiger Bedeutung, da wir regelmäßig von Löwen und Tigern gejagt wurden. Hätten wir uns damals etwa bei der Nahrungssuche voll und ganz auf eine einzige Tätigkeit konzentriert, ohne das nach Beute suchende Löwenrudel zu bemerken, hätte sich das nachteilig auf uns ausgewirkt. Unsere Kampf-oder-Flucht-Reaktion sorgte jedoch dafür, dass wir uns jederzeit ein wenig ablenken ließen und so unsere

Umgebung ständig auf Bedrohungen überprüfen konnten. Nahm unser Gehirn eine Bedrohung wahr, konnte es all unsere Energie in jene Systeme leiten, die notwendig waren, um den Löwen entweder zu töten oder zumindest schneller vor ihm wegzulaufen als das langsamste Mitglied unserer Sippe.

Problematisch ist für uns heutzutage weniger, dass Löwen kaum noch eine Gefahr für uns darstellen, sondern vielmehr, dass unser Körper nicht zwischen einer realen und einer empfundenen Bedrohung unterscheiden kann. Er reagiert auf jeden Reiz gleich, egal, ob es ein Löwe ist, ein Geräusch in der Nacht oder der Soundeffekt einer eingehenden E-Mail, die möglicherweise schlechte Nachrichten enthält. Und dank unserer modernen Lebensweise der ständigen Erreichbarkeit werden wir Tag und Nacht mit allen möglichen Reizen beschossen, auf die wir durch unsere Biologie gezwungenermaßen gleich reagieren, auch wenn sie noch so harmlos sind. Dieser unaufhörliche Zustand, in dem wir die Umgebung nach Gefahren absuchen und selbst bei geringen Bedrohungen überreagieren, führt dazu, dass unser Körper sich unaufhörlich im Alarmzustand befindet, uns Energie raubt und somit auch unsere Konzentrationsfähigkeit.

Verringert sich die unserem Gehirn zur Verfügung stehende Energie, löst das einen Notstand im Gehirn aus. Aus Sicht Ihres Gehirns ist es schließlich so, dass Sie Gefahr laufen, von einem Tiger gefressen zu werden, wenn nicht genügend Treibstoff für das Labradorhirn vorhanden ist. Sinkt also die Energie im Gehirn, werden Notfallhormone ausgeschüttet, um die Energie anderer Körperteile anzapfen zu können – und diese Hormone lösen wiederum das Gefühl aus, entweder weglaufen oder etwas töten zu wollen: Sie lassen sich leicht ablenken, schnauzen Ihre Mitmenschen an, vergessen, was Sie gerade tun wollten, und geben dann dem Heißhunger auf etwas Süßes nach – und nachdem Sie etwas gegessen haben, können Sie gar nicht mehr sagen, was eigentlich gerade eben noch das Problem war.

Widerstehen Sie allerdings dem Drang des Labradors in Ihnen, dann nutzen Sie den dritten und letzten Teil des Gehirns: das »menschliche Gehirn«. In diesem Teil des Gehirns, dem präfrontalen Cortex, sind die meisten Mitochondrien enthalten und aus diesem Grund verbraucht das Widerstehen auch unglaublich viel Energie. Jedes Mal wenn Sie einem Drang widerstehen, treffen Sie eine Entscheidung. Es ist wissenschaftlich nachgewiesen, dass Sie jeden Tag nur eine eingeschränkte Anzahl an Entscheidungen treffen können, bevor Sie den Zustand der »Entscheidungsmüdigkeit« erreichen.[2] Da jede Entscheidung Energie verbraucht, fehlt Ihnen die notwendige Energie, wenn Sie müde oder hungrig sind oder bereits viele Entscheidungen getroffen haben, und Sie treffen zunehmend schlechtere Entscheidungen.

Somit ist die Fähigkeit, gute Entscheidungen treffen zu können, ein ziemlich guter Indikator für Ihre Hirnleistung. Bei ausreichend vorhandener Hirnenergie sind Sie länger dazu in der Lage, gute Entscheidungen zu treffen, und reagieren viel weniger emotional, wenn Sie das nicht ausdrücklich möchten. Und das wird Ihr Leben drastisch verbessern!

Ein großer Teil dieses Buchs beschäftigt sich damit, Ihnen zu zeigen, wie Sie das Labradorhirn herunterregeln können, um so Ihr menschliches Gehirn stärker zu nutzen. Außerdem können Sie durch die Anwendung der von mir beschriebenen Techniken Ihre Zellen dazu anregen, ihre Energieproduktion und -nutzung zu verbessern. Sollten Sie der Ansicht sein, dass Ihr Gehirn bereits sehr gut funktioniert, wird es *noch besser* funktionieren, wenn es energieeffizienter wird. Eine stabile Energieversorgung des Gehirns hilft dabei, das Labradorhirn auszuschalten, weil dieses keine Energienotfälle mehr wahrnimmt.

Unser Ziel ist es, in vier Schritten ein stärkeres und psychisch widerstandsfähigeres Gehirn zu entwickeln.

Schritt 1: Lassen Sie alles bleiben, was sie schwächt

Klingt einleuchtend. Problematisch ist jedoch, dass die meisten von uns gar nicht genau wissen, wodurch wir unser Gehirn verlangsamen. Wir sind überall von Hirn-Kryptonit umgeben, vom Frühstück bis zur Nachttischlampe. Die Belastung durch dieses Hirn-Kryptonit raubt uns unglaubliche Mengen an Energie, die zu verlieren unser Gehirn sich nicht leisten kann. Indem Sie Ihr persönliches Hirn-Kryptonit identifizieren und es aus Ihrem Leben verbannen, setzt das Energiereserven für wichtigere Dinge in Ihrem Gehirn frei.

Schritt 2: Führen Sie mehr Energie zu

Zur Energieproduktion benötigen Ihre Mitochondrien Sauerstoff sowie Glucose oder Fett (oder manchmal auch Aminosäuren). Das bedeutet allerdings nicht, dass die Mitochondrien mehr Energie produzieren, wenn Sie mehr Kohlenhydrate essen – das Gegenteil ist der Fall! Mitochondrien laufen auf Hochtouren, wenn sie ihre Treibstoffquellen wie ein Hybridfahrzeug abwechselnd nutzen können. Strategische Veränderungen in der Ernährung und Nahrungsergänzungsmittel können also dafür sorgen, dass Ihren Mitochondrien die notwendigen Energiequellen zur Verfügung stehen. Fakt ist: Auf Ihrem Speiseplan wird vermehrt cremiges, köstliches und sättigendes Fett stehen. Darauf müssen Sie sich wohl oder übel einstellen.

Schritt 3: Steigern Sie die Effizienz von Energieproduktion und -lieferung

Es kann sein, dass Ihre Mitochondrien aufgrund eines Mangels an Nährstoffen oder Antioxidantien oder aufgrund von Schäden durch verschiedene Gifte, Stress oder sogar Schlafmangel nicht so effizient Energie produzieren, wie sie eigentlich sollten. Doch es gibt bestimmte Mittel und Wege, wie Sie mehr Mitochondrien nachwachsen lassen können und die bestehenden besser arbeiten. Schritt 1, also sämtliche Gifte und das Hirn-Kryptonit aus Ihrer Umgebung zu verbannen, ist dabei sicherlich hilfreich, ebenso wie bestimmte Nahrungsergänzungsmittel und Veränderungen in Ihrer Ernährung und Lebensweise.

Schritt 4: Stärken Sie Ihre Mitochondrien

Mitochondrien werden häufig auch die »Kraftwerke der Zellen« genannt. Möchten Sie also Ihre Leistung steigern, sollten Ihre Kraftwerke so viel Energie wie möglich produzieren. Eine der effektivsten Methoden zur gesteigerten Energieproduktion ist interessanterweise, die Mitochondrien der genau richtigen Menge an Stress oder Beanspruchung auszusetzen. Beim Krafttraining wird ein Muskel durch Beanspruchung gestärkt, und bestimmte Techniken setzen Ihre Mitochondrien genau der richtigen Belastungsdosis aus. Auf diese Weise werden jene Mitochondrien beseitigt, die ihren Zenit bereits überschritten haben, und die übrigen werden angeregt, damit sie stärker werden. Ich verrate Ihnen sogar ein paar Tricks, mit denen Sie mehr Mitochondrien produzieren können, als Sie derzeit haben!

Die fünf Schwächen des Gehirns

Welcher der oben genannten Schritte ist notwendig, um das Gehirn wieder voll aufzuladen? Vermutlich alle. Abhängig von Ihrem persönlichen Ausgangszustand werden Sie sich jedoch voraussichtlich besonders auf ein oder zwei Bereiche konzentrieren müssen. Im Rahmen meiner Arbeit mit meinen Klienten und meiner eigenen Erfahrungen mit dem Hacken meiner (zugegebenermaßen schwachen) Mitochondrien konnte ich fünf Hauptschwächen des Gehirns identifizieren, die sich je nach Person in geringfügig unterschiedlichen Symptomen zeigen. Alle Symptome haben jedoch gemeinsam, dass sie mit der Funktion der Mitochondrien zusammenhängen. Es kann sein, dass bei Ihnen nur ein oder zwei oder aber auch alle Schwächen zusammenkommen. Das festzustellen kann manchmal schwierig sein, aber um bestmöglich von diesem Programm zu profitieren, ist es entscheidend zu wissen, in welchem Zustand Sie sich derzeit befinden. Ich litt unter allen Schwächen, bevor ich mein Gehirn gehackt habe. Das ist jedoch nicht mehr der Fall, und das bedeutet, dass auch Sie nicht weiter mit dem Gehirn vorliebnehmen müssen, das Sie jetzt haben.

Sind Sie womöglich permanent müde? Sie bewältigen zwar noch ein ordentliches Pensum, aber es erfordert unglaubliche Anstrengungen, bei der Stange zu bleiben und durchzuhalten. Vermutlich finden Sie das normal und glauben, es sei auch für andere Menschen anstrengend. Womöglich spüren Sie aber auch, dass alles besser sein könnte, sind sich aber nicht sicher, wie schlimm es wirklich ist.

Welche Anzeichen gibt es dafür, dass Ihr Gehirn nicht so gut funktioniert, wie es eigentlich sollte? Die folgenden Beschreibungen helfen Ihnen herauszufinden, welche Schwächen Ihres Gehirns Ihre Leistung am stärksten beeinflussen. Sind diese Schwächen identifiziert, wissen Sie auch, auf welche Bereiche meines Programms Sie sich besonders konzentrieren sollten, um Ihr Hirn zu tunen.

Schwäche 1: Vergesslichkeit

Machen Sie beim Sprechen häufig Pausen oder sagen häufig »ähm«, weil Ihnen die richtigen Worte fehlen? Öffnen Sie den Kühlschrank und starren anschließend hinein, weil Sie nicht mehr wissen, was Sie dort wollten – und stellen dabei überrascht fest, dass Ihre Autoschlüssel neben der Butter liegen? Oder haben Sie Probleme mit Ihrem Langzeitgedächtnis und können sich schlecht an Menschen erinnern, wann oder wo bestimmte Ereignisse stattgefunden haben oder vielleicht sogar an wichtige Momente in Ihrem Leben?

Der Verlust sowohl des Kurzzeit- als auch des Langzeitgedächtnisses hat dieselben Ursachen: falsche Ernährung, chronische leichte Bakterien- oder Pilzinfektionen, nicht genug Neurotransmitter (die chemischen Botenstoffe im Körper) und natürlich eine beeinträchtigte Funktion der Mitochondrien.

In diesem Fall kann eine schlechte mitochondriale Funktion zu einer geringeren Leistungsfähigkeit des Herzens führen, was wiederum niedrigen Blutdruck oder eine unzureichende Versorgung des Gehirns mit Sauerstoff,

Treibstoff und Nährstoffen zur Folge hat. Denken Sie daran: Mitochondrien benötigen Sauerstoff und Nahrung, um Energie zu produzieren. Das bedeutet paradoxerweise, dass die Mitochondrien umso weniger Sauerstoff und Nahrung erhalten, je schlechter sie arbeiten. Schließlich können die Mitochondrien nicht mehr genug Energie produzieren, um die Nachfrage des Gehirns zu decken, und es kommt zu Spannungsabfällen im Gehirn, unter denen es entsprechend leidet. Dieser Teufelskreis geht immer weiter, bis Ihre Leistung den Bach runtergeht. Bemerken werden Sie zunächst nur geringfügige Aussetzer, etwa dass Ihnen ein Wort nicht einfällt. Die Auswirkungen nehmen jedoch allmählich zu und können wie bei mir zu Dutzenden Spannungsabfällen am Tag führen.

Sobald Sie jedoch Ihren Kreislauf und Ihren Blutdruck wieder in den Griff bekommen, verbessert sich auch die Energieproduktion in Ihrem Gehirn. Es bekommt genug Sauerstoff, die Mitochondrien können wieder mehr Energie produzieren und Sie können sich wieder leichter an Dinge erinnern. Bei mir persönlich kommt es gar nicht mehr zu Spannungsabfällen.

Doch auch wenn Ihr Mitochondrienproblem gelöst ist, benötigen Sie gesunde Nervenzellen beziehungsweise Nervenzellen, die die Botschaften im Gehirn schnell und effektiv übertragen. Der Wachstumsfaktor BDNF (Brain-Derived Neurotrophic Factor) unterstützt als Protein das Überleben bestehender Nervenzellen im zentralen Nervensystem und fördert das Wachstum neuer Nervenzellen und Verbindungen zwischen ihnen. Wird BDNF durch Sport, Ernährung und strategisch eingesetzte Nahrungsergänzungsmittel erhöht, verbessert das die Lernfähigkeit, das Gedächtnis und das abstrakte Denken. Sobald Sie neue Nervenzellen produzieren, benötigen Sie auch die notwendigen Bausteine, um Myelin zu erzeugen – die Außenhülle der Nervenzellen, dank derer sie Botschaften schneller versenden können. Fehlt den Nerven diese Außenhülle, benötigen sie viel mehr biologische Energie als Nerven mit Myelinschicht. An dieser Stelle kommt dann die Ernährung ins Spiel, denn sie ist ein wichtiger Faktor hinsichtlich der Hirnfunktion. Beim Bau einer Luxusvilla würden Sie doch auch hochwertige Materialien verwenden, und ebenso sind für Ihr Gehirn bestimmte nährstoffreiche Nahrungsmittel die Voraussetzung, um für bestmöglich funktionierende Verbindungen im Gehirn zu sorgen.

Leiden Sie unter Vergesslichkeit? Überprüfen Sie, ob Ihnen eines oder mehrere der folgenden Anzeichen bereits aufgefallen sind:

- Sie vergessen regelmäßig wichtige Termine oder Veranstaltungen.
- Sie stellen immer wieder dieselben Fragen.
- Sie verlassen sich stärker auf Gedächtnisstützen als früher (Notizzettel, elektronische Erinnerungsfunktionen et cetera).
- Es bereitet Ihnen Schwierigkeiten, den Überblick über die monatlichen Rechnungen zu behalten.
- Sie machen Sprechpausen, weil Sie nach dem richtigen Wort suchen.
- Sie haben Probleme, sich an Namen zu erinnern.
- Sie verlegen häufig genutzte Gegenstände (Handy, Schlüssel etc.) und finden sie nur mit Mühe wieder.
- Sie verlieren häufig den Faden.
- Sie vergessen, womit Sie gerade beschäftigt waren: Sie lassen einen Topf unbeaufsichtigt auf dem eingeschalteten Herd stehen, Sie nehmen das Telefon in die Hand und wissen dann nicht mehr, wen Sie anrufen wollten, und so weiter.

Wenn Ihnen das bekannt vorkommt, sollten Sie die folgenden Abschnitte über die Mitochondrienfunktion, Sauerstoffversorgung, Myelinbildung, Neurogenese und Ernährung besonders aufmerksam lesen.

Schwäche 2: Heißhunger

Mit Heißhunger meine ich nicht den emotionalen Heißhunger, der durch Einsamkeit, Langeweile oder Stress entsteht, sondern vielmehr einen physiologischen Drang, der dem Labradorhirn entspringt. Dieser biologische Heißhunger ist ein Anzeichen dafür, dass Ihr Gehirn Energie benötigt.

Zur Energieproduktion verbrennen die Mitochondrien Fett, Glucose (Zucker) oder Aminosäuren. Wenn Sie zu viel Zucker essen, fällt es Ihren Mitochondrien schwerer, Energie aus Fett zu gewinnen, weshalb sie dazu übergehen, ausschließlich Energie aus Glucose zu gewinnen. Nutzt Ihr Gehirn Fett nun nicht mehr als Treibstoff, wird es in Ihren Fettzellen gespeichert – und Sie nehmen zu. Ihr Gehirn verbrennt die Glucose währenddessen so schnell, dass Ihr Blutzuckerspiegel abfällt, was Ihr innerer Labrador als Notfall interpretiert und die Alarmknöpfe ZUCKER und SOFORT! drückt. So entsteht Heißhunger.

Als ich dick war, nahm ich immer mehr zu und verhungerte gleichzeitig, denn die Kalorien gingen von meinem Mund direkt in die Fettzellen, anstatt zur Energiegewinnung genutzt zu werden. Ich dachte, ich hätte nicht genug Willenskraft, dabei war ich schlichtweg in eine Fettfalle geraten. Da meine Fettzellen nicht ausreichend Energie zur Verfügung stellten, konnten meine Mitochondrien nicht ausreichend Energie produzieren, weshalb mein innerer Labrador mich anbettelte, von allem mehr zu essen. Zudem war mir nicht bewusst, dass Gifte eine der Hauptursachen meines Heißhungers waren.

Die natürlichen Entgiftungswege des Körpers – Nieren und Leber –, lösen jedes Mal, wenn man etwas Toxisches isst oder etwas, worauf der Körper allergisch reagiert, einen Alarm aus, da sie zusätzlichen Zucker benötigen, um die gefährliche Substanz oxidieren oder verstoffwechseln zu können (also zu neutralisieren und/oder zu beseitigen). Daher konkurrieren sie mit dem Gehirn um Glucose. Dieser Entgiftungsprozess führt zu niedrigem Blutzucker und somit zu Heißhunger.

Das Gleiche gilt für jede Art von Hirn-Kryptonit. Wir rauben unserem Gehirn sehr häufig Energie, ohne es überhaupt zu bemerken. Wenn Sie beispielsweise viel Zeit in einer lauten Umgebung oder einer mit schlechter Beleuchtung verbringen, muss Ihr Gehirn viel mehr Energie aufwenden, um all diese Störfaktoren herauszufiltern.

Denken Sie daran, dass Sie Energie nur ein paar Sekunden lang speichern können. Daher benötigt Ihr Gehirn eine gleichmäßige Versorgung mit Glucose (oder Fett), um richtig arbeiten zu können. Steigt also die

Energienachfrage, sendet Ihr innerer Labrador stets das Signal: »Ich brauche Zucker – sofort!«

Möglicherweise haben Sie schon einmal Ihr Kind zu einer Geburtstagsfeier in ein Kinder- oder Schnellrestaurant begleitet oder waren mit ihm in einem Freizeitpark und fühlten sich hinterher vollkommen erledigt und hatten Appetit auf Eiscreme. Das liegt daran, dass Ihr Gehirn besonders hart arbeiten musste, um die schlechte Luft, die Hintergrundgeräusche und die blinkenden Neonlichter herauszufiltern – ganz zu schweigen von den toxischen Burgern oder der Pizza und den anderen ungesunden Snacks, sollten Sie welche gegessen haben. Wahrscheinlich ist die Energieproduktion Ihrer Mitochondrien nicht voll leistungsfähig, weshalb sie die steigende Nachfrage Ihres Gehirns nicht decken konnten und Ihr Labrador in Panik geraten ist.

Je mehr Mitochondrien Sie haben und je effizienter diese arbeiten, umso weniger Heißhunger werden Sie verspüren. Außerdem ist es dringend erforderlich, ausreichend Fett zu essen (und zwar das richtige Fett!), damit dem Gehirn mehrere Energiequellen zur Verfügung stehen und es nicht zu zuckerabhängig wird.

Leiden Sie unter Heißhungerattacken? Überprüfen Sie, ob Ihnen eines oder mehrere der folgenden Anzeichen geläufig sind:

- Sie leiden tagsüber häufig an Blutzuckerabfällen.
- Nach einer Mahlzeit haben Sie ein starkes Verlangen nach etwas Süßem.
- Sie können nicht mehr als zwei oder drei Stunden zwischen den Mahlzeiten verstreichen lassen.
- Wenn Sie hungrig sind, werden Sie reizbar.
- Sie sind erschöpft, wenn Sie Zeit in einer lauten oder chaotischen Umgebung verbringen mussten.

Wenn Ihnen das bekannt vorkommt, sollten Sie die folgenden Abschnitte über Licht, Umweltgifte und die Ketose (ein Zustand, in dem der Körper Fett besonders gut zur Energiegewinnung verbrennt) besonders aufmerksam lesen.

Schwäche 3: Konzentrationsschwäche

Stellen Sie manchmal fest, dass Sie sich beim Lesen oder Schreiben nur einen kurzen Augenblick konzentrieren können, bevor Gedanken, Sorgen oder Ihre Umgebung Sie ablenken? Es ist nahezu unmöglich, Höchstleistungen zu erbringen, wenn Ihr Gehirn sich nicht so konzentrieren kann, wie Sie es gern hätten. Ich selbst litt jahrelang an diesem Symptom, bevor ich bemerkte, dass es größtenteils auf meine Kampf-oder-Flucht-Reaktion zurückzuführen war, die aktiviert wurde, obwohl ich es nicht wollte.

Ihrem Freund dem Labrador ist es egal, auf welche Arbeit Sie sich gerade konzentrieren möchten oder was Ihre Kinder Ihnen gerade erzählen. Er hat den Auftrag, Sie am Leben zu halten, weshalb er Ihre Umgebung fleißig nach möglichen Bedrohungen absucht. Ist das blinkende Licht am Herd eine züngelnde Flamme? Bedeutet das »Ping« einer eingehenden Textnachricht Gefahr? Handelt es sich bei der Fliege, die um Sie herumschwirrt, womöglich um ein Tier, das Ihnen an den Kragen will? (Labradore sind nicht sonderlich intelligent …)

Es mag zwar sein, dass Ihr höher entwickeltes menschliches Gehirn den Unterschied zwischen einem herannahenden Auto und einem sich anschleichenden Löwen erkennt, aber Ihr Labrador tut das nicht. Als braver Hund ist er eben ständig in Alarmbereitschaft und sorgt sich um Ihre Sicherheit. Das führt allerdings dazu, dass Sie sich unmöglich auf die Dinge konzentrieren können, die Sie erledigen möchten, weil Ihr Labradorhirn ununterbrochen Warnsignale aussendet.

Noch schlimmer wird es, wenn Ihr Gehirn nicht ausreichend mit Energie versorgt wird. Möglicherweise haben Sie ein paar Bierchen zu viel getrunken und das sauerstoff- und nährstoffreiche Blut wurde zur Verarbeitung des Alkohols in die Leber umgeleitet. Dadurch hat Ihr Gehirn nun den Eindruck, es müsste sterben, weil es weniger Energie zur Verfügung hat. Für Ihr Gehirn ist dieser Zustand ebenso belastend wie ein Tiger, weshalb es einen weiteren Alarm auslöst.

Hat das Gehirn zu wenig Energie, löst es die Freisetzung von Cortisol (dem Stresshormon) und Adrenalin (dem Kampf-oder-Flucht-Hormon) aus, damit ein Notfalltreibstoff produziert werden kann. Das Adrenalin setzt die gespeicherten Zuckerreserven in den Muskeln frei, was wiederum der Bauchspeicheldrüse signalisiert, das für die Verstoffwechselung dieses Zuckers notwendige Insulin auszuschütten. Die dadurch verursachte Insulinspitze führt zu einem noch größeren Notfall im Gehirn, was wiederum die Freisetzung von noch mehr Cortisol auslöst – und plötzlich haben Sie das Bedürfnis *zu fliehen*. Bei diesem ganzen Tumult im Hintergrund kann sich doch kein Mensch ernsthaft konzentrieren!

Mit der Zeit kann dieser Teufelskreis zu einer Insulinresistenz führen – ein Zustand, in dem Ihr Körper unempfindlicher gegenüber Insulin wird. Reagiert jedoch der Körper nicht auf das Insulin, haben die Zellen Schwierigkeiten damit, Glucose aufzunehmen. Anstatt zur Energieproduktion verwendet zu werden, sammelt sich die Glucose dann im Blut an, was zu einer ungleichmäßigen Energieversorgung des Gehirns führt. Durch diese ungleichmäßige Energieversorgung wechseln Sie den ganzen Tag über vom Normalzustand zur Kampf-oder-Flucht-Reaktion und wieder zurück. Für Sie äußert sich das darin, dass Sie sich leicht ablenken lassen und sich scheinbar nicht konzentrieren können, sosehr Sie sich auch anstrengen.

Es ist möglich, diesen Teufelskreis zu durchbrechen und damit die Schwankungen von Adrenalin, Cortisol und Insulin in Ihrem Blutstrom zu unterbinden: indem Sie Ihren Blutzuckerspiegel über den ganzen Tag stabil halten. Während ich dieses Buch schreibe, habe ich Untersuchungsergebnisse erhalten, die eine perfekte Insulinsensitivität während des Hirntuning-Programms zeigen – und zwar den niedrigsten erreichbaren Wert: 1 von 120. Ein stabiler Blutzuckerspiegel hilft dabei, den Labrador zu beruhigen und die Kampf-oder-Flucht-Reaktion auszuschalten, damit Sie sich endlich wieder jederzeit so konzentrieren können, wie Sie möchten.

Leiden Sie unter Konzentrationsschwierigkeiten? Überprüfen Sie, ob Sie eines oder mehrere der folgenden Anzeichen kennen:

- Bei Gesprächen unterbrechen Sie ständig andere.
- Ihre Gedanken beginnen zu wandern, wenn Sie versuchen, sich zu konzentrieren.
- Sie haben Schwierigkeiten damit, Aufgaben zu beenden oder Fristen einzuhalten.
- Obwohl Sie sich anstrengen, kommen Sie ständig zu spät zu Terminen.
- Sie haben Schwierigkeiten, sich zu organisieren.
- Zu effizientem Multitasking sind Sie nicht in der Lage.
- Im Gespräch springen Sie von einem Thema zum anderen.

Wenn Ihnen das bekannt vorkommt, sollten Sie die folgenden Abschnitte über Ketose, Meditation und Atemübungen besonders aufmerksam lesen.

Schwäche 4: Zu wenig Energie

Sind Sie ständig müde oder spüren jeden Tag zur selben Uhrzeit einen starken Energieabfall? Haben Sie das Gefühl, sich langsamer zu bewegen, als Sie eigentlich möchten – als würden Sie in Treibsand stecken? Oder fühlt sich Ihr Gehirn einfach wie benebelt an, als hätten Sie einen Kater oder einen Jetlag, auch wenn das gar nicht der Fall ist? Das alles sind Symptome derselben Schwäche des Gehirns: zu wenig Energie.

Es gibt verschiedene Gründe dafür, aber der Hauptgrund ist eine schlechte Blutzuckerregulation. Wenn Sie insulinresistent werden und Ihr Körper Zucker nicht mehr effizient verarbeiten kann, zahlt Ihr Gehirn den Preis dafür. Sie leiden unter Brain Fog, einem Gefühl des Benebeltseins, sowie Erschöpfung und haben das Gefühl, das Leben würde an Ihnen vorbeiziehen. Zum Glück ist es relativ einfach, den Blutzucker durch das Einhalten der in diesem Programm beschriebenen fettreichen Ernährung zu regulieren, denn es bringt dem Körper bei, wie er Fett als Treibstoff verbrennen kann.

Ein weiterer Hauptgrund für diese Schwäche des Gehirns sind ineffizient arbeitende Mitochondrien. Ist die Energieproduktion der Mitochondrien nicht effizient genug, sind Sie immer müde – egal, wie stabil Ihr Blutzucker ist. Doch Sie haben Glück, denn das Hirntuning-Programm ist genau dafür da: um die Energieerzeugung der Mitochondrien effizienter zu machen. Wenn Sie sich an meine Empfehlungen halten, werden Sie bereits innerhalb von zwei Wochen einen ersten Anstieg Ihrer Energie feststellen können.

Die letzte Ursache von zu wenig Energie ist Hirn-Kryptonit: Alles, was zu viel Energie vom Gehirn abzweigt und in andere Körperteile leitet, führt zu einem Trägheitsgefühl. Wenn Sie Ihr Umfeld verändern, indem Sie Gifte beseitigen, erhalten Sie den benötigten Energieschub.

Leiden Sie unter zu wenig Energie? Überprüfen Sie, ob Sie eines oder mehrere der folgenden Anzeichen kennen:

- Ihre Energie fällt am Nachmittag ab.
- Sie leiden unter mangelnder mentaler Klarheit oder verschwommenem Denken (Brain Fog).
- Sie sind erschöpft und leiden unter Muskelschwäche.
- Ihre Greifkraft lässt plötzlich nach.
- Ihr Schlaf ist alles andere als erholsam.
- Nach körperlichen oder geistigen Anstrengungen sind Sie extrem erschöpft.
- Sie fühlen sich allgemein unwohl.

Wenn Ihnen das bekannt vorkommt, sollten Sie die folgenden Abschnitte über Ketose, Mitochondrien und Umweltgifte besonders aufmerksam lesen.

Schwäche 5: Stimmungsschwankungen/Aggressivität

Den meisten Menschen ist nicht bewusst, dass ihre Stimmungsschwankungen und »unkontrollierbare« Aggressivität das direkte Ergebnis einer Schwäche ihres Gehirns sind. Rufen Sie sich noch einmal das Modell des dreieinigen Gehirns in Erinnerung: Das höher entwickelte »menschliche

Gehirn« wird erst dann mit Energie versorgt, wenn das Reptil und der Labrador satt sind. Doch wie Sie wissen, benötigt gerade dieser Teil des Gehirns, der präfrontale Cortex, die größte Energiemenge, um zu funktionieren, und er enthält zudem die meisten Mitochondrien. Da er allerdings so viel Energie benötigt und immer als Letzter damit versorgt wird, leidet dieser Teil des Gehirns in der Regel als Erster, wenn Sie nicht ausreichend Energie haben.

Vermutlich sind Sie jetzt schon dahintergekommen, dass Ihre Stimmung vom präfrontalen Cortex gesteuert wird. Dieser Teil des Gehirns ist für den Ausdruck der Persönlichkeit, das Treffen von Entscheidungen und das Sozialverhalten zuständig. Es ist daher entscheidend, diesen Teil des Gehirns mit ausreichend Energie zu versorgen, damit Sie keine schlechten Entscheidungen treffen, sich in sozialen Situationen nicht danebenbenehmen und die gewünschte Leistung erbringen können.

Rückblickend ist es nicht überraschend, dass die ersten SPECT-Aufnahmen fast gar keine Aktivität in meinem präfrontalen Cortex zeigten. Meine Gefühle und Launen hatte ich damals überhaupt nicht unter Kontrolle, ich verhielt mich im Straßenverkehr aggressiv und schnauzte die Menschen um mich herum an. Schon Kleinigkeiten konnten das Fass zum Überlaufen bringen. Seit ich mein Gehirn gehackt habe, sind meine Gefühle und Launen völlig anders und ich bin ein geduldiger, ausgeglichener und fröhlicher Mensch. Auch das kann man durch Hirntuning erreichen.

Leiden Sie unter Gefühlsschwankungen oder Wutanfällen? Überprüfen Sie, ob Sie eines oder mehrere der folgenden Anzeichen kennen:

- Ihr Mittelfinger ist sehr aktiv.
- Sie neigen dazu, andere Menschen wegen Kleinigkeiten anzuschnauzen.
- Sie haben wenig Geduld.
- Sie leiden unter Depressionen.
- Sie sind launenhaft.
- Sie sind schnell reizbar.

- Ihr Verhalten ist unberechenbar.
- Sie treffen impulsive, schlechte Entscheidungen.

Wenn Ihnen das bekannt vorkommt, sollten Sie die folgenden Abschnitte über Ketose, Mitochondrien, Umweltgifte und Hirn-Kryptonit besonders aufmerksam lesen.

Das Hirntuning-Programm kann Ihnen unabhängig von Ihrer aktuellen Ausgangssituation helfen. Durch die Anwendung der in diesem Buch beschriebenen Techniken ist es mir selbst gelungen, alle fünf Hirnschwächen loszuwerden. Heute kann ich mich darauf verlassen, dass mein Gehirn so arbeitet, wie es für mich erforderlich ist – egal, was in meiner Umgebung gerade los ist. Es lässt sich kaum beschreiben, wie das mein Leben, meine Karriere und meine Beziehungen verändert hat, und ich kann es kaum erwarten, dass Sie schon bald Ähnliches erleben!

Hirntuning-Fakten:
Denken Sie immer an die folgenden drei Dinge!

- Ihr Gehirn kann durch bestimmte Nahrungsmittel, Substanzen in Ihrer Umgebung, bestimmte Beleuchtungsarten und sogar durch Sport geschwächt werden.
- Alle sinnlosen Reize, wie mögliche Bedrohungen, klingelnde Telefone, blinkende Lichter etc., verbrauchen in Ihrem Gehirn ebenso Energie.
- Vergesslichkeit, Heißhunger, Konzentrationsschwäche, zu wenig Energie und Stimmungsschwankungen sind Symptome von zu wenig Hirnenergie.

Vorsprung durch Hirntuning:
Tun Sie diese drei Dinge sofort!

- Hören Sie auf, sich selbst die Schuld für mangelnde Willenskraft zu geben – es ist keine charakterliche Schwäche!
- Reduzieren Sie die Reize in Ihrer Umgebung, wenn Sie konzentriert arbeiten wollen: Schalten Sie das Telefon aus, stellen Sie Benachrichtigung und akustische Signale auf Ihrem Computer ab und sorgen Sie dafür, dass Sie nicht aus dem Fenster schauen können.
- Treffen Sie die wichtigsten Entscheidungen ganz früh am Tag, bevor Sie die Entscheidungsmüdigkeit befällt.

DIE MÄCHTIGEN MITOCHONDRIEN

Vor etwa 1,5 Milliarden Jahren war die Erde noch von warmen Ozeanen bedeckt und die Luft war voll von einem schrecklichen Gift namens Sauerstoff, das die meisten ihm ausgesetzten lebenden Organismen tötete. Es gab jedoch ein paar hartgesottene Bakterienarten, die lernten, den Sauerstoff zur Herstellung von Energie zu verwenden, und sich so an diese rauen Bedingungen anpassen konnten. Sie waren dazu in der Lage, mithilfe des Sauerstoffs eine Substanz herzustellen, die wir heute Adenosintriphosphat (ATP) nennen.

Eine dieser Bakterienarten (angeblich war es ein kleines purpurfarbenes Bakterium) wurde schließlich in einer anderen Zellenart eingeschlossen. Im Verlauf der folgenden Milliarden Jahre entwickelten sich diese zusammengesetzten Zellen weiter und bildeten die Grundlage für die Entstehung von Tieren und Menschen. Dieses uralte Bakterium befindet sich immer noch in uns und stellt weiter ATP her – die Energie, die unsere Zellen benötigen, um zu gedeihen. Neue Forschungen zeigen, dass diese Bakterien sogar heute noch bestimmen, was wir tun, und das in größerem Ausmaß, als die Wissenschaftler jemals erwartet hätten. Sie bestimmen in jeder Sekunde, wie wir uns fühlen. Sie möchten wissen, wie diese Bakterien heißen? Sie heißen Mitochondrien.

Falls Sie der Meinung sind, Sie müssten Ihre Mutter nicht jeden Sonntag besuchen, dann überzeugt Sie folgende Information vielleicht vom Gegenteil: Sie verdanken Ihrer Mutter all Ihre Mitochondrien. Die meisten Menschen glauben, dass wir 50 Prozent des genetischen Erbguts von unserer Mutter und 50 Prozent von unserem Vater bekommen, aber tatsächlich sind wir unserer Mutter genetisch ähnlicher. Bei der Empfängnis enthalten sowohl die Eizelle als auch die Spermien Mitochondrien. Sobald das Spermium jedoch in die Eizelle eindringt, wirft es seinen Schwanz ab – und der enthält die Mitochondrien, die es auf seinem anstrengenden Weg zur Eizelle angetrieben haben. Das bedeutet, dass die mitochondriale DNA (Desoxyribonukleinsäure) im befruchteten Ei, aus dem Sie sich schließlich entwickelt haben, ausschließlich von Ihrer Mutter stammt. Wenn Ihre Yogalehrerin von »weiblicher Gottesenergie« spricht, bezieht sie sich also auf diese Urbakterien (auch wenn die Lehrerin selbst das vielleicht gar nicht weiß).[3]

Urbakterien und weibliche Gottesenergie … Mitochondrien scheinen ziemlich geheimnisvoll und magisch zu sein. Im Folgenden nehmen wir uns einen Augenblick Zeit, um diese winzigen Kraftwerke genauer kennenzulernen.

Mitochondrien sind üblicherweise wie eine Bohne oder ein Stäbchen geformte Teile unserer Zellen und besitzen eine Doppelmembran, wobei die innere Membran Fächer und Einstülpungen nach innen bildet. Eine durchschnittliche menschliche Zelle enthält zwischen 1000 und 2000 Mitochondrien. In Körperteilen, die die meiste Energie benötigen (Gehirn, Netzhaut und Herz), enthalten die Zellen jeweils etwa 10 000 Mitochondrien. Das bedeutet, dass sich im menschlichen Körper *mehrere Billiarden* Mitochondrien befinden. Wir haben damit mehr Mitochondrien, als sich Bakterien in unserem Darm befinden. Und unser gesamtes Atmungssystem (Herz, Lunge und Blut) existiert nur, um unsere Mitochondrien mit Sauerstoff zu versorgen, damit sie die Energie (ATP) produzieren können, die uns am Leben hält.

Die Mitochondrien bestimmen, wie der Körper auf seine Umwelt reagiert. Arbeiten die Mitochondrien effizienter, erhöht sich die geistige Leistung. Und je besser die Mitochondrien in der Energieproduktion sind, desto besser können Körper und Geist arbeiten, desto mehr schaffen Sie und desto besser fühlen Sie sich dabei.

ATP – die Energie des Lebens

Die wichtigste Tätigkeit Ihrer Mitochondrien ist, Energie aus der Nahrung zu gewinnen, die Sie zu sich nehmen, diese Energie mit Sauerstoff zu verbinden und ATP zu produzieren. Die Wissenschaft hat ATP erst vor rund 100 Jahren entdeckt und es ist noch nicht abschließend erforscht worden. Bekannt ist aber, dass ATP die notwendige Energie enthält, um uns sowohl körperlich als auch mental anzutreiben, und dass fast alle Zellen ATP benötigen, um zu funktionieren. Ohne ATP könnten weder die Zellen noch Sie überleben. Somit ist die in Ihren Mitochondrien stattfindende Energieproduktion die wichtigste Funktion in Ihrem Körper. ATP ist quasi die Grundlage dafür, dass Sie leben können.

Überlegen Sie einmal: Ohne Nahrung können Sie mindestens drei Wochen überleben, ohne Wasser etwa drei Tage. Doch ohne ATP würden Sie innerhalb weniger Sekunden sterben.

Die im ATP gespeicherte Energie wird dann freigesetzt, wenn es vom Körper als Treibstoff verwendet wird. Dafür bricht der Körper es auf und es entstehen zwei Nebenprodukte: Adenosindiphosphat (ADP) und Phosphat (P). Sie erinnern sich, dass ATP für Adenosin*tri*phosphat steht, es also drei Phosphatbindungen hat. Wird eine Bindung aufgebrochen und es entstehen Adenosindiphosphat und ein einzelnes Phosphat, wird Energie freigesetzt. Diese Energie ist Ihre Antriebskraft. Sie werden tatsächlich von diesen Billiarden an kleinen eingebauten Bakterien gesteuert.

Ist der eben beschriebene Prozess abgeschlossen, geschieht etwas sehr Elegantes und Unglaubliches: Der Körper verbindet wieder ein Phosphatmolekül mit dem ADP und erschafft somit wieder ATP, damit es erneut als Treibstoff verwendet, in ADP und P aufgebrochen werden und so noch mehr Energie freisetzen kann. Im Prinzip sind die Mitochondrien eigenständige Molekularmotoren, die immer wieder dieselben Moleküle verwenden, um neue Energie zu erzeugen. Das ist eine sehr viel effizientere Art der Energieerzeugung, als jedes ATP-Molekül quasi aus dem Nichts neu zu erschaffen.

Wenn Sie früher gern an alten Autos gebastelt haben (oder es immer noch tun), kennen Sie dieses Prinzip vom Zündverteiler her: Dieser löst die Zündung aus und verteilt die in der Zündspule erzeugte Hochspannung an die Zündkerzen. Als mein Vater einen 57er Chevy bekam, schraubte er als Erstes am Verteiler herum, um mehr Leistung aus dem Motor herauszuholen. Wenn Sie wie ich ein Faible für Computer haben, lässt sich das eher mit den Methoden vergleichen, die ich mit meinen Hackerfreunden nutzte, um unsere Gaming-PCs zu übertakten, damit sie schneller wurden und im Hintergrund zusätzlich noch andere, nicht ganz legale Aktionen durchführen konnten.

Mitochondrien sind allerdings um einiges leistungsstärker als Fahrzeugmotoren oder PC-Prozessoren. In einer durchschnittlichen Zelle befinden sich etwa eine Milliarde ATP-Moleküle, von denen jedes etwa dreimal pro Minute recycelt wird. Und auch wenn wir etwa 100 Billionen Zellen besitzen, sind im gesamten Körper eines normalen Menschen stets nur etwa 50 Gramm ATP vorhanden. Bei jedem mitochondrialen ATP-Zyklus können bei maximalem Bedarf pro Sekunde etwa 600 ATP-Moleküle produziert werden. Das bedeutet, dass Ihre Mitochondrien bei einer Aufnahme von 2500 Kalorien am Tag diese 50 Gramm ATP so oft recyceln und wiederverwenden, dass sie im Laufe des Tages einer Menge von etwa 180 Kilogramm entsprechen.

Als wäre es noch nicht Aufgabe genug für die Mitochondrien, Energie für jedes System und jede Funktion des gesamten Körpers zu erzeugen, sind sie auch noch für andere lebenswichtige Aufgaben zuständig, beispielsweise für die Signalübertragung zwischen den Zellen, die Zelldifferenzierung (der Prozess, in dem eine Zelle zu einer bestimmten Zellart ausreift) und das Aufrechterhalten des Zyklus von Zellwachstum und Zelltod. Man könnte sagen, die Mitochondrien erzeugen sämtliche Energie, steuern die Kommunikation und entscheiden, was überlebt und was stirbt sowie wann es das tut. Diese kleinen Bakterien haben in Ihrer Biologie das Zepter in der Hand. Ich betrachte meinen Körper mittlerweile als große wandelnde Petrischale, die Billiarden Mitochondrien dabei hilft, das zu tun, was sie wollen.

Natürlich haben Mitochondrien auch noch andere Fähigkeiten. Sie können ihre Größe und Form verändern und bestimmte Zellarten verfügen über einzigartige mitochondriale Funktionen. Ausschließlich die Mitochondrien in unserer Leber enthalten beispielsweise ein Enzym, das zur Entgiftung von Ammoniak erforderlich ist, welches wiederum als Abfallprodukt durch das Aufbrechen von Eiweiß in der Leber entsteht. Auch andere Körperteile nutzen für ihre spezifischen Funktionen ATP aus den Mitochondrien. Das Herz nutzt zum Beispiel seine Energie, um Blut ins Gehirn und den Rest des Körpers zu pumpen, und das Gehirn nutzt seine Energie, um zu denken, zu lernen, sich zu erinnern und Entscheidungen zu treffen. Natürlich benötigen die zusätzlichen Mitochondrien im Gehirn jede Menge Sauerstoff, um ATP zu erzeugen, weshalb das Gehirn vor dem Rest des Körpers an einem Energiemangel leidet, wenn die Mitochondrien im Herzen nicht effizient an der Energieproduktion arbeiten.

Buchstäblich mit Mitochondrien vollgestopfte Zellen wie die in Gehirn, Herz und Netzhaut sind als Erste in Gefahr, wenn Sie weniger Energie zur Verfügung haben, als benötigt wird, oder wenn diese Zellen ihre Energie verschwenden. Haben die Nervenzellen Probleme mit der Energieversorgung, kommt es bei Ihnen zu kognitiven Beeinträchtigungen und Brain Fog. Mitochondriale Defekte der Kardiozyten (Herzzellen) führen zu einer Fehlfunktion des Herzens und zu Müdigkeit. Können Myozyten (Muskelzellen) keine Energie produzieren, kommt es zu Symptomen wie Fibromyalgie und dem chronischen Erschöpfungssyndrom. Haben die Enterozyten (Zellen der Darmschleimhaut) Energieprobleme, sind das Leaky-Gut-Syndrom und Autoimmunerkrankungen die Folge. Und diese Liste geht noch weiter, denn *alle* wichtigen Systeme des Körpers verlassen sich auf die Arbeit der Mitochondrien. Genauer gesagt steuern die Mitochondrien alle wichtigen Systeme des Körpers.

Sind Sie bereits davon überzeugt, dass Sie Ihre Mitochondrien »pflegen« sollten, wie es meine gute Freundin Dr. Terry Wahls in ihrem Buch *Minding My Mitochondria* schreibt? Terry Wahls hat ihre Mitochondrien gehackt, um eine fortschreitende Multiple Sklerose umzukehren. Das wirklich Spannende an Mitochondrien ist, dass diese lebenswichtigen Strukturen kein bisschen statisch sind, sondern sich in jedem Teil des Körpers ständig verändern. Sie können beschädigt, zerstört, ausgebessert, erneuert oder eben gehackt werden. Und Sie können einiges dafür tun, dass Ihre vorhandenen Mitochondrien besser arbeiten und dass sogar mehr dieser »Kraftwerke« in Ihren Zellen heranwachsen.

Der Schwerpunkt meines Biohacking liegt seit vielen Jahren auf der Funktion meiner Mitochondrien, und ich habe eine breite Palette an Methoden entwickelt, um diese Funktion zu verbessern. Jeder der von mir entdeckten Biohacks, der sofortige Auswirkungen auf meine Energie hat, ist tatsächlich ein Mitochondrien-Hack – einschließlich der Hacks, die meine Erkrankung durch Schimmelpilze und meine chronische Lyme-Borreliose umgekehrt haben. Wenn ich bemerke, dass meine Konzentration nachlässt, nutze ich eine meiner Hilfen zur Verbesserung der mitochondrialen Leistung und bin so schneller wieder in Form. Möchte ich also etwas reißen, steigere ich die Funktion meiner Mitochondrien – so leicht kann es gehen.

Bevor ich diese Sätze zu Papier gebracht habe, habe ich eine Reihe an Nahrungsergänzungsmitteln zur Energetisierung meiner Mitochondrien genommen, denn es ist fast Mitternacht, ich muss noch weitere 4000 Wörter schreiben, bevor ich ins Bette gehe, und morgen früh muss ich zwei Folgen von *Bulletproof Radio* aufnehmen. Meine Mitochondrien *müssen* jede Menge reißen, um das alles zu schaffen! In diesem Buch verrate ich Ihnen meine wichtigsten Hilfsmittel und Hacks, um die mitochondriale Funktion zu verbessern – darunter auch die, die ich beim Schreiben anwende.

Wie aus guten Mitochondrien schlechte werden

Bevor wir uns dem Tuning unserer Mitochondrien widmen, schauen wir uns zunächst einmal die Ursachen mitochondrialer Dysfunktion an. Der einfachste Weg zu besserer Leistung ist nämlich schlichtweg, mit den Dingen aufzuhören, die Sie bremsen.

Die vorhersehbarste Ursache des Rückgangs der mitochondrialen Funktion ist das Altern. Zwischen 30 und 70 Jahren nimmt die Leistungsfähigkeit eines durchschnittlichen Mitochondriums um etwa 50 Prozent ab. Ein durchschnittlicher 70-Jähriger produziert also nur noch etwa die Hälfte der Zellenergie eines durchschnittlichen 30-Jährigen. Es beruhigt mich, dass ich nicht vorhabe, ein durchschnittlicher 70-Jähriger zu werden! Dieser Rückgang der mitochondrialen Leistungsfähigkeit leistet seinen Beitrag zu fast jedem Symptom und jeder Krankheit, die das Älterwerden so furchtbar machen.

Um das noch einmal zu verdeutlichen: Dieser 50-prozentige Rückgang Ihres Energielevels gilt als »normal«! Was aber wäre, wenn Sie die Leistung Ihrer Mitochondrien aufrechterhalten könnten, damit sie mit 70 noch dieselbe ist wie mit 30? Sie wären natürlich der fitteste 70-jährige Mensch der Welt.

Auch die folgende Aussage über den Mitochondrienverfall stimmt nachdenklich: Er wird heutzutage als unvermeidbar angesehen. Und er hat bei Ihnen bereits langsam eingesetzt – in einem Tempo, das von Ihren genetischen Voraussetzungen, Ihrem Lebensstil und den Entscheidungen abhängt, die Sie ab heute über Ihr weiteres Leben treffen. Die Geschwindigkeit des Verfalls ist jedoch nicht festgelegt, das heißt, theoretisch ist es möglich, die Leistungsfähigkeit der Mitochondrien bis ins hohe Alter stabil zu halten, sodass Sie im Alter von 70 Jahren die gleiche Menge an Energie produzieren können (oder sogar mehr) wie mit 30.

Der Trick besteht darin, die Mitochondrien jetzt voll aufzuladen, um eine früh einsetzende mitochondriale Dysfunktion (Early Onset Mitochondrial Dysfunction, EOMD) zu vermeiden. Sie wurde von Dr. Frank Shallenberger entdeckt und benannt; einem der vielen Redner im Silicon Valley Health Institute (der von mir seit über zehn Jahren geleiteten gemeinnützigen Organisation), von dem ich persönlich viel gelernt habe. Als EOMD wird die Verschlechterung der mitochondrialen Funktion bei Menschen bezeichnet, die jünger als 40 Jahre alt sind. Laut Dr. Shallenbergers Schätzungen leiden etwa 46 Prozent der Menschen darunter.

Interessant an EOMD ist unter anderem, dass die meisten darunter leidenden Menschen beschwerdefrei sind. Das heißt, sie zeigen noch keine stärkeren Symptome und es wurde auch keine Erkrankung bei ihnen festgestellt. Sie haben möglicherweise starken Heißhunger, Stimmungsschwankungen und sind häufig erschöpft, aber sie fühlen sich nicht krank. Im Laufe der Zeit führt EOMD jedoch zu beschleunigtem Zelltod und Zellverlust, verringerter Zellhydrierung, vermehrter Schädigung durch freie Radikale, verringerter geistiger Kapazität, verringerter Fähigkeit des Körpers, sich zu entgiften, sowie mitochondrialem Verfall – das bedeutet, die Mitochondrien werden zerstört. Je eher Sie diese Erkrankung feststellen und umkehren, desto besser, denn EOMD ist reversibel, der Verfall der Mitochondrien allerdings nicht.

Folgendes sollten Sie aber im Hinterkopf behalten: Eine mitochondriale Dysfunktion stellt in *jedem* Alter eine ernsthafte Bedrohung dar. Egal, ob Sie unter 30 oder über 50 Jahre alt sind – wenn Sie ein fantastisches Leben führen möchten und nicht nur eines, das gerade so in Ordnung ist, sollte die Gesundheit Ihrer Mitochondrien für Sie an erster Stelle stehen. Ihr Leben hängt buchstäblich davon ab!

Eine früh einsetzende mitochondriale Dysfunktion zeigt sich hauptsächlich auf die folgenden vier Arten.

Mitochondrien-Panne 1: Schwache Anziehung

Eine Warnung vorweg: Was nun folgt, ist sehr fachlich, weshalb Sie zu Teil II vorblättern können, wenn Sie bereits davon überzeugt sind, dass Ihre Mitochondrien wichtig sind, und einfach nur wissen möchten, *was* Sie tun können, um sie leistungsfähiger zu machen. Wenn es Sie hingegen interessiert, *wie* es überhaupt zu einer mitochondrialen Dysfunktion kommen kann und wie viel Macht Sie wirklich über Ihre Energie und Ihr Gehirn haben, dann lesen Sie auch die folgenden Seiten.

Der Hauptprozess, in dem die Zellen in unserem Körper ATP herstellen, wird Citrat-, Zitronensäure- oder Krebs-Zyklus genannt (benannt nach dem Arzt und Biochemiker Hans Krebs, der ihn 1937 entdeckte). Der Citratzyklus ist unglaublich komplex und besteht aus mehreren Stufen, aber da Sie nicht jede Einzelheit wissen müssen, um Ihre Mitochondrien beeinflussen zu können, gehe ich nicht auf den vollständigen Ablauf ein, sondern vereinfache das Ganze.

Bevor der Citratzyklus überhaupt beginnen kann, wandelt der Körper Zucker (manchmal auch Proteine) in Glucose um, oder Fette in einen Ketonkörper namens Beta-Hydroxybutyrat, kurz BHB. Dieser Ketonkörper ist ein von der Leber aus Fettsäuren produziertes, wasserlösliches Molekül. Sowohl Glucose als auch BHB stellen Kohlenstoff und Elektronen bereit, die als Rohstoffe für die Energieerzeugung dienen. Diese Rohstoffe bilden ein Acetyl-Coenzym A (CoA) genanntes Molekül – und an der Stelle beginnt der Citratzyklus.

In jeder Runde des Citratzyklus oxidieren die Mitochondrien CoA und produzieren so Kohlenstoffdioxid und Elektronen. Diese Elektronen laden ein Molekül namens NAD (Nicotinamidadenindinukleotid) auf, das sich wiederum in ein reduziertes Nicotinamidadenindinukleotid (NADH)

SCHRITT 1: NAHRUNG WIRD AUFGENOMMEN UND IN ELEKTRONEN UMGEWANDELT

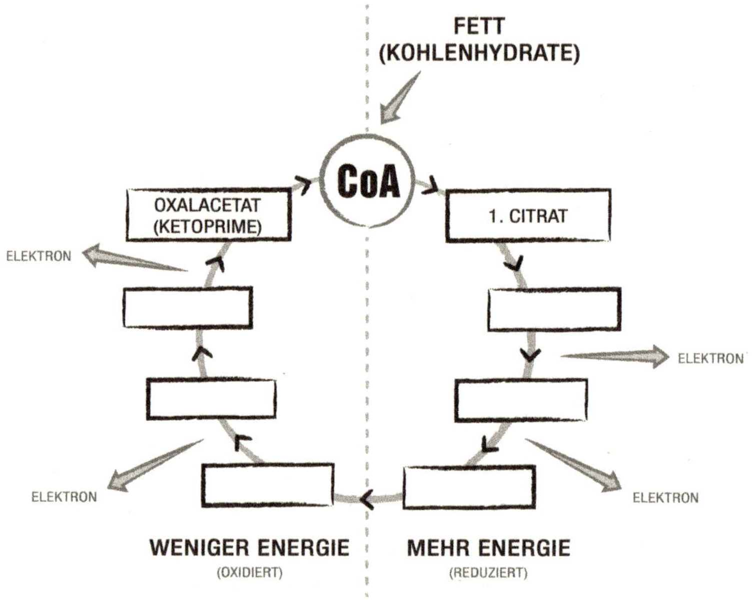

FETT
(KOHLENHYDRATE)

CoA

OXALACETAT
(KETOPRIME)

1. CITRAT

ELEKTRON

ELEKTRON

ELEKTRON

ELEKTRON

WENIGER ENERGIE
(OXIDIERT)

MEHR ENERGIE
(REDUZIERT)

SCHRITT 2: CITRATZYKLUS LÄDT NAD MIT ENERGIE AUF

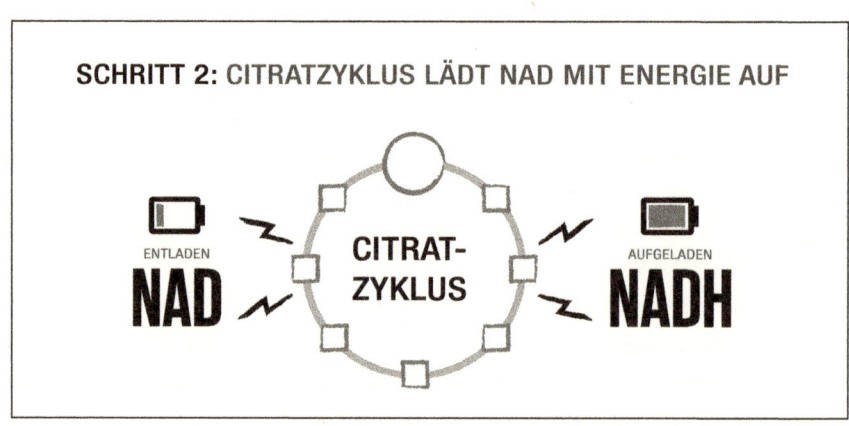

ENTLADEN
NAD

CITRAT-ZYKLUS

AUFGELADEN
NADH

verwandelt und eines der Supermoleküle für Ihre Energie ist. Als Vorabinformation: Mit bestimmten »Mogeltipps« können Sie an mehr NADH gelangen!

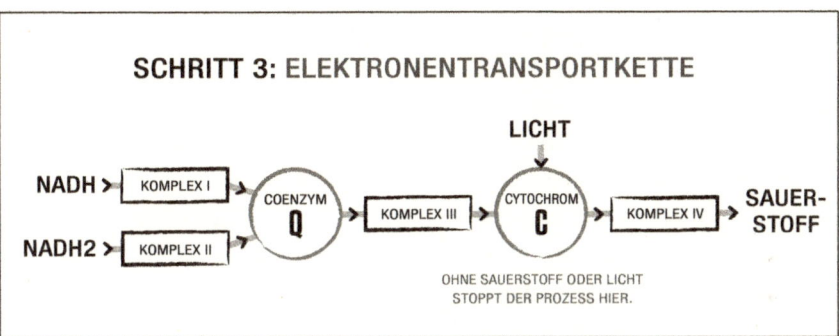

Besitzen Sie viel NADH, fühlen Sie sich wunderbar, denn es ist voll mit Elektronen aufgeladen. Seine Elektronen gibt es an den nächsten Schritt des umständlichen Prozesses weiter, der unsere Biologie antreibt, nämlich die Elektronentransportkette. Dort bewegen Moleküle diese Elektronen (negativ geladene Teilchen) und außerdem Protonen (positiv geladene Teilchen) durch die innere Membran der Mitochondrien und erzeugen so die Energie, die die ATP-Synthese antreibt.

Die Protonen und Elektronen müssen paarweise arbeiten, also eine Verbindung eingehen. Der Körper nutzt ihre gegenseitige Anziehungskraft als Energiequelle, indem er sie durch die Membranbarriere trennt. Strömen Protonen durch die innere Membran heraus und ist ihre gegenseitige Anziehungskraft nicht stark genug, bleiben ihre Elektronenpartner im Inneren des Mitochondriums allein und nutzlos zurück. Diese einsamen Elektronen werden dann mithilfe von Sauerstoff vom Körper absorbiert. Bleiben die Elektronen und Protonen jedoch dank ihrer gegenseitigen Anziehung brav aufgereiht auf ihrer jeweiligen Seite der Mitochondrienmembran stehen und warten auf ihre Zusammenführung, muss der Körper keinen Sauerstoff verschwenden, um die einsamen Herzen zu absorbieren.

Der Wirkungsgrad dieser Anziehung kann somit anhand der Sauerstoffmenge, die für die ATP-Produktion benötigt wird, abgelesen werden: Je mehr Sauerstoff Ihr Körper verwendet, desto mehr Protonen strömen heraus und desto geringer ist die Leistung der ATP-Produktion Ihrer Mitochondrien. Und dadurch ist auch Ihre Leistungsfähigkeit geringer. Schlimmer noch: Durch die Verwendung des Sauerstoffs zum Absorbieren einzelner Elektronen entstehen freie Radikale, die Ihre Mitochondrien schädigen, Sie ausbremsen und Ihnen Speckröllchen verpassen.

Als freie Radikale oder reaktive Sauerstoffspezies werden Moleküle mit einem einzelnen, nicht gebundenen Elektron in der Außenhülle bezeichnet. Durch dieses nicht gebundene Elektron reagieren freie Radikale stark mit anderen Substanzen und manchmal sogar mit sich selbst. Gerade weil sie so stark reagieren, können sie ungewollte chemische Reaktionen auslösen, die die Zellen schädigen und einen Beitrag zu vielen Erkrankungen leisten, darunter Krebs, Schlaganfälle, Diabetes, Parkinson, Alzheimer und Schizophrenie. Außerdem sind freie Radikale eine Hauptursache der Zellalterung.

Die schwache Anziehung ist außerdem ein Grund dafür, dass Diabetes Typ 2 das Risiko für Herzerkrankungen erhöht. Haben Sie Diabetes Typ 2, haben Sie kleinere Mitochondrien und auch weniger von ihnen, weil sie durch freie Radikale geschädigt wurden, die durch zu schwache Anziehungskraft entstanden sind. Vielleicht erinnern Sie sich, dass im Herzen *viele* Mitochondrien sein sollten – haben Sie aber Diabetes, befinden sich dort nicht so viele wie eigentlich benötigt.

Leiden Sie an schwacher Anziehung, verbrennen Ihre Mitochondrien viel Sauerstoff, um ATP zu erzeugen. Auf Dauer kann das nicht aufrechterhalten werden, denn nahezu der komplette von uns eingeatmete Sauerstoff wird zur Energieproduktion in unseren Zellen verwendet, indem entweder Fett oder Glucose verbrannt wird. Mangelt es an ausreichend Sauerstoff zur Herstellung von ATP, können die Zellen zwar auch anaerob, also ohne Sauerstoff, Energie produzieren. Diese Vorgehensweise ist jedoch nicht so effizient und kann Krebs verursachen. So lautet zumindest die Hypothese von Otto Warburg, Nobelpreisträger für Physiologie oder Medizin von

1931: Ursache von Krebswachstum sind Tumorzellen, die anaerob Energie produzieren.

Steht den Mitochondrien nicht ausreichend Sauerstoff zur Verfügung, können sie das NAD während des Citratzyklus nicht wieder aufladen, indem sie es in NADH umwandeln, weshalb überschüssiges NAD übrig bleibt. Zu viel NAD und zu wenig NADH beschleunigen die Zellalterung. Die Elektronentransportkette läuft nur noch im Schneckentempo und Sie besitzen mehr freie Radikale und weniger Energie. Durch die freien Radikale wird ein Anschwellen der Zellen verursacht, wodurch die Elektronentransportkette noch weniger leistungsfähig wird. Folglich besitzen Sie noch weniger ATP und Ihr Gehirn ist vom Einsetzen des Teufelskreises von zu wenig Energie als Erstes betroffen.

Glücklicherweise gibt es Möglichkeiten, der schwachen Anziehung vorzubeugen und sie umzukehren – und Sie können sie lernen!

Mitochondrien-Panne 2: Zu wenig Recycling

Sie wissen ja bereits, dass der Körper ADP (das verbrauchte ATP) durch Hinzufügen eines Phosphatmoleküls genial recyceln kann. Allerdings verbrauchen nicht perfekt funktionierende Mitochondrien das ATP schneller, als es aus ADP recycelt werden kann. Das führt recht schnell zu einer Ansammlung von ADP, was wiederum zu einen Engpass in der Energieproduktion führt. Wenn das geschieht, geht die Energie der Zelle zur Neige und sie muss eine Pause einlegen, bis mehr ATP aus ADP recycelt werden kann.

Denken Sie daran, dass Ihre Zellen Energie stets nur wenige Sekunden speichern können, weshalb die Energie auf Abruf produziert werden muss. Für den Fall, dass Ihre Zellen Energie benötigen und es einen Engpass in der ATP-Produktion gibt, hat Ihr Körper zum Glück einen Plan B, bei dem Ihre Zellen den Überschuss an ADP in Adenosinmonophosphat (AMP) umwandeln. Das Problem ist jedoch, dass AMP normalerweise nicht recycelt werden kann. Und aus genau diesem Grund stellt der Körper es normalerweise nicht her. AMP ist eine Art Einwegenergie: Sie ist ineffizient und verursacht Müll. Das meiste davon scheiden Sie über den Urin aus und dann stehen Sie wieder da wie am Anfang: ohne Energie und ohne ATP, um sie herzustellen.

Folglich muss der Körper dann mehr ATP herstellen, indem er ADP recycelt oder indem er es durch den komplizierten Citratzyklus wieder neu produziert. Laufen die Dinge wirklich schief, kann er eine sehr geringe ADP-Menge auch direkt aus Zucker herstellen, indem er den Zucker in Milchsäure umwandelt. Problematisch ist hierbei jedoch, dass sich die Milchsäure so in den Muskeln ansammelt und Schmerzen und Muskelkater verursacht. Ein weiteres dadurch entstehendes Problem ist, dass keine Glucose mehr für die Verwendung durch den Körper übrig bleibt. Und das bedeutet wiederum, dass Ihnen keine Rohstoffe für die Herstellung von neuem ATP zur Verfügung stehen. Die Umwandlung von Glucose in Milchsäure erfordert zwei ATP-Moleküle, die Umkehrung dieses Prozesses zur Herstellung von Glucose erfordert jedoch sechs ATP-Moleküle. Die Zelle verhält sich quasi wie ein Bauer, der seine Saatkörner aufisst, anstatt sie für die Aussaat im nächsten Jahr aufzubewahren.

Kurz gesagt kann es zu einer kompletten Stoffwechselkatastrophe kommen, wenn die Mitochondrien nicht richtig recyceln, und selbst geringe Recyclingschwächen wirken sich auf Ihre Leistung aus. Sie sollten sich also nicht bis zum Sankt-Nimmerleins-Tag Zeit lassen, um mit dem richtigen Recycling zu beginnen! Im Hirntuning-Programm finden Sie natürlich einen heißen Tipp gegen dieses Recyclingproblem.

Mitochondrien-Panne 3: Produktion zu vieler freier Radikale

Arbeiten die Mitochondrien wie die fantastischen, hochleistungsfähigen Halbleiter, die sie eigentlich sind, läuft ihre ATP-Produktion effizient und sie produzieren wenig freie Radikale. Ist die mitochondriale Funktion allerdings nicht so stark, wie sie sein sollte, produzieren die Mitochondrien zu viele freie Radikale, die in die umgebenden Zellen eindringen und dort verheerende Schäden anrichten können. Diese Schädigung durch freie Radikale ist die Grundlage vieler degenerativer Erkrankungen.

Leistungsfähige Mitochondrien produzieren nicht nur wenige freie Radikale, sondern auch spezielle Enzyme, die als Puffer wirken und die freien Radikale neutralisieren, bevor sie Schaden anrichten können. Diese Enzyme werden allerdings aus ATP hergestellt. Kommt es also zu einem Rückgang der mitochondrialen Funktion, führt dies zu mehr freien Radikalen und weniger von den Enzymen, die sie neutralisieren können. Stark vereinfacht gesagt produziert Ihr Körper zu viele Bösewichte und nicht genügend Helden, um sie in Schach zu halten. Das ist ein doppelter Schlag, der letztlich zum Verfall der Mitochondrien, zu einem Rückgang der Energieproduktion und vielem mehr führt. Aber natürlich gibt es auch hiergegen ein paar Tricks und Kniffe!

Mitochondrien-Panne 4: Nicht ausreichende Methylierung

Die Methylierung ist ein mitochondrialer Prozess, der in jeder Sekunde milliardenfach abläuft. (Wenn Sie keine Ehrfurcht vor Ihrem Körper hatten, bevor Sie dieses Buch aufgeschlagen haben, wird sich das spätestens jetzt ändern!) Bei der Methylierung werden einem Molekül ein einzelnes Kohlenstoffatom und drei Wasserstoffatome – auch Methylgruppe genannt – hinzugefügt. Dieser recht einfache Prozess steuert die Kampf-oder-Flucht-Reaktion, den Schlafhormonspiegel, Entgiftungsprozesse, Entzündungsantworten, Genexpression, Neurotransmitter sowie Immunantwort und Energieproduktion. Mit seiner Hilfe werden zudem Zellmembranen hergestellt, einschließlich der kostbaren Mitochondrienmembran, in der die Elektronentransportkette abläuft.

Im Methylierungsprozess werden außerdem noch Aminosäuren produziert (wichtige Bestandteile der zellulären Energieproduktion) und das ADP, das der Körper in ATP umwandelt. Ist die Methylierung beeinträchtigt, wirkt sich das auf die Energieproduktion des Körpers aus. Die Tatsache, dass der Körper ATP zur Methylierung benötigt, macht es noch schlimmer. Wie Sie sehen, haben wir es hier mit einem weiteren Teufelskreis zu tun: Für die Methylierung benötigen Sie ATP, und um ATP herzustellen, benötigen Sie die Methylierung.

Darüber hinaus produziert der Körper bei der Methylierung eine Aminosäure (Carnitin), die für das Aufbrechen von Fettsäuren wichtig ist, damit sie als Energiequelle genutzt werden können. Eine schlechte Methylierung und der Rückgang der Fähigkeit, aus Fett Energie zu gewinnen, führen dazu, dass die meiste Energie aus Glucose gewonnen wird. Da Sie aber nun Fett nicht mehr effizient verbrennen können, beginnt Ihr Körper mit dessen Speicherung und Sie nehmen zu. Ihre Blutzuckerwerte werden instabil, weil Sie nun Ihre gesamte Energie aus Glucose gewinnen, Sie werden irgendwann insulinresistent und Ihr innerer Labrador gerät in Panik und fleht Sie an, mehr Zucker zu essen. Die meisten Menschen beginnen im mittleren Alter damit, schneller Fett anzusetzen, was zum Teil daran liegt, dass ihre Mitochondrien Fett nicht effizient verbrennen.

Ursachen mitochondrialer Dysfunktion

Jede der genannten Pannen wirkt sich katastrophal auf die Energieproduktion Ihres Körpers und Ihre Leistung aus, aber es gibt Tricks und Kniffe, um alles wieder umzukehren. Im Folgenden werfen wir einen Blick auf die Hauptursachen für mitochondriale Dysfunktion und ein paar der Methoden, mit deren Hilfe Sie diese Probleme lösen oder sogar vermeiden können.

Nährstoffmangel

Damit Ihre Mitochondrien effizient Energie produzieren und sich selbst reparieren können, wenn sie geschädigt sind, müssen sie mit den hochwertigsten Rohstoffen gefüttert werden. Mitochondrien benötigen viele verschiedene Nährstoffe, auf die ich später genauer eingehen werde. Zunächst sollten Sie aber wissen, dass die richtige Nährstoffzufuhr eine der einfachsten und schnellsten Methoden ist, um die mitochondriale Funktion zu steigern. Wenn Sie Ihren Körper mit der richtigen Nahrung versorgen, werden nicht nur Ihre Mitochondrien wieder munter, sondern auch Sie! Es sei denn, es blockiert noch ein anderes Hindernis den Weg.

Hormonelle Störungen

Eine Quecksilbervergiftung, Leberprobleme und Fluorid können zu einem Absinken der Schilddrüsenhormone führen, die entscheidend für das Aufrechterhalten der mitochondrialen Funktion und Leistungsfähigkeit sind. Das Hauptschilddrüsenhormon T4 wird in der Leber in das Hormon T3 umgewandelt, das den Mitochondrien bei der ATP-Produktion hilft. Funktioniert Ihre Leber nicht gut, stellt sie nicht ausreichend T3 her, um für eine effiziente Energieproduktion zu sorgen. Als ich fast 140 Kilogramm wog, war mein Schilddrüsenhormonspiegel extrem niedrig. Falls Sie sehr wenig Energie haben, sich dauernd schlapp fühlen, sollten Sie Ihre Schilddrüsenwerte gründlich untersuchen lassen. Einige der besten Informationen über die Schilddrüse und Energie finden Sie in *Hashimoto im Griff: Endlich beschwerdefrei mit der richtigen Behandlung* von der Pharmazeutin und Hashimoto-Patientin Izabella Wentz.

Ein weiteres Hormon mit Auswirkungen auf die Mitochondrien ist Insulin. Ist Ihr Blutzuckerspiegel ständig hoch, schüttet Ihre Bauchspeicheldrüse immer mehr Insulin aus, um den Blutzuckerspiegel zu regulieren, aber irgendwann können Sie das Insulin nicht mehr effizient nutzen und entwickeln eine Insulinresistenz. Insulinschwankungen signalisieren Ihrem Körper, das Stresshormon Cortisol auszuschütten, das den Fettstoffwechsel blockiert. Dadurch verbrennen Ihre Mitochondrien ausschließlich Zucker, um ATP zu produzieren, der jedoch eine weniger starke Energiequelle als

Fett ist. Da Ihr Körper nun mehr und mehr Zucker fordert, um Ihre Energienachfrage zu decken, kommt es bei Ihnen zu Blutzuckerschwankungen, die Ihren inneren Labrador in Panik versetzen. Sie geben nach und stopfen Süßigkeiten in sich hinein, was natürlich alles noch viel schlimmer macht.

Da die Mitochondrien aus Fett besser ATP produzieren können als aus Zucker, sind Fettsäuren eine wichtige Energiequelle. In Ihrem Fettgewebe werden Fettsäuren als Triglyceride (Blutfette) gespeichert. Zwischen den Mahlzeiten bricht Ihr Körper Triglyceride in Glycerin und freie Fettsäuren auf, wodurch Acetyl-CoA entsteht – das Ausgangsmolekül des Citratzyklus. Das bedeutet, dass Ihr Körper keinen Zugang zu den idealen Rohstoffen für die ATP-Produktion hat, wenn er Fettsäuren nicht effizient verstoffwechseln und Fette nicht effizient aufbrechen kann.

Neben Ihrer Ernährung bestimmen also auch Ihre Hormone, ob Ihr Körper Fette effizient aufspaltet und als Treibstoff verwenden kann. Bestimmte Hormone unterstützen Ihre Fähigkeit, Fette aufzubrechen, andere hingegen bremsen sie. Den meisten Menschen ist nicht bewusst, dass die Mitochondrien für all unsere Steroidhormone verantwortlich sind, beispielsweise Testosteron und Östrogen. Die innere Mitochondrienmembran wandelt Cholesterin in Pregnenolon um, das als »Mutterhormon« der Ausgangsstoff aller im Körper produzierten Steroidhormone ist.

Wird die mitochondriale Funktion verbessert, steigt das Testosteron an, und das verringert den oxidativen Stress im Gehirn[4] – ein Anzeichen dafür, dass die Mitochondrien besser arbeiten, da die Mitochondrien Rezeptoren für Östrogen, Testosteron und Schilddrüsenhormone besitzen. Die Anzahl der Mitochondrien in einigen Zellen hängt vom Testosteronspiegel[5] ab und neu heranwachsende Mitochondrien können durch Östrogen entstehen.[6] Je älter wir werden, desto weniger Testosteron produzieren jedoch unsere Mitochondrien, was bedeutet, dass weniger neue Mitochondrien entstehen können, was wiederum eine geringe Testosteronproduktion bedeutet. Du lieber Himmel!

Im Jahr 2013 wurde eine Studie an Affen durchgeführt, deren Ergebnisse das Konzept meines Hirntuning-Plans untermauern. Sie ergab, dass dysfunktionale, deformierte Mitochondrien im vorderen Teil des Gehirns der Affen deren kognitive Leistungsfähigkeit beeinträchtigten. Eine Hormonersatztherapie verbesserte den Zustand der Mitochondrien und gleichzeitig die kognitiven Funktionen dieser Affen.[7] Das soll nicht heißen, dass Sie eine Hormonersatztherapie oder eine Therapie mit bioidentischen Hormonen beginnen sollen, um Ihr Hirn zu tunen. Es kann vielmehr sein, dass Ihre Sexualhormone wieder so weit ansteigen, wenn Sie Ihre Mitochondrien hacken, dass Sie keine Hormontherapie mehr brauchen. Mir allerdings hat eine Therapie mit bioidentischen Hormonen (Testosteron und Schilddrüsenhormon) im Alter von 27 Jahren wirklich dabei geholfen, mein Gehirn wieder anzukurbeln. Damals wusste ich noch nicht, wie diese tiefgreifende Auswirkung auf mein Gehirn zustande kam, aber jetzt weiß ich es: Ich habe meine Mitochondrien gehackt!

Schilddrüsenprobleme sind mittlerweile stark verbreitet und sie haben Auswirkungen auf unsere Mitochondrien. Ich selbst litt unter Hashimoto-Thyreoiditis und hatte sehr niedrige Schilddrüsenhormonwerte, wodurch man sich bekanntermaßen erschöpft fühlt. An den ersten Tag, an dem ich die Schilddrüsenhormone einnahm, kann ich mich noch gut erinnern, denn es fühlte sich an, als hätte ich mein Gehirn zurückbekommen! Zu der Zeit war mir nicht klar, dass die Schilddrüsenhormone direkt nach der Einnahme die mitochondriale Funktion stark stimulieren und dass sich die Mitochondrien nach einigen Tagen der Einnahme vermehren und die bereits vorhandenen Mitochondrien größer werden.[8]

Das Tolle an unseren Mitochondrien ist, dass man besser bei allem wird, was man tut (einschließlich der Hormonproduktion), wenn man sie stärkt. Während sich bei Männern die meisten Mitochondrien (jeweils Zehntausende) in den Zellen im Gehirn, in der Netzhaut und dem Herzen befinden, haben Frauen zehnmal so viele Mitochondrien in ihren Ovarialzellen. Um es deutlicher zu machen: Manche Eierstockzellen enthalten jeweils 100 000 Mitochondrien![9] Das mag auch ein Grund dafür sein, dass die Stärkung der Mitochondrien für Frauen so bedeutsam ist, und es könnte erklären, warum eine schlechte mitochondriale Funktion mit hormonellen Störungen in Verbindung gebracht wird.

Die Tuning-Tipps in diesem Buch helfen Ihnen dabei, Ihren Hormon-spiegel zu optimieren und Ihren Blutzuckerspiegel stabil zu halten. Sie werden überrascht sein, wie sehr sich das auf Ihre Hirnleistung im Alltag auswirkt!

Gifte

Umweltgifte sind eine der Hauptursachen mitochondrialer Dysfunktion. Wir sind heute Tausenden toxischen Chemikalien und Schadstoffen aus-gesetzt, die es vor gerade einmal 100 Jahren noch gar nicht gab. Diese Che-mikalien sind in unsere Körper eingedrungen, aber unsere Mitochondrien haben sich nicht entsprechend weiterentwickelt, um dennoch gedeihen zu können. Wollen Sie Ihre Leistungsfähigkeit steigern, müssen Sie diese Schadstoffe loswerden. Gifte, die auch die geringsten negativen Auswirkun-gen auf unsere mitochondriale Atmung haben, haben in unserem Zuhause, unserem Essen, unserem Kaffee und unserem Leben nichts verloren!

Um diese Gifte ausscheiden oder neutralisieren zu können und sich selbst zu entgiften, benötigt der Körper jede Menge Energie. Daher kann alles, was Sie zur Steigerung Ihrer zellulären Energieproduktion tun, auch die Entgiftungsfähigkeit Ihres Körpers verbessern. Aufgrund des Ausmaßes der Giftstoffe heutzutage reicht die gleiche Menge zellulärer Energie, die vor 100 Jahren noch zum Entgiften zweckdienlich gewesen wäre, nun nicht mehr aus. Dr. Frank Shallenberger (der Entdecker von EOMD, wie Sie sich bestimmt erinnern) schätzt, dass wir heute 50 bis 100 Prozent mehr Energie als vor 100 Jahren benötigen, um die Giftstoffe in unseren Körpern loszu-werden, die unsere Energieproduktion bremsen und uns schwächen.

Schwermetalle wie Blei und Quecksilber gehören zu den schlimmsten Übeltätern. Ohne es zu wissen, litt ich zu dem Zeitpunkt, als ich mich am schwächsten fühlte, an einer umweltbedingten Quecksilber- und Bleiver-giftung. Nachdem mein Körper von diesen Schwermetallen befreit worden war, fühlte ich mich schon energiegeladener. Schwermetalle werden in Fett eingelagert, aber es gibt glücklicherweise Methoden, um das Fett zu mobilisieren und sie loszuwerden. Das muss allerdings vorsichtig erfolgen, damit die Gifte nicht im Körper freigesetzt, sondern ausgeschieden werden.

Doch auch unser Körper produziert Toxine, die für unsere Mitochondrien ebenso schädlich sind wie die uns umgebenden Chemikalien. Wie bei den meisten anderen Treibstoffarten fallen auch durch den Prozess der Energieproduktion in unserem Körper gefährliche Abfallprodukte an. Allerdings sind die Mitochondrien klug und produzieren gleichzeitig Antioxidantien und andere entgiftende Enzyme, um diesen Abfallprodukten entgegenzuwirken. Dieses Gleichgewicht ist jedoch sehr anfällig. Stehen nicht genug Antioxidantien zur Verfügung, um den freien Radikalen im Körper entgegenzuwirken, beginnen Sie unter oxidativem Stress zu leiden. Oxidativer Stress ist ein Anzeichen für Probleme der Mitochondrien, und viele Wissenschaftler sind der Ansicht, dass er die Ursache vieler Erkrankungen ist, darunter Krebs, ADHS (Aufmerksamkeitsdefizit-/Hyperaktivitätsstörung), Autismus, Parkinson, Alzheimer, chronisches Erschöpfungssyndrom und Depressionen.

Ein für die Mitochondrien als wichtiger Schutz vor oxidativem Stress dienendes Antioxidans ist Glutathion, von dem der Körper manchmal aber nicht genug herstellt. Es gibt jedoch Methoden, um die Produktion von Antioxidantien wie Glutathion in den Mitochondrien zu steigern, oder es kann als Nahrungsergänzung zugeführt werden. Ich selbst mache beides.

Der Körper verfügt außerdem über ein eingebautes Entgiftungsverfahren, um beschädigte Zellbestandteile zu recyceln, das Autophagozytose oder Autophagie genannt wird (altgriechisch für »sich selbst verzehrend«). Bei der Autophagie suchen die Zellen den Körper nach toten, erkrankten oder ausgelaugten Zellen ab, entnehmen den alte Zellen noch brauchbare Bestandteile und verwenden dann die übrig bleibenden Moleküle, um Energie zu produzieren oder Teile für neue Zellen zu erschaffen. Durch diese »Gebäudereinigung« werden ungewollte Giftstoffe entfernt, Entzündungen verringert und der Alterungsprozess verlangsamt. Die Mitophagie ist eine der Stufen der Autophagie, bei der Mitochondrien gezielt abgebaut werden. Sie denken vielleicht, dass der Körper versuchen sollte, möglichst alle Mitochondrien zu behalten, aber für Ihre Zellen ist es tatsächlich um einiges besser, die nicht richtig arbeitenden Mitochondrien loszuwerden. Stellen Sie sich die Mitophagie wie das Löschen alter Fotos von Ihrem Smartphone vor: Wenn weniger Müll das System verstopft, arbeitet es besser und schneller.

Vieles meiner Arbeit habe ich dem Hacken der Autophagie gewidmet, und ich kann tatsächlich einen Unterschied in meiner Energie spüren, wenn meine Zellen sich selbst wirkungsvoll entgiften. Das Fördern der Autophagie ist eine der wichtigsten Maßnahmen, um Ihre Leistung zu verbessern, weshalb sie natürlich Teil des Hirntuning-Programms ist.

Stress

Echter oder nur als solcher wahrgenommener physischer oder psychischer Stress kann Ihre Nebennieren dazu bringen, das Hormon Cortisol auszuschütten, das Blutzuckerspiegel, Stoffwechsel, Immunantwort, Entzündungen, Blutdruck und die Aktivierung des zentralen Nervensystems steuert. Cortisol ist an sich nicht schlecht, denn wir benötigen stets einen bestimmten Cortisolspiegel und mehr davon, wenn wir Stress haben. Aus diesem Grund steigert unser Körper im Rahmen der Kampf-oder-Flucht-Reaktion die Cortisolproduktion. Sobald sich die Lage wieder beruhigt, sollte der Cortisolspiegel wieder in den Normalbereich absinken. Allerdings haben viele von uns das Problem, dass sich die Lage nie beruhigt. Unsere Stressantwort wird so häufig ausgelöst, dass unser Cortisolspiegel die ganze Zeit über erhöht bleibt. Dieser chronische Stress führt zu vielen Problemen, beispielsweise einem schlechten Fettstoffwechsel und erhöhtem Zuckerbedarf. Senken Sie Ihren Stresslevel, beruhigt das Ihren inneren Labrador und verbessert Ihre Fähigkeit zur Verstoffwechselung von Fett. Und da auch Ihre Mitochondrien den Stress spüren und auf ihn reagieren, kann Ihr Körper bei weniger Stress Energie effizienter nutzen.

Es gibt jedoch auch bestimmte Arten von Stress und Stressmengen, die für unsere Mitochondrien von Vorteil sind. Die Autophagie beispielsweise geschieht als Reaktion auf leichten Stress durch Sport oder Kalorieneinschränkung. Zellstress aktiviert außerdem die mitochondriale Biogenese, also die Entstehung neuer Mitochondrien. Man muss demnach nicht für immer mit den alten, lahmen, dysfunktionalen Mitochondrien vorliebnehmen, sondern kann durch strategische und zeitweise Stressausübung auf den Körper dessen natürliche Entgiftungssysteme und die Entstehung neuer Mitochondrien ankurbeln, um die eigene Energie zu steigern. Es gibt sogar einen Tuning-Tipp zur Kalorieneinschränkung, mit dem Sie die entsprechenden Vorteile ohne Hunger erreichen können.

Entscheidend ist jedoch, dass Sie Ihre Zellen nicht zu sehr stressen. Ist eine Zelle zu stark belastet, setzt ein Apoptose genanntes Suizidprogramm ein: der programmierte Zelltod. Am Anfang dieses Prozesses setzen die Mitochondrien Proteine frei, die den Tod der Zelle terminieren. Sind diese einmal freigesetzt, kann der Prozess nicht mehr rückgängig gemacht werden. Dennoch läuft die Apoptose nicht immer perfekt, denn manche Zellen bestehen auch nach Ablauf ihres »Haltbarkeitsdatums« fort. Diese Zellen vermehren sich weiter und werden häufig krank oder kanzerös. Andere Zellen wiederum sterben noch vor ihrem angesetzten Termin. Störungen der Apoptose werden mit Krebs, Autoimmunerkrankungen, Alzheimer, Parkinson, Entzündungen und Virusinfektionen in Verbindung gebracht.

Da Ihre Mitochondrien die Proteine enthalten, die eine Apoptose einleiten können, kann Ihnen alles, was die Funktion der Mitochondrien ankurbelt, dabei helfen, gesunde Zellen zu behalten und schwächende Zellen loszuwerden. Der Verzehr bestimmter Nahrungsmittel kann außerdem dabei helfen, bei ungesunden oder erkrankten Zellen die Apoptose auszulösen.

Das Hirntuning-Programm habe ich entwickelt, damit Sie über die folgenden Veränderungen die Ursachen mitochondrialer Dysfunktion beseitigen, die Leistungsfähigkeit der Mitochondrien steigern und neue Mitochondrien entstehen lassen können:

- Bestmögliche Ernährung,
- Sauerstofftherapie durch die richtige Bewegung und einen angeregten Kreislauf,
- stabilisierter Blutzuckerspiegel,
- Optimierung des Hormonspiegels,
- wirksames Entgiften und Vermeiden von Giftstoffen,
- angemessene Stressmengen zum Auslösen von Autophagie und Apoptose,
- Aufnahme von qualitativ besserem Licht und Vermeidung schlechten Lichts,
- Veränderung des Wassers im Körper.

Sobald Sie diese relativ einfachen Veränderungen umsetzen, werden Sie spüren, wie sich Ihre Stimmung, Energie und allgemeine Leistungsfähigkeit verbessern. Eine Nebenwirkung kann sein, dass Sie auch besser aussehen – dank der Kraft Ihrer mächtigen Mitochondrien.

Hirntuning-Fakten:
Denken Sie immer an die folgenden drei Dinge!

- Die meisten Mitochondrien befinden sich in den Zellen in Ihrem Gehirn, Ihrem Herzen und Ihrer Netzhaut. Sie leiden außerdem als Erste, wenn die Energienachfrage das Angebot übersteigt.
- Die Funktion Ihrer Mitochondrien wird außerdem von Hormonen, vom Blutzuckerspiegel, von der Ernährung und vom Lebensstil beeinflusst.
- Im Alter zwischen 30 und 70 Jahren kommt es beim durchschnittlichen Menschen zu einem 50-prozentigen Rückgang der mitochondrialen Leistungsfähigkeit.

Vorsprung durch Hirntuning:
Tun Sie diese drei Dinge sofort!

- Macht Ihre Energie Ihnen Schwierigkeiten, lassen Sie die Werte Ihrer Schilddrüsenhormone gründlich untersuchen, am besten von einem Arzt für Funktionelle Medizin.
- Fällt Ihre Energie nach den Mahlzeiten stark ab, überprüfen Sie Ihre Blutzuckerwerte mithilfe eines Blutzuckermessgeräts oder lassen Sie sie von einem Arzt für Funktionelle Medizin untersuchen.
- Achten Sie auf Energieabfälle während des Tages: Möglicherweise haben Sie etwas gegessen oder waren etwas ausgesetzt, das Ihre Mitochondrien geschädigt hat?

SO WERDEN SIE ZUM MEISTER IHRER NERVENZELLEN

Was Sie über Ihre Nervenzellen wissen sollten

Wahrscheinlich haben Sie irgendwann in Ihrer Schulzeit einmal etwas über Nervenzellen oder Neuronen gehört und sich seitdem nicht weiter mit ihnen beschäftigt. Damals hat der Lehrer als Hauptaufgabe der Nervenzellen vermutlich die Verbindung mit anderen Nervenzellen genannt, um so »neuronale Netze« zu bilden. Aber hat er Ihnen auch beigebracht, dass die Art, wie sich Ihre Nervenzellen miteinander verbinden und wie sie funktionieren, bestimmt, wie schnell Sie denken, reagieren und lernen? Oder dass Ihre Nervenzellen bei Ihrer täglichen Leistungsfähigkeit eine große Rolle spielen und Sie zumindest teilweise darauf Einfluss nehmen können? In der Tat können Sie einiges tun, um die Arbeitsweise Ihrer Nervenzellen jetzt und langfristig zu verändern.

Aus den folgenden zwei Gründen können Nervenzellen so gut gehackt werden.[10] Erstens sind Nervenzellen energiesaugende Wunder zellulärer Ingenieurskunst. Eine Nervenzelle in Ihrem Gehirn verbraucht pro Sekunde bis zu 4,7 Milliarden ATP-Moleküle.[11] Von Wissenschaftlern im Labor isolierte Nervenzellen, die unzureichende Mengen ATP erhielten, reagierten in ihrer Funktion unberechenbar.[12] Bei ungleichmäßiger Versorgung mit ATP können Nervenzellen sogar sterben,[13] weil ihre Tätigkeit Unmengen an Energie erfordert. Folglich kann die Leistung der Nervenzellen durch eine Erhöhung der von den Mitochondrien produzierten ATP-Menge gesteigert werden. Denn wer ist schon mit unberechenbaren Leistungen zufrieden?

Zweitens besteht jede Nervenzelle aus einem winzigen Zellkörper mit von ihm abgehenden Verästelungen (mehr dazu gleich). Diese mikroskopisch kleinen Verästelungen können bis zu einem Meter lang werden! Nervenzellen absolvieren also unglaublich energieintensive Aufgaben, und das auch noch über lange Strecken. Sie enthalten zwei unterschiedliche Arten von Motoren, die die Mitochondrien im Inneren der Zelle umherbewegen und die ebenfalls Energie benötigen.[14] Bis zu 30 Prozent der Mitochondrien in unseren Nervenzellen bewegen sich umher, um ihre Energie abzuliefern,[15] ähnlich wie die Notstromaggregate, die per Lkw angeliefert werden, um Nachfragespitzen eines Stromnetzes zu decken und Spannungsabfälle zu verhindern. In Studien wurde festgestellt, dass zwischen dem Langsamerwerden dieser Motoren und der Wahrscheinlichkeit, eine neurodegenerative Krankheit zu erleiden, eine Verbindung besteht.[16]

Wie alle anderen Zellen in unserem Körper sind auch Nervenzellen von einer aus winzigen Fetttröpfchen bestehenden Membran umgeben. Hinsichtlich ihrer Struktur unterscheiden sie sich allerdings von anderen menschlichen Zellen. Um eine ihrer Aufgaben, nämlich das Versenden und Erhalten von Botschaften anderer Zellen, bewältigen zu können, verfügen Nervenzellen über einzigartige Zellbestandteile: Dendriten und Axone.

Die Dendriten gehen astartig von jedem Neuron ab und erhalten von anderen Zellen Informationen. Sie sind sozusagen die »Ohren« der Nervenzellen, da sie Nachrichten aus dem ganzen Körper erhalten. Axone sind ebenfalls Fortsätze des Neurons, die jedoch Informationen an die anderen Nervenzellen versenden. Sie sind demnach die »Stimme« der Zelle, weil sie das Sprechen übernehmen. Die Informationen gehen jedoch nicht direkt vom Axon eines Neurons in den Dendriten eines anderen über. Zwischen den Nervenzellen bestehen Lücken, sogenannte Synapsen, die die Botschaften von einer Zelle an die andere übertragen. Diese Synapsen sind auf Neurotransmitter (chemische Botenstoffe) angewiesen und natürlich auch auf viele Mitochondrien, die Energie für den Übertragungsprozess liefern.

Dieser Kreislauf des Versendens einer Botschaft vom Axon eines Neurons über eine Synapse und zum Dendriten eines anderen Neurons bildet die Grundlage für die Funktionsweise des Gehirns. Er läuft überwiegend chemisch und elektrisch ab: Im Ruhezustand ist das Innere einer Nervenzelle im Gehirn negativ und das Äußere positiv geladen. Die positive und negative Ladung werden durch die Zellmembran getrennt. Die negativ geladenen Ionen im Zellinneren werden nicht aus der Zelle herausgelassen, während sich ausgewählte positive Ionen (geladene Atome oder Moleküle wie Kalzium, Natrium, Chlorid und Kalium) in die Zelle hinein und wieder aus ihr hinaus bewegen können. Durch diesen Ausgleich bleibt die Zelle negativ geladen – es sei denn, es ist an der Zeit, etwas zu tun.

Möchte eine Nervenzelle eine Nachricht an eine andere Nervenzelle senden, erlaubt die Zellmembran positiv geladenen Ionen, die Nervenzelle zu überfluten. Dadurch verändert sie ihre Ladung von negativ zu positiv und wird dazu gebracht »loszufeuern«, also ein elektrisches Signal durch das Axon zu jagen. Hat die Nervenzelle ein Signal abgegeben, arbeitet die Membran daran, die ursprüngliche negative Ladung wiederherzustellen, und pumpt die positiven Ionen aus der Zelle heraus (die negativen Ionen werden dabei zurückgehalten). Sobald die Nervenzelle wieder ihren negativen Ladungszustand erreicht hat, kann sie erneut ein Signal abfeuern.

Interessanterweise können Nervenzellen nicht nur einen kleinen Signalschuss abgeben, sondern geben die Signale immer mit voller Stärke ab. Das soll sicherstellen, dass das Signal auf seinem Weg durch das Axon und die Synapse nicht geschwächt wird, sondern in ausreichender Lautstärke an den Dendriten eines anderen Neurons ankommt, damit es gehört werden kann. Das funktioniert zumindest dann, wenn die Axone ausreichend durch einen das Signal isolierenden fettigen Mantel, die sogenannte Myelinscheide, geschützt sind. (Was wir tun können, um mehr Myelin herzustellen, schauen wir uns gleich genauer an.) Und natürlich muss genug ATP vorhanden sein, um den Prozess anzutreiben.

Der elektrische Impuls, der durch das Axon der Nervenzelle geschickt wird, sorgt für einen Ausstoß von Neurotransmittern in den synaptischen Spalt. Diese übermitteln den horchenden Dendriten der nächsten Nervenzelle die Botschaft und regen sie an, ebenfalls zu feuern, um die Botschaft an die nächste Nervenzelle weiterzugeben. Über diesen Weg miteinander verbundener Nervenzellen überträgt das Gehirn Botschaften, immer von einer Nervenzelle zur nächsten.

Die Gesamtheit dieser Verbindungen oder Pfade bildet neuronale Netze. Sie sind der Ursprung des Lernens und sämtlicher Erinnerungen und leiten Informationen vom Kurzzeitgedächtnis in das strukturelle Kernstück unseres Gehirns weiter, wo sie langfristig gespeichert werden. Haben Sie

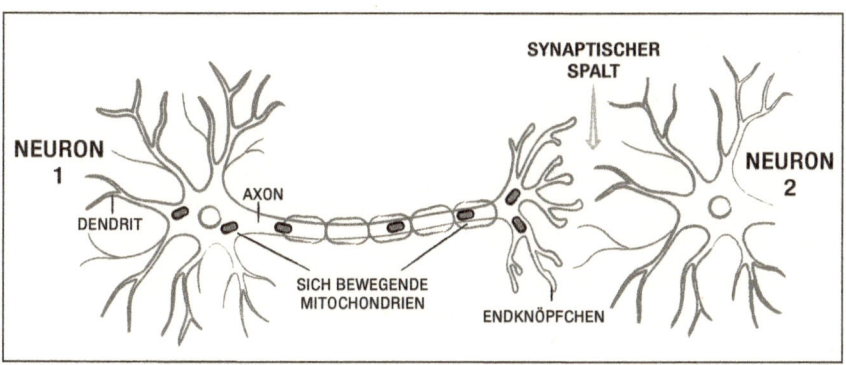

also Schwierigkeiten, Neues zu lernen, sich an Alltägliches oder an Dinge in der Vergangenheit zu erinnern, liegt das eventuell an der mangelnden Stärke und Funktionalität ihrer neuronalen Netze.

Diese Netze sind nicht nur entscheidend für Ihre Fähigkeit, Neues zu erlernen und sich an Dinge zu erinnern, sondern auch für Ihre Konzentrationsfähigkeit. Forscher von der McGill University haben vor Kurzem ein neuronales Netz im präfrontalen Cortex (also im »menschlichen Hirn«) entdeckt, das für das Ausfiltern visueller Informationen und anderer Ablenkungen verantwortlich ist.[17] Ist diese Gruppe an Nervenzellen nicht leistungsfähig, befindet sich Ihr Labradorhirn ständig im Zustand höchster Alarmbereitschaft und reagiert auf jeden ungefilterten Reiz so, als wäre er lebensbedrohlich. Die Ablenkung durch all diese zusätzlichen, ungefilterten Reize macht es natürlich ziemlich schwer, sich auf die Arbeit zu konzentrieren.

Doch zum Glück gibt es einiges, was Sie zur Verbesserung der Funktion Ihrer Nervenzellen, dem Aufbau der Myelinscheiden zum Schutz der Kommunikationswege zwischen den Nervenzellen, der Erzeugung neuer, gesunder Nervenzellen oder einfach nur für mehr Energie für Ihre Nervenzellen tun können.

Wie Nervenzellen besser arbeiten können

Wie Sie jetzt wissen, besteht die Membran aller Zellen überwiegend aus Fett, wobei Myelin eine besondere, dickere Fettschicht ist, die für die Funktion des Gehirns unentbehrlich ist, da die Signale zwischen den Nervenzellen ohne sie verloren gehen würden.

Wir Menschen werden mit sehr wenig Myelin geboren und produzieren es im Säuglingsalter in einem Myelinisierung oder Myelinogenese genannten Verfahren. Das ist einer der Gründe dafür, weshalb sich Babys so schnell von bezaubernden kleinen Bündeln in gehende und sprechende Menschen verwandeln. Der gegensätzliche Prozess der Demyelinisierung, also der Verlust oder die Zerstörung des die Axone der Zellen umgebenden Myelins, ist für viele neurodegenerative Erkrankungen wie beispielsweise Multiple Sklerose (MS) verantwortlich.

Durch die Untersuchung von MS-Patienten konnten Wissenschaftler bereits jede Menge über die Bildung und Zerstörung von Myelin in Erfahrung bringen. Die meisten von uns werden zwar nicht an MS erkranken, aber von der Forschung können wir alle profitieren, indem wir uns die von den Ärzten angewandten Methoden ansehen, die Menschen mit neurodegenerativen Erkrankungen helfen. Zwar ist es viel mehr Arbeit, zerstörtes Myelin zu ersetzen, als das vorhandene zu stärken; die Methode ist jedoch dieselbe.

Die Bildung des Myelins wird von Oligodendrozyten genannten Hirnzellen übernommen. Auch im Erwachsenenalter bilden diese Zellen ständig neues Myelin und ersetzen kaputte Myelinabschnitte.[18] Ebenso wie ein Stromversorger die Hochspannungsleitungen für eine gute Weiterleitung des Stroms durch das Netz wartet, führen diese spezialisierten Zellen im neuronalen Netz sozusagen die »Myelinwartung« durch. Diese Instandhaltungstechniker benötigen das richtige hormonelle Gleichgewicht – insbesondere Schilddrüsenhormone und Progesteron –, um ihre Arbeit gut durchführen zu können.

In Kapitel 2 haben Sie erfahren, wie die Schilddrüsenhormone die Funktion der Mitochondrien und die ATP-Produktion beeinflussen. Forschungsergebnisse zeigen, dass die Schilddrüsenhormone außerdem für die Gesundheit und das Überleben der Oligodendrozyten und somit die ständige Neubildung von gesundem Myelin entscheidend sind.[19] Ein Grund mehr, für eine gesunde Schilddrüse zu sorgen und sich mindestens einmal jährlich – oder öfter, wenn Sie häufig erschöpft sind – vom Arzt untersuchen zu lassen.

Darüber hinaus haben Forscher herausgefunden, dass das aufgrund seiner Beteiligung am Menstruationszyklus überwiegend mit der Chemie des weiblichen Körpers in Verbindung gebrachte Hormon Progesteron auch die

Remyelinisierung von Nervenzellen durch die Oligodendrozyten einleitet. Eine Studie an Mäusen zeigte, dass mit Progesteron behandelte Tiere mehr Oligodendrozyten besaßen und folglich mehr Myelin reparieren konnten.[20]

Progesteron kommt also nicht nur im weiblichen Körper vor, sondern auch im männlichen, und es ist auch für eine ausreichende Testosteronproduktion erforderlich. Haben Sie als Mann einen zu niedrigen Progesteronspiegel, fallen Ihnen die Haare aus, Sie werden dick und entwickeln Männerbrüste. (Als ehemals fast 140 Kilogramm schwerer, fettleibiger Mann mit aus dem Gleichgewicht geratenem Hormonspiegel weiß ich, wovon ich spreche!) Lassen Sie von einem Arzt für Funktionelle Medizin eine Hormonuntersuchung durchführen, um den Progesteronspiegel zu überprüfen. Männern und Frauen über 35 Jahren empfehle ich eine Untersuchung, wenn sie unter Symptomen eines niedrigen Progesteronspiegels, wie beispielsweise Brain Fog, leiden.

Neben den richtigen Hormonen benötigen die Oligodendrozyten auch die richtigen Rohstoffe, um wieder Myelin aufzubauen. Wie gesagt besteht Myelin aus Fett, genauer gesagt aus gesättigtem Fett, Cholesterin, Omega-3-Fettsäuren und ein paar Omega-6-Fettsäuren. Und hier haben wir einen der Gründe, weshalb der Kampf gegen Cholesterin so schädlich und falsch war und ist: Cholesterin ist für kognitive Funktionen *unverzichtbar*. Das Gehirn macht zwar nur 2 Prozent des Körpergewichts aus, enthält jedoch 25 Prozent des sich im Körper befindenden Cholesterins.[21] Und das meiste dieses Cholesterins steckt im Myelin, das bezogen auf sein Gewicht zu einem Fünftel daraus besteht.

Ausreichend Fett und auch die richtigen Arten von Fett zu essen, ist entscheidend für die Erhaltung des Myelins und die schnelle und effiziente Signalübertragung im Gehirn. Ein Cholesterinmangel wird mit einem Rückgang der kognitiven Funktionen und des Gedächtnisses in Verbindung gebracht, insbesondere bei Menschen, die sich kohlenhydratreich, fettarm und cholesterinarm ernähren – also so, wie die US-amerikanische Standardernährung aussieht. Eine im *European Journal of Internal Medicine* veröffentlichte Studie hat ergeben, dass eine Ernährung mit zu wenig Fetten und

Cholesterin und zu viel Kohlenhydraten zur Entwicklung von Alzheimer beitragen kann.[22] Eine Ernährung mit viel gutem Fett verbesserte bei gesunden Patienten und sogar bei Patienten mit neurodegenerativen Erkrankungen hingegen das Gedächtnis und die kognitive Leistungsfähigkeit.[23]

Vor nicht allzu langer Zeit hatte ich das Vergnügen, ein Interview mit Dr. Terry Wahls führen zu können, deren Geschichte zeigt, wie wichtig eine fettreiche Ernährung für die Myelinproduktion ist. Im Jahr 2000 wurde bei Dr. Wahls, die selbst als Ärztin tätig ist, Multiple Sklerose diagnostiziert. Myelinabbau ist wie bereits erwähnt die Hauptursache dieser Erkrankung. Wahls suchte natürlich nach der besten medizinischen Versorgung, unterzog sich einer Chemotherapie und nahm alle ihr empfohlenen verschreibungspflichtigen Medikamente ein. Dennoch schritt ihre Krankheit so weit fort, dass sie im Jahr 2003 arbeitsunfähig wurde und auf einen Rollstuhl angewiesen war. Die Ärzte erklärten ihr, dass sie ihre Fähigkeiten nicht wiedererlangen könnte, wenn sie einmal verloren gegangen waren – was sie in ihrer Ausbildung auch selbst so gelernt hatte. Sie musste demnach davon ausgehen, dass sie körperlich einfach immer mehr abbauen würde, bis sie schließlich ans Bett gefesselt wäre.

Im Jahr 2007 war sie jedoch so frustriert davon, dass ihre Ärzte ihr keine Wege zur Besserung aufzeigen konnten, dass sie begann, ihre Krankheit und das Gehirn im Allgemeinen zu erforschen. Sie eignete sich sämtliches Wissen über die Fettzusammensetzung von Myelin und die genauen Nährstoffe an, die die Oligodendrozyten zur Herstellung gesunden Myelins benötigen. Dann stellte sie einen Ernährungsplan zusammen, der viele gesunde gesättigte, Omega-3- und Omega-6-Fette und Gemüse enthielt, sowie einen Therapieplan. Nach nur wenigen Monaten konnte sie, die zuvor auf den Rollstuhl angewiesen war, wieder fast 30 Kilometer mit dem Fahrrad fahren. Im Jahr darauf absolvierte sie eine Radwandertour durch die kanadischen Rocky Mountains und mittlerweile ist sie völlig wiederhergestellt. Sie hat ihren Rollstuhl entsorgt und kann wieder gehen und sogar joggen. Eins zu null für die Fette und für Dr. Terry Wahls, die mit ihrem Programm nun anderen an neurodegenerativen Erkrankungen leidenden Menschen hilft.

Darüber hinaus gibt es Nachweise dafür, dass die richtige Art vorübergehenden Stresses die Myelinisierung verbessern kann, insbesondere eine die Auswirkungen des Fastens imitierende Ernährung. Forscher der University of Southern California untersuchten in einer aktuellen Studie sowohl bei Mäusen als auch bei Menschen mit Multipler Sklerose die Auswirkungen des Fastens auf die Nervenzellen. Dabei fanden sie heraus, dass eine das Fasten imitierende Ernährung die Regenerierung des Myelins förderte.[24] Bei den Mäusen löste diese Ernährung die Autophagie aus, wodurch die das Myelin schädigenden schlechten Zellen getötet wurden und die Entstehung neuen Myelins angeregt wurde. Verbesserungen der Symptome zeigten sich bei allen Mäusen, wobei 20 Prozent der Mäuse sogar einen völlig krankheitsfreien Zustand erreichten.

Als die das Fasten imitierende Ernährungsweise bei den menschlichen Probanden angewendet wurde, erhielt die Kontrollgruppe interessanterweise eine fettreiche Ernährung, und in diesem Fall verbesserte sich die mentale Gesundheit bei beiden Gruppen. Wenn also eine fettreiche Ernährungsweise und eine das Fasten imitierende Ernährungsweise jeweils für sich Menschen mit starkem Rückgang des Myelins dabei helfen, wieder Myelin aufzubauen – welche positiven Auswirkungen hätte wohl eine Kombination aus beidem auf das Gehirn? Genau das können Sie während des Hirntuning-Programms erleben.

Es gibt jedoch auch noch eine weitere Möglichkeit, wie Sie Ihre Myelinproduktion verbessern können, und zwar durch Ihre Darmbakterien. Das Sprichwort »Liebe geht durch den Magen« lautet im Englischen etwas anders, und zwar übersetzt: »Der Weg ins Herz eines Mannes führt durch den Magen.« Ich finde, es sollte vielmehr lauten: »Der Weg ins *Gehirn* eines Mannes (oder einer Frau) führt durch seinen (oder ihren) Darm.« In den letzten zehn Jahren gab es viele spannende wissenschaftliche Entdeckungen, die unser Verständnis der in unserem Verdauungstrakt lebenden Bakterien und ihre vielen lebenswichtigen Aufgaben für den gesamten Körper verbessert haben. Forschungsergebnisse haben gezeigt, dass Darm und Gehirn ständig miteinander kommunizieren und die Mikroorganismen im

Darm für die Hirnfunktion und die neuronale Vernetzung eine wichtige Rolle spielen.

In einer kürzlich durchgeführten Studie[25] untersuchten die Forscher, welchen Einfluss die Darmbakterien auf die Genaktivität in bestimmten Teilen des Gehirns haben, insbesondere auf den so wichtigen präfrontalen Cortex. Dabei verglichen sie die Genexpression von bakterienfreien Mäusen mit der normaler Tiere und fanden heraus, dass etwa 90 Prozent der Gene sich in den bakterienfreien Mäusen anders exprimierten. Zur Überraschung der Forscher gehörten viele dieser Gene zu jenen, die an der Myelinisierung beteiligt sind, und sie waren im präfrontalen Cortex der Tiere häufiger aktiviert. Bei der Untersuchung der Gehirne der Mäuse stellten die Forscher fest, dass die Nervenzellen im präfrontalen Cortex der bakterienfreien Mäuse dickere Myelinscheiden besaßen als die der normalen Mäuse.

Zwischen den Bakterien in Ihrem Darm und dem Myelin im präfrontalen Cortex Ihres Gehirns besteht also ein direkter Zusammenhang, und es scheint, als könnten einige Darmbakterien die neuronale Funktion und somit Ihre geistigen Fähigkeiten tatsächlich beeinträchtigen.

Es wird immer noch erforscht, was genau für diese Veränderungen verantwortlich ist, aber die Hinweise dieser Studie sind für einen Biohacker wie mich unglaublich spannend. Möglicherweise wissen wir bereits in ein paar Jahren, welche besonderen Probiotika wir einnehmen müssen, um neues Myelin entstehen zu lassen! In der Zwischenzeit steht jedoch fest, dass eine fettreiche Ernährung Ihre Hormone im Gleichgewicht hält, die Auswirkungen des Fastens imitiert, die Mitochondrien antreibt und für gesunde Darmbakterien sorgt, damit Ihr Gehirn bereit für maximale Leistung ist.

Wie sich neue Nervenzellen bilden

Für gesundes Myelin zu sorgen, steigert die Leistung Ihrer vorhandenen Nervenzellen – aber es besteht auch die Möglichkeit, neue Nervenzellen wachsen zu lassen. Diese Bildung neuer Hirnzellen wird Neurogenese genannt.

Bis spät in die 1990er-Jahre hinein (als ich noch bei dem Unternehmen arbeitete, in dem der erste Server von Google stand) waren die Wissenschaftler der Meinung, dass die Neurogenese gegen Ende des Teenageralters oder mit Anfang 20 aufhört. Mittlerweile ist jedoch bekannt, dass das Gehirn das ganze Leben lang neue Zellen bilden kann, ebenso wie Google seinem Netzwerk noch mehr Server hinzufügen kann. Die Degenerierung des Gehirns ist somit nicht unvermeidbar. Wir können in jedem Alter nagelneue, gesunde Nervenzellen bilden, wir müssen es nur bewusst unterstützen.

Die Neurogeneserate, das heißt die Häufigkeit, mit der Sie neue Gehirnzellen produzieren, ist ein wichtiges Kennzeichen der Hirnleistung. Eine geringe Neurogeneserate wird mit kognitivem Abbau, Gedächtnisproblemen und sogar Angst und Depressionen in Verbindung gebracht. Eine hohe Neurogeneserate wiederum steht mit dem Gegenteil in Zusammenhang: Verbesserung der kognitiven Leistung, schnellem Lernen, schnellem Problemlösen und stabiler emotionaler Widerstandsfähigkeit gegenüber Stress, Ängsten und Depressionen. Und genau das ist es, was wir alle haben möchten.

Glücklicherweise ist es tatsächlich möglich, die Neurogeneserate des Gehirns erheblich zu steigern. In einem Interview erzählte mir der Bestsellerautor und Neurogenese-Experte Dr. Brant Cortright, dass jeder seine Neurogeneserate um mindestens das Fünffache erhöhen kann. Es klingt fast unglaublich, dass unser Gehirn beim Ersetzen defekter Zellen oder Bilden neuer Zellen *fünfmal* besser sein kann, als es derzeit ist. Ich bin fast vom Stuhl gefallen, als mir bewusst wurde, wie viel ungenutztes Potenzial mein Gehirn noch hat!

Die Frage ist nun, wie wir dieses Potenzial ausschöpfen können. Dazu müssen wir uns erst einmal ansehen, wie Nervenzellen gebildet werden. Das Wissen hierüber ist ziemlich neu, denn bis vor knapp 20 Jahren wusste keiner, dass Neurogenese überhaupt möglich ist – bis Wissenschaftler sie 1999 in den Gehirnen von Affen entdeckten. Im Gehirn von Affen (und Menschen) werden Nervenzellen überwiegend in den Hippocampi gebildet, die sich seitlich an beiden Gehirnhälften befinden. Ein Teil der Hippocampi hilft bei der Steuerung von Emotionen, insbesondere Stress und Depressionen. Der andere Teil steuert Denken und Wahrnehmung. Die Hippocampi enthalten außerdem reichlich neuronale Stammzellen, die neue Nervenzellen hervorbringen. (Im Rahmen meiner Forschung für dieses Buch habe ich mir meine eigenen Stammzellen ins Gehirn injizieren lassen – mehr dazu in einem anderen Kapitel.)

Zur Bildung neuer Nervenzellen teilen sich neuronale Stammzellen in zwei Teile. Durch diese Teilung entstehen entweder zwei neue Stammzellen oder zwei frühe Progenitor- oder Vorläuferzellen, die sich später in einen anderen Zelltyp oder aber je eine neue Stamm- und eine frühe Vorläuferzelle verwandeln. Teilt sich eine Stammzelle und bildet eine weitere Stammzelle heraus, kann sich diese neue Stammzelle weiter teilen und immer mehr Stammzellen erschaffen. Teilt sich die Stammzelle und bildet zwei frühe Vorläuferzellen, werden diese Zellen zu spezialisierten Zellen, die wie beispielsweise Oligodendrozyten eine bestimmte Aufgabe haben. Da die Oligodendrozyten wiederum für die Myelinproduktion und -erhaltung zuständig sind, bedeutet das natürlich, dass die Neurogeneserate einen direkten Einfluss auf die Unversehrtheit des Myelins hat.[26] Wenn Sie also mehr Nervenzellen bilden, sorgen Sie automatisch für eine intakte Isolierung Ihres wertvollen Nervensystems, ohne noch etwas anderes tun zu müssen. Das ist sozusagen ein kostenloses Upgrade!

Nachdem aus der Teilung eine neue Zelle entstanden ist, muss sie sich in das bestehende neuronale Netz einfügen, ähnlich wie neue Kollegen, die erst einmal die Gepflogenheiten im Büro kennenlernen und sich anpassen müssen. Die Nervenzelle bildet ein Axon und Dendriten aus und fängt an, mit anderen Nervenzellen zu kommunizieren. Bis die neuen Gehirnzellen herangereift sind und sich in das neue Netzwerk integriert haben, kann es vier bis sechs Wochen dauern. Für die neuen Mitarbeiter in Ihrem Gehirn ist das wie eine Probezeit, und das Risiko eines frühzeitigen Todes für neue Nervenzellen während ihrer Differenzierung und der Einarbeitung in ihre Tätigkeit ist sehr hoch. In diesem Fall handelt es sich nicht um eine Autophagie, die das Gehirn durch das Töten und Recyceln ungesunder Zellen schützt, sondern vielmehr um den Tod der neuen Mitarbeiter, die für mehr Antrieb für das Gehirn benötigt werden. Daher sind neben der Steigerung der Neurogeneserate auch Maßnahmen notwendig, um die neuen Gehirnzellen vor dem Absterben zu schützen (es sei denn, sie benehmen sich daneben …).

Jeden Tag gibt es in diesem Bereich der Wissenschaft neue Erkenntnisse, und es gibt noch viel zu lernen, um die Neubildung der Gehirnzellen fördern und einen frühen Zelltod verhindern zu können. Allerdings ist bereits heute bekannt, dass die Neurogeneserate und das Überleben der neu gebildeten Nervenzellen von bestimmten Lebensstil- und Umweltfaktoren abhängen. Dazu gehören die folgenden:

- **Umweltgifte:** Der Kontakt mit Nervengiften (Neurotoxinen) wie Schwermetallen, Lösungsmitteln, Zusatzstoffen oder natürlich vorkommenden Giften senkt die Neurogeneserate drastisch und tötet bestehende Hirnzellen. Viele Nervengifte können außerdem die Verwendung der Neurotransmitter durch unsere Nervenzellen beeinflussen, also die chemischen Botenstoffe, die für die maximale Hirnfunktion unverzichtbar sind. Eine weitere Giftart, die die Leistung der Mitochondrien schwächen und so die Nervenzellen töten kann, da die Nervenzellen sehr sensibel auf Energieschwankungen reagieren, sind Schimmelpilzgifte (Mykotoxine).
  Wir baden quasi täglich in Nervengiften und mittlerweile befinden sie sich auch in unserer Nahrung. Sie sind überall: um uns herum und in uns. In einem späteren Kapitel befassen wir uns genauer damit, wie Sie Nervengifte vermeiden und sich gegebenenfalls entgiften können. Für den Moment reicht es zu wissen, dass das größtmögliche Vermeiden dieser Gifte und die Förderung der Entgiftungssysteme Ihres Körpers überaus wichtig sind, um Ihre Hirnleistung zu steigern.

- **Ernährung:** Der vielleicht wichtigste Bestimmungsfaktor für die Neurogeneserate ist die Ernährung. Ohne die richtigen Rohstoffe können sich keine gesunden, überlebensfähigen Nervenzellen bilden. Es gibt bestimmte Nahrungsmittel, die die Neurogeneserate senken, und andere, die sie erhöhen, wobei beispielsweise Zucker und oxidierte (beschädigte) Fette zu Ersteren gehören. Gelangen oxidierte Fette in den Blutkreislauf, verursachen sie Entzündungen. Diese Entzündungen beeinträchtigen Ihre Fähigkeit, das kostbare ATP herzustellen, schädigen das Innere der Blutgefäße, hemmen den Blutfluss ins Gehirn und verlangsamen die Neurogenese, bis sie nur noch im Schneckentempo abläuft.

Eine zuckerreiche Ernährung verlangsamt die Neurogeneserate, weil sie die Insulinmenge im Blutkreislauf erhöht. Zu viel Insulin schwächt jedes Organ des Körpers, einschließlich des Gehirns. Eine Studie an Mäusen wies nach,[27] dass sich die kognitiven Funktionen der Tiere nach nur zwei Wochen mit einer zuckerreichen Ernährung signifikant verschlechterten. Der am meisten darunter leidende Teil des Gehirns war der Hippocampus, in dem die Neurogenese stattfindet. Zucker ist also der Todfeind der Neurogenese!

Andere Nahrungsmittel erhöhen hingegen die Neurogeneserate und sorgen für gesunde und aktive Nervenzellen, wobei Omega-3-Fettsäuren einen besonders starken Einfluss darauf haben. Ein Drittel des Fetts in unserem Gehirn besteht aus der Omega-3-Fettsäure Docosahexaensäure (DHA), und Studien haben nachgewiesen, dass eine Erhöhung der Menge an Omega-3-Fettsäuren in der Ernährung die Neurogenese bei Erwachsenen fördern kann.[28]

- **Bioflavonoide:** Diese sekundären Pflanzenstoffe, die in Zitrusfrüchten und vielen Gemüsesorten enthalten sind, sind unentbehrlich, um die neuen Nervenzellen am Leben zu halten. Gleiches gilt für Polyphenole, eine andere Gruppe in Pflanzen vorkommender chemischer Stoffe, die in Kaffee, Schokolade, Heidelbeeren, Weintrauben und anderen blauen, roten und orangefarbenen Nahrungsmitteln enthalten sind. Tatsächlich enthält die Kaffeekirsche oder Kaffeebeere (also der Teil, der normalerweise entsorgt wird) einige der am besten erforschten Polyphenole, die zur Bildung von Nervenzellen beitragen. Man könnte Polyphenole auch als »Düngemittel« für Nervenzellen bezeichnen.[29]

- **Stress und Depressionen:** Chronischer Stress kann die Neurogenese im Hippocampus erwiesenermaßen stark hemmen,[30] und sowohl Stress als auch Depressionen verursachen in diesem Teil des Gehirns eine neuronale Atrophie und den Verlust von Nervenzellen.[31] Antidepressiva bewirken interessanterweise das Gegenteil und steigern die Neurogeneserate chronisch depressiver Patienten.[32] Einige Wissenschaftler sind mittlerweile der Ansicht, dass der Erfolg der Antidepressiva zum Teil auf ihre Wirkung auf die Neurogenese zurückzuführen ist, denn je mehr neue Hirnzellen eine depressive Person bildet, desto wahrscheinlicher ist es, dass sie sich besser fühlt. Ebenso ist es wahrscheinlicher, dass sich diese Person umso besser fühlt, je besser das depressive Gehirn Energie produzieren kann. Nimmt die Depression ab, verbessert sich letztlich auch die Neurogeneserate. Verstehen Sie das aber nicht als Empfehlung für die vermehrte Einnahme von Antidepressiva, sondern vielmehr als Empfehlung für mehr Neurogenese!
  Für diejenigen von uns, die nicht chronisch depressiv sind, ist es hilfreich zu wissen, dass das Vermeiden von chronischem Stress uns dabei unterstützt, mehr Gehirnzellen zu bilden. Dennoch kann zeitweiser akuter Stress (also Stress, der nur für eine kurze Zeit besteht und dann wieder endet) den Körper daran erinnern, widerstandsfähiger zu werden und neue Gehirnzellen zu bilden.

- **Sport:** Sport kurbelt durch einen verstärkten Blutfluss ins Gehirn und den kurzfristigen Stress für den Körper die Neurogeneserate an. Außerdem löst er die Freisetzung von Nervenwachstumsfaktoren aus, die neue Nervenzellen vor dem Sterben schützen.[33] Keine Sorge, Sie müssen nicht Dauergast im Fitnessstudio werden. Die schnellen und einfachen Übungen in diesem Buch gehören zu den besten Methoden, um neue Nervenzellen zu bilden und diese am Leben zu halten. Sie müssen kein Crossfit-Training absolvieren (obwohl Sie es gerne tun dürfen!) und werden dennoch dank mehr Mitochondrien und mehr Nervenzellen leistungsfähiger.

- **Eine anregende Umgebung:** Der Forscher Michael Kaplan[34] entdeckte, dass eine anregende Umgebung die Bildung von Nervenzellen bei Tieren fördert. Dazu steckte er Versuchstiere in Käfige, die viele interessante Spielzeuge enthielten, und kontrollierte ihre Neurogenesewerte. Seine Forschungsergebnisse nehme ich so ernst, dass ich die Forschungseinrichtung für Biohacking, in der ich den Großteil dieses Buchs geschrieben habe, in das anregendste Umfeld verwandelt habe, das ich mir erträumen konnte. Dort gibt es jetzt unzählige interessante Spielereien und Beschäftigungsmöglichkeiten, damit alle, die sich dort länger aufhalten, sich zwischendurch ablenkend beschäftigen und vergnügen können. Wenn ich mir schon die Mühe mache, neue Nervenzellen zu bilden, dann sollen sie nicht dadurch wieder absterben, dass ich stundenlang öde Bürowände anstarren muss!

- **Licht und Wasser:** Mittlerweile sollte deutlich geworden sein, dass alles, was die mitochondriale Funktion erhöht, sich auch auf die Nervenzellen auswirkt, weil sie derart viel Energie benötigen. Studien haben interessanterweise erwiesen, dass geheimnisvolle Zellstrukturen, sogenannte Mikrotubuli, beim Hin-und-her-Bewegen der Mitochondrien in den Nervenzellen einen wichtigen Beitrag leisten. Wie die Mikrotubuli arbeiten, konnten kürzlich gemachte Entdeckungen bei der Erforschung der Wasserstruktur verdeutlichen. Ich hatte das große Glück, mit Dr. Gerald Pollack, Professor für Bioengineering an der University of Washington und Herausgeber der wissenschaftlichen Fachzeitschrift *Water*, sprechen zu dürfen, der einen neuen Aggregatzustand des Wassers entdeckt hat, in dem es weder flüssig noch gasförmig oder fest ist. Diese Wasserform, die Exclusion-Zone-Water oder EZ-Wasser genannt wird, ist für die Funktion der Mitochondrien und insbesondere für deren Bewegung durch die Mikrotubuli äußerst wichtig. EZ-Wasser können Sie zuführen, indem Sie rohe Gemüsesäfte, frisches Quellwasser oder Gletscherwasser trinken, und es bildet sich spontan, wenn normales Wasser Infrarotlicht oder Schwingungen ausgesetzt wird. Das Beste jedoch ist, dass sich EZ-Wasser in Ihren Zellen bildet, wenn Sie Ihre Haut (und Ihre Augen, die das Tor zum Gehirn sind) täglich ein paar Minuten dem Sonnenlicht aussetzen, ohne Sonnenbrille, Kleidung oder Sonnencreme. Denselben Effekt können auch die Low-Level-Lasertherapie und Infrarotsaunen haben.

- **Sex:** Im Jahr 2010 wurde eine Studie durchgeführt, bei der die Auswirkungen von Sex auf die Hippocampi von Ratten untersucht wurden.[35] Dazu wurden erwachsene männliche Ratten entweder nur ein einziges Mal oder 14 Tage lang einmal täglich mit einem paarungsbereiten Weibchen zusammengeführt. Die Forscher sahen sich nicht nur an, wie sich die sexuellen Erfahrungen auf die Neurogeneserate der Ratten auswirkten, sondern untersuchten auch den Stresslevel der Ratten, wenn sie Aussicht auf Sex hatten.
  Die Ergebnisse sind für uns Menschen überaus interessant und aufschlussreich. Bei den Ratten, die nur ein einziges Mal Sex haben durften, stieg das Stresshormon Cortisol und es erhöhte sich die Anzahl neuer Nervenzellen im Hippocampus. Bei den anderen Ratten, die 14 Tage hintereinander Sex hatten, kam es nach dem ersten Tag nicht zum gleichen Anstieg des Cortisols, aber es kam zu einer beständigen Verbesserung ihrer Neurogeneserate.
  Und wie lassen sich diese Erkenntnisse auf unsere Betten übertragen? Selbst wenn Sie denken, Sie wären zu gestresst für Sex, sollten Sie dennoch versuchen, in Stimmung zu kommen. Denn diese Studie liefert überzeugende Beweise dafür, dass Sex die Neurogeneserate erhöhen und uns vor den schädlichen Auswirkungen eines schlagartigen Anstiegs von Cortisol schützen kann. Ihre neuen Gehirnzellen (und die Ihres Partners oder Ihrer Partnerin) werden es Ihnen danken!

Wenn Sie also eine fettreiche, zuckerarme und das Fasten imitierende Ernährung, bei der Sie nie Hunger haben werden, Entgiftungsmethoden, ein

Sportprogramm und Methoden zur Stressreduktion miteinander kombinieren, können Sie tatsächlich spüren, wie das Hirntuning-Programm Ihr Gehirn wieder voll auflädt – dank neuer Nervenzellen und starkem, gesundem Myelin. Und diese neue Gehirnzellen werden nicht absterben, sondern nahtlos in Ihr klügeres, schnelleres und glücklicheres Gehirn integriert.

In Bezug auf Sex schreibe ich Ihnen aber lieber kein Programm vor …

Hirntuning-Fakten:
Denken Sie immer an die folgenden drei Dinge!

- Für ihre Funktion benötigen Nervenzellen gewaltige Energiemengen. Bekommen sie diese Energie nicht, sterben sie ab.
- Myelin besteht aus Fett und isoliert den Kommunikationsweg zwischen den Nervenzellen.
- Neue Nervenzellen können in jedem Alter gebildet (Neurogenese) und die Neurogeneserate kann um das Fünffache gesteigert werden.

Vorsprung durch Hirntuning:
Tun Sie diese vier Dinge sofort!

- Essen Sie mehr gute Fette, insbesondere gesundes gesättigtes Fett aus Weidebutter und Fleisch aus Weidehaltung.
- Essen Sie weniger Zucker – viel weniger Zucker. Denn Zucker senkt Ihre Neurogeneserate.
- Tun Sie etwas gegen Stress, denn auch er senkt Ihre Neurogeneserate.
- Haben Sie mehr Sex. Als Mann sollten Sie jedoch nicht jeden Tag ejakulieren, da Sie dadurch schwierig herzustellende Hormone und wertvolle Mitochondrien verschwenden.

4

ENTZÜNDUNGEN: DER BAUCHSPECK IN IHREM GEHIRN

Bevor ich meine Mitochondrien gehackt hatte, arbeitete mein Gehirn nicht so gut, wie es sollte. Ich war häufig grundlos furchtbar launisch und hatte Phasen ohne jede Energie. Außerdem war ich fettleibig und wog etwa doppelt so viel wie jetzt. Doch es gab noch einen weiteren bunten Strauß an körperlichen Wehwehchen, die mich schon jahrelang plagten und zu meinem Leben zu gehören schienen: schmerzende Gelenke, Schmerzen im oberen Rücken, Blasen an den Füßen, immer wieder Aphten im Mund und einen großen Rettungsring um die Hüften, der sich von einem Tag auf den anderen zu verkleinern oder aber zu wachsen schien. Dennoch war ich immer noch leistungsfähig – zumindest leistungsfähig genug, um mich mit Willenskraft durch meine Karriere zu arbeiten und mich durch Beziehungen zu quälen.

Damals wusste ich noch nicht, dass Entzündungen starke Auswirkungen auf die Leistung der Mitochondrien haben. Erst als ich mich intensiv damit befasste, wie ich meine Energie und meine geistige Konzentration steigern könnte, entdeckte ich, dass all die anderen Symptome tatsächlich ein und dieselbe Ursache hatten: Entzündungen.

Eigentlich sind Entzündungen eine wichtige und nützliche physiologische Reaktion. Wird der Körper durch Erreger, Gifte oder Traumata belastet, ist eine kurzfristige Entzündung Teil seines Systems für Schutz und Heilung. Vor ein paar Tagen hatte ich die Möglichkeit zu beobachten, wie Entzündungen bei meinem sieben Jahre alten Sohn ihre Arbeit erledigten, als er vom Skateboard stürzte und sich am Knie verletzte. Innerhalb von Sekunden schwoll sein Knie auf die Größe von etwa anderthalb Tennisbällen an. Grund hierfür ist, dass Blut, Wasser und weiße Blutkörperchen im Körper an die Stelle der Verletzung eilen, um mit der Reparatur zu beginnen. Da mein Sohn gesund ist, ging die Schwellung innerhalb weniger Stunden wieder zurück – das heißt, die Flüssigkeiten flossen wieder aus dem Gewebe ab, das eingerissene Gewebe begann zu heilen und auf der kaputten Haut bildete sich Schorf. Und für all diese harte Arbeit wird die von den Mitochondrien produzierte Energie benötigt!

Eine kurzfristige oder akute Entzündung wie im eben genannten Beispiel ist gesund und notwendig. Ohne akute Entzündungen würden aus kleinen Wunden lebensbedrohliche Erkrankungen werden und Sie könnten niemals durch Training Muskelmasse aufbauen (Krafttraining beispielsweise führt zu einer leichten akuten Entzündung).

Entzündungen werden nur dann zum Problem, wenn sie chronisch werden, also dauerhaft bestehen bleiben. Bei chronischen Entzündungen kommt es nicht nur zu vorübergehenden Entzündungen in bestimmten Körperteilen, damit die Heilung voranschreiten kann, sondern zu anhaltenden Entzündungen im gesamten Körper. Für niemanden ist es angenehm, aufzuschwemmen und sich aufgedunsen zu fühlen; die Gefahren durch chronische Entzündungen sind jedoch viel ernster, als nur nicht mehr in die Lieblingsjeans zu passen. Die Wahrscheinlichkeit, dass Sie selbst gerade an einer chronischen Entzündung egal welchen Ausmaßes leiden, ist hoch – aber auch hierbei hilft Ihnen das Hirntuning-Programm, denn weniger chronische Entzündungen führen zu besserer Leistung. So einfach kann es sein.

Dass Hautprobleme wie Akne und Ausschläge dieselbe Ursache haben wie Vergesslichkeit und Erschöpfung, ist nicht unbedingt offensichtlich, da sich Entzündungen in jedem Teil des Körpers unterschiedlich äußern. Chronische Entzündungen sind aber auch die Ursache vieler lebensbedrohlicher Erkrankungen. Herz-Kreislauf-Erkrankungen, Krebs und Diabetes machen zusammen fast 70 Prozent der Sterbefälle in den Vereinigten Staaten aus. (In Deutschland sind Herz-Kreislauf-Erkrankungen, Übergewicht und Schlaganfall die häufigsten Krankheiten.) Die Fälle von Alzheimer und Autismus häufen sich in beispiellosem Ausmaß. Und was haben alle diese Erkrankungen gemeinsam? Entzündungen.[36, 37]

Unter chronischen Entzündungen leidet das Gehirn als Erstes, weil es sensibel auf Entzündungen im gesamten Körper reagiert. Egal, ob die Entzündungsquelle das Herz, der Magen oder Ihr linker kleiner Zeh ist – jeder entzündete Körperteil setzt chemische Stoffe, sogenannte Zytokine, frei, die sich negativ auf Ihr Gehirn auswirken. Lange Zeit war mir nicht bewusst, dass der Bauchspeck um meine Körpermitte tatsächlich auch ein Hinweis auf den Bauchspeck in meinem Gehirn war.

Entzündungen sind die Hauptursache der meisten altersbezogenen neurodegenerativen Erkrankungen. Bei Alzheimer töten sie Nervenzellen ab und sorgen so für Gedächtnisverlust und andere kognitive Probleme,[38] auch wenn die Mitochondrien natürlich ebenfalls eine Rolle spielen. Der präfrontale Cortex reagiert auf Entzündungen noch sensibler als die anderen Teile des Gehirns, weshalb sogar die »normale« Alterung zu einer verringerten kognitiven Funktion und zu Vergesslichkeit führt. Diese Symptome sind also in Wahrheit die Symptome von Entzündungen,[39] die die Funktion der Mitochondrien mindern, und keine Nebenerscheinungen des Alterns.

Wissenschaftlern ist es gelungen, bei vielen Spezies eine Verbindung zwischen nichtpathologischen (oder »normalen«) Entzündungen im alternden Gehirn und dem kognitiven Abbau herzustellen, unter anderem bei Tauben, Nagetieren und Menschen.[40] In alternden Gehirnen findet sich eine höhere Anzahl entzündungsfördernder Gene als in noch jungen Gehirnen.[41] Alternde Gehirne reagieren darüber hinaus übermäßig auf Stress und Infektionen,[42] weshalb sie leichter Entzündungen entwickeln können.

Sie wissen ja bereits, dass die »normale« Alterung des Gehirns gar nicht so normal ist. Allerdings leiden nicht nur alte Menschen unter Leistungsproblemen im Gehirn, die durch Entzündungen verursacht werden. In Studien wurde nachgewiesen, dass Entzündungen in jedem Alter die Hirnleistung beeinträchtigten, insbesondere die Lernfähigkeit, das Erinnerungs- und das Konzentrationsvermögen.[43] Mehrere Studien mit Mäusen haben beispielsweise gezeigt, dass Tiere, denen entzündungsfördernde Substanzen injiziert wurden, kognitive Beeinträchtigungen in jenen Bereichen des Gehirns aufwiesen, die für das Verhalten, das Lernen und das Gedächtnis zuständig sind.[44] Interessanterweise schien es dabei unerheblich zu sein, ob die entzündungsfördernden Substanzen direkt in das Gehirn oder in andere Körperteile gespritzt wurden, da jede Entzündung letztlich zum kognitiven Abbau führte.

Die Quintessenz ist, dass Ihre Entzündungswerte *in diesem Augenblick* Auswirkungen auf die Fähigkeit Ihres Gehirns, zu denken, zu lernen und sich zu erinnern, hat. Das ist also nicht irgendetwas, was Sie vielleicht irgendwann mal betrifft. Sie sind *in diesem Augenblick* unkonzentriert, weil Sie Entzündungen haben. Sie können sich *in diesem Augenblick* nicht an etwas erinnern und Sie sind *in diesem Augenblick* nicht so scharfsinnig, wie Sie gern wären, weil Sie Entzündungen haben. Am schlimmsten ist jedoch, dass es Ihnen vermutlich noch nicht einmal bewusst ist. Aus der Kontrolle geratene Entzündungen verringern Ihre mentale Leistungsfähigkeit, lange bevor sie körperliche Schmerzen oder Unwohlsein verursachen. Sollten Sie also bereits unter den physischen Anzeichen von Entzündungen leiden, wird Ihr Gehirn wahrscheinlich schon seit langer Zeit geschwächt.

Wenn Sie die Schwellungen in Ihrem Körper oder Ihrem Gehirn reduzieren, lichtet sich plötzlich der Nebel. Sie können klarer denken, sich konzentrieren, wenn Sie es wünschen, und sich leichter an Dinge erinnern. Ein großer Teil des Hirntuning-Programms befasst sich mit dem Verringern von Entzündungen im Körper und somit im Gehirn. Setzen Sie die dort beschriebenen Tipps um, führt das sehr schnell zu deutlich wahrnehmbaren Ergebnissen, weil Entzündungen Ihre Mitochondrien weniger leistungsfähig machen.

Ich kann mich daran erinnern, dass ich während meines Masterstudiengangs in Wharton für eine Prüfung im Seminar »Quantitative Finance« besonders viel lernte, weil es in diesem Seminar schlecht um mich stand. Am Tag der Prüfung fühlte ich mich dann sehr gut vorbereitet, aß aber vorher noch einen Salat mit ein paar Avocados, die schon überreif und nicht mehr so gut waren. Innerhalb weniger Minuten sank mein Energielevel. Ich weiß noch, dass ich mich darüber wunderte, dass ich mir auf dem nur 400 Meter langen Weg zum Prüfungsraum Blasen lief. Von mir unbemerkt hatten jedoch die Toxine in meinem Essen das Freisetzen entzündungsfördernder chemischer Stoffe ausgelöst, die nun in meinem Körper und Gehirn ihr Unwesen trieben. Während der Prüfung war es egal, wie stark ich mich zu konzentrieren versuchte: Es war, als hätte ich überhaupt nicht gelernt. Was ich zu diesem Zeitpunkt nicht wusste, war, dass die Leistung meines Gehirns aus demselben Grund beeinträchtigt war, aus dem mir auch meine Füße wehtaten – wegen der Entzündungen.

Was verursacht Entzündungen?

Alles, was den Körper reizt, kann Entzündungen verursachen, auch körperlicher oder psychischer Stress. Die Entzündungsreaktion des Körpers ähnelt der Kampf-oder-Flucht-Reaktion, denn ihre Aufgabe ist es, Sie am Leben zu halten und in diesem Fall eine Infektion oder Verletzung zu heilen. Problematisch wird diese Reaktion nur, wenn sie öfter ausgelöst wird, als nötig oder gesund ist, was leider bei den meisten von uns der Fall ist. Wir schlafen weniger, als wir sollten, sind täglich einem Cocktail aus Umweltgiften und Lichtverschmutzung ausgesetzt und essen verarbeitete Nahrungsmittel mit Zutaten, die uns völlig fremd sind und unseren Verdauungstrakt reizen. All diese Faktoren stressen unseren Körper und verursachen Entzündungen, was unsere mitochondriale Leistung verringert.

Unsere heutige westliche Ernährungsweise sorgt dank ihrer Unmengen an entzündungsfördernden Nahrungsmitteln für ein entzündungsförderndes inneres Milieu, da die enthaltenen chemischen Stoffe Entzündungen verursachen, indem sie die Mitochondrien schädigen, oder weil unser Immunsystem ständig auf vermeintliche Feinde aus der Nahrung reagiert. Nehmen Sie beispielsweise einen Giftstoff oder einen Erreger auf, der den Darm belastet oder reizt, wird Ihr Immunsystem aktiviert. Um sich selbst zu schützen, reagiert Ihr Körper wie bei einer Verletzung mit einer Entzündung. Dann wird es noch schlimmer: In der Darmschleimhaut können sich mikroskopisch kleine Risse bilden, durch die unverdaute Nahrungsteilchen und Bakterien in den Blutkreislauf gelangen können. Der Körper greift diese fremden Teilchen an, indem er eine das ganze System umfassende Entzündungsreaktion auslöst.

Reagiert das Immunsystem auf einen (vermeintlichen oder echten) Feind, setzt es kleine entzündungsfördernde Proteine (die bereits erwähnten Zytokine) im Blut frei, sobald ein Eindringling entdeckt wurde. Die Zytokine durchströmen den Körper und lösen bei den Zellen und insbesondere den Mitochondrien oxidativen Stress aus. Innerhalb kurzer Zeit gelangen die Zytokine ins Gehirn, wo sie eine Entzündung verursachen, und das Gehirn kann in der Folge nicht mehr die Energie produzieren, die es eigentlich produzieren sollte.

Für Ihr tägliches Wohlbefinden spielt das Ausmaß der Entzündung in Ihrem Gehirn eine viel größere Rolle, als Sie wahrscheinlich denken. Ein entzündetes Gehirn kann Sie unverhältnismäßig wütend machen, starken Heißhunger auslösen, der Sie von allem anderen ablenkt, und Ihr Erinnerungsvermögen beeinträchtigen, wie bei mir damals während der Prüfung. Abhängig von der genetischen Veranlagung kann Ihr Körper als Reaktion auf die Entzündung auch eine Autoimmunantwort auslösen, durch die Ihr Immunsystem wichtige Systeme des eigenen Körpers angreift und noch mehr Schäden verursachen kann.[45]

Das ist aber noch nicht alles. Entzündungen können das Energieproduktionssystem in den Zellen zum Erliegen bringen. Denken Sie noch einmal an die Elektronentransportkette, die mithilfe der Elektronen in den Mitochondrien Energie erzeugt: In Kapitel 2 haben Sie erfahren, dass Sie umso mehr Energie zur Verfügung und umso weniger Entzündungen haben, je effizienter Ihr Körper die Elektronen in den Mitochondrien mit der Elektronentransportkette bewegen kann. Was passiert jedoch, wenn die Zellen durch Entzündungen anschwellen? Die von den Elektronen zu überwindende Strecke verlängert sich, und die Mitochondrien müssen mehr arbeiten, um dieselbe Energiemenge zu produzieren.

Leiden Sie also unter Entzündungen, arbeiten Ihre Nervenzellen nicht so gut, weil sie so stark von den Mitochondrien abhängen. Und wenn Ihre Mitochondrien nicht effizient Energie produzieren, entstehen mehr freie Radikale, die wiederum Entzündungen verursachen und den Alterungsprozess vorantreiben.

Entzündungen und der Darm

Mittlerweile ist erwiesen, dass sich etwa 50 Prozent des Immunsystems des Körpers im Verdauungstrakt befinden. Das mag zwar merkwürdig klingen, aber es gibt einen guten Grund, weshalb unser Körper das so eingerichtet hat. In einem Interview für *Bulletproof Radio* erzählte mir Dr. Jeffrey Bland, ein Pionier der Funktionellen Medizin, dass ich im Laufe meines Lebens etwa 20 *Tonnen* fremde Moleküle zu mir nehme. Das ist bei Ihnen nicht anders. Damit der Körper weiß, welche dieser fremden Moleküle seine Freunde und welche seine Feinde sind, muss er sie in Botschaften übersetzen, die er verstehen kann.

Läuft den Immunzellen im Darm also etwas über den Weg, das sie für einen Feind halten, schlagen sie Alarm. Dadurch werden überall im Körper Entzündungen ausgelöst, um mit der Bedrohung fertigzuwerden, die sich bei Ihnen möglicherweise als Brain Fog oder Aufschwemmen äußern.

Manche Nahrungsmittel, beispielsweise alle in Fett gebratenen oder verkohlten Nahrungsmittel, enthalten Chemikalien, die durch Schädigung der Mitochondrien direkt Entzündungen verursachen, wohingegen andere Nahrungsmittel nur bei manchen Menschen zu Reaktionen führen. (Dass manche Menschen sensibler als andere auf Nahrungsmittel reagieren, hat mit unserer einzigartigen mitochondrialen DNA, unserer Zellkern-DNA oder unserer Umweltbelastung zu tun.) Diese leichten systemischen Entzündungsreaktionen sind nicht dasselbe wie eine akute Allergie, die sofortige Hautausschläge oder gar einen anaphylaktischen Schock hervorrufen kann. Die von mir beschriebene Entzündungsantwort ist das Ergebnis einer Nahrungsmittelempfindlichkeit, die Auswirkungen auf die Mitochondrien hat. Der kumulative Kontakt mit solchen Nahrungsmitteln kann hochgradige Entzündungen im Körper auslösen.

Auch die Bakterien oder Mikroorganismen in Ihrem Darm haben Einfluss darauf, wie Ihr Körper auf bestimmte Nahrungsmittel reagiert. Bei der Übersetzung der Botschaften Ihrer Nahrung kommt es darauf an, dass das Immunsystem in Ihrem Darm Bakterien besitzt, die die richtigen Sprachen verstehen. Leider haben viele von uns viele Darmbakterienstämme durch Antibiotika, mit Pestiziden behandelte Nahrungsmittel, schlechte Fette und verarbeitete Nahrungsmittel ausgelöscht. Je mehr wir unsere Darmbakterien traumatisieren, desto stärker bedrohen wir das anfällige Gleichgewicht unseres Immunsystems und desto wahrscheinlicher ist es, an chronischen Entzündungen zu erkranken.

Als ich Dr. David Perlmutter, den bekannten Neurologen und Autor der Bücher *Scheißschlau* und *Dumm wie Brot*, interviewte (beide Bücher sind übrigens sehr empfehlenswert), erzählte er mir von einer faszinierenden Studie, in der die Bakterienvielfalt sowie das Vorhandensein von Parasiten im Darm von Menschen mit der Wahrscheinlichkeit einer Alzheimer-Erkrankung in Zusammenhang gebracht wurden: Die Teilnehmer mit weniger Bakterienarten und mehr Parasiten hatten ein höheres Risiko, an Alzheimer zu erkranken. Doch wie kann es sein, dass Parasiten oder die falschen Darmbakterien zu Alzheimer führen? Bis vor ein paar Jahren glaubten die

Wissenschaftler noch, dass das Gehirn durch die Blut-Hirn-Schranke separiert und geschützt sei und im Blut zirkulierende Stoffe von ihm ferngehalten würden. Mittlerweile ist jedoch bekannt, dass die Darmbakterien kontrollieren können, was durch die Blut-Hirn-Schranke gelangt, indem sie eine kurzkettige Fettsäure mit der Bezeichnung Butyrat bilden, welche die Unversehrtheit der Blut-Hirn-Schranke aufrechterhält.[46] Produzieren die Darmbakterien nicht genug Butyrat, wird die Blut-Hirn-Schranke durchlässiger und es gelangen Partikel in das Gehirn, die eigentlich draußen bleiben sollten. Das führt natürlich zu Entzündungen, da der Körper die Eindringlinge angreift. Aber seien Sie unbesorgt, denn wir können die Darmbakterien durch Tricks dazu bringen, mehr Butyrat zu produzieren, und es außerdem einfach durch ein butyratreiches Nahrungsmittel aufnehmen: Weidebutter.

Bei der Geschichte über den Einfluss der Darmbakterien auf Mitochondrien und Entzündungen gibt es jedoch noch einen weiteren faszinierenden Aspekt. Es wurde entdeckt, dass Mitochondrien Biophotonen produzieren: winzige Lichtimpulse, die nur eine billiardstel Sekunde kurz und Teil ihrer Kommunikation miteinander sind. Und auch Darmbakterien produzieren Biophotonen. Ist es also möglich, dass sich unsere Darmbakterien mit den winzigen, von Bakterien abstammenden Mitochondrien unterhalten, die unsere Zellen beherrschen? Ich bin der Meinung, dass das möglich ist – insbesondere weil wir wissen, dass Mitochondrien auf externe Lichtquellen reagieren. Diese Theorie wird von weiteren Studien bestätigt oder widerlegt werden müssen.

An Mäusen durchgeführte Studien haben ausführliche Informationen darüber geliefert, wie die Bakterienarten im Darm die Entzündungswerte beeinflussen können. Wurden Bakterien aus dem Darm von an chronischen Entzündungen und Fettleibigkeit erkrankten Mäusen in den Darm von dünnen Mäusen übertragen, fraßen die ehemals schlanken Tiere 10 Prozent mehr und wurden insulinresistent. Wurden fettleibigen Mäusen andererseits die Darmbakterien dünner Mäuse übertragen, wurden die fettleibigen Tiere schlanker.[47]

Wie die Mäuse haben auch fettleibige und schlanke Menschen sehr unterschiedliche Bakterienpopulationen im Darm. Ob nun die schlechten Darmbakterien Fettleibigkeit verursachen oder die Fettleibigkeit für schlechte Darmbakterien sorgt, ist noch unklar,[48] aber es gibt Beweise dafür, dass die falschen Darmbakterienarten Insulinresistenz und Entzündungen verursachen.[49] Und es ist bekannt, dass Entzündungen die Mitochondrien verlangsamen.

Menschen (und Tiere) mit chronischen Entzündungen haben häufig zu viele Bakterien vom Stamm der Firmicutes, zu dem auch die Laktobazillen gehören, die in Joghurt und den meisten probiotischen Nahrungsergänzungsmitteln enthalten sind. Wir brauchen diese Bakterien zwar und sie kommen in unserem Darm auch am häufigsten vor, aber sind sie im Vergleich zu einem anderen Bakterienstamm, den Bacteroidetes, zu zahlreich, erhöht sich die Wahrscheinlichkeit von Entzündungen. Von Natur aus dünne Menschen haben weniger Firmicutes-Bakterien und mehr Bakterien vom Stamm Bacteroidetes.

Es gibt zwar keine Probiotika mit Bacteroidetes als Nahrungsergänzungsmittel zu kaufen, aber durch den Verzehr von Lebensmitteln, die deren natürliche Nahrungsquelle enthalten, nämlich Polyphenole, können Sie sie selbst erzeugen. Aus Kapitel 3 wissen Sie, dass Polyphenole Antioxidantien sind, die neu gebildeten Nervenzellen beim Überleben helfen. Aber auch für die mitochondriale Leistungsfähigkeit wirken Polyphenole wahre Wunder, indem sie beispielsweise freie Radikale verringern und dabei helfen, neue Mitochondrien entstehen zu lassen.[50, 51] Da sie außerdem noch die guten Bakterien in Ihrem Darm füttern, sollten Sie im Sinne Ihres ersten Gehirns im Kopf und Ihres zweiten Gehirns im Darm unbedingt mehr dieser pflanzlichen Stoffe in Ihren Speiseplan aufnehmen oder entsprechende Ergänzungsmittel einnehmen.

Als ich von der Verbindung zwischen Darm und Gehirn erfuhr, wollte ich unbedingt die Mikroorganismen in meinem Darm hacken! Mir war klar, dass ich als Kind meinen Darm traumatisiert hatte, da ich jahrelang etwa einmal im Monat Antibiotika gegen eine chronische Streptokokken-Infektion nehmen musste, weshalb ich nun jedes Probiotikum ausprobierte, das mir in die Finger geriet. Ich entdeckte sogar ein Unternehmen in Thailand, das die Eier des Schweinepeitschenwurms (eines Parasiten) züchtete. Ich bestellte mir die Wurmeier und schluckte sie, damit die Würmer in meinem Darm schlüpfen und dort etwa sechs Wochen lang überleben konnten. Bei manchen Menschen sorgt diese Art der Wurmtherapie im Darm für Heilung und für einen starken Rückgang der Entzündungen im ganzen Körper. Das hat bei mir zwar nicht funktioniert, aber während ich *Hirntuning* geschrieben habe, nahm ich im Rahmen einer permanenten Allergiebekämpfung alle zwei Wochen bis zu 60 Rattenbandwurmlarven der Sorte HDC *(Hymenolepis diminuta cysticercoid)* ein, um die Entzündungswerte zu senken. Diese Methode, die sehr extrem klingt und es auch ist, wurde von Dr. Sidney Blaker eingeführt, der ebenfalls Gast bei *Bulletproof Radio* war. Keine Sorge, diese Methode gehört nicht zum Hirntuning-Programm. Ich für meinen Teil finde es allerdings spannend, am eigenen Leib mehr über die Verbindung zwischen Gehirn und Darm zu erfahren.

Obwohl ich all diese radikalen Maßnahmen ausprobiert habe, konnte ich die größte Steigerung meiner Leistungsfähigkeit dann feststellen, wenn ich schlichtweg mehr butyratreiche Weidebutter und polyphenolreiche Nahrungsmittel aß. Mehr dieser Superfoods zu essen, half mir dabei, meine Darmschleimhaut zu pflegen und gleichzeitig meine Entzündungswerte zu senken.

Täglich erfahren wir mehr über die Verbindung zwischen dem Gehirn und dem Immunsystem. Vor Kurzem entdeckten Wissenschaftler von der University of Virginia School of Medicine, dass das Gehirn über Lymphgefäße (die zuvor noch unbekannt waren) direkt mit dem Immunsystem verbunden ist.[52] Die Forscher erklärten, dass die Gefäße aufgrund ihrer Lage im Schatten eines Hauptblutgefäßes in den Nasennebenhöhlen leicht zu übersehen waren, da dieser Bereich mit den üblichen medizinischen Bildgebungsverfahren schwer einsehbar ist. Bis zur Veröffentlichung dieser Entdeckung lehrten die Universitäten, dass Zytokine (die das Gehirn schädigenden Entzündungsmoleküle) nur dann das Gehirn beeinflussen können, wenn sie die Blut-Hirn-Schranke überwinden – was als unmöglich galt. Nun wissen wir aber, dass zwischen dem Immunsystem und dem Gehirn eine direkte Verbindung besteht, und haben auch eine plausible Erklärung dafür, warum Nahrung die kognitiven Leistungen stark beeinflussen kann (wie ich dank der schlechten Avocados bei meiner Prüfung am eigenen Leib erfahren durfte).

Dieser Bereich bedarf zwar noch viel Forschung, aber es gibt erste Beweise für eine Verbindung zwischen den zugeführten Nahrungsmitteln und der geistigen Leistung. Essen Sie etwas, was in Ihrem Körper eine Entzündungsreaktion auslöst, weil es für Ihre Mitochondrien toxisch ist oder weil Sie darauf empfindlich reagieren, müssen Ihre Mitochondrien den Preis dafür zahlen und Ihr Gehirn leidet. Klingt die Entzündungsreaktion wieder ab, können sich die Mitochondrien erholen und Ihr Gehirn kann wieder mit voller Kraft arbeiten – vielleicht zum ersten Mal in Ihrem Leben.

Entzündungen und Hormone

Die hormonelle Funktion Ihres Körpers hat weitreichende Auswirkungen auf Entzündungen. Es ist bekannt, dass hormonelle Störungen Entzündungen verursachen und Entzündungen wiederum hormonelle Störungen auslösen. Die Wirkung ist wechselseitig und kann daher einen Teufelskreis entstehen lassen. Es gibt jedoch bestimmte Hormone, die uns vor Entzündungen schützen können, unter anderen Umständen allerdings auch entzündungsfördernd wirken. Testosteron beispielsweise ist ein entzündungshemmendes[53] Hormon; Östrogen hingegen wirkt manchmal entzündungshemmend, häufig jedoch entzündungsfördernd.[54] Wie Sie in Kapitel 3 erfahren haben, kommt das Hormon Progesteron sowohl im männlichen als auch im weiblichen Gehirn vor und wird für die normale Entwicklung der Nervenzellen benötigt. Da es dem Verlust von Nervenzellen vorbeugt und Entzündungen steuert, wird es von Ärzten sogar zur Heilung von Schädel-Hirn-Traumata eingesetzt. Während ich dieses Buch schrieb, zog ich mir eine leichte Gehirnerschütterung zu und konnte die Wirkung von Progesteron selbst erleben. Auf Anraten eines Arztes nahm ich nach der Gehirnerschütterung eine Woche lang Progesteron ein und bemerkte deutliche Verbesserungen bei den Entzündungen und den kognitiven Funktionen.

Eines der bei der Entzündungsantwort des Körpers wichtigsten, aber unterschätzten Hormone ist das vasoaktive intestinale Peptid (VIP). Der Körper stellt VIP im Darm, in der Bauchspeicheldrüse und zwei wichtigen Teilen des Gehirns, nämlich der Hypophyse und dem Hypothalamus, selbst her. VIP schützt vor Entzündungen, steuert und sendet Nervensignale, löst die Freisetzung anderer Hormone aus und verbessert die Hirnfunktion, den Schlaf und die Blutzuckerkontrolle. Eine weitere Rolle spielt VIP beim Lernen und für das Gedächtnis, bei der Immunabwehr, der Reaktion auf Stress und Verletzungen des Gehirns.[55] Um es kurz zu machen: VIP ist für die angemessene Funktion des Gehirns wichtig. Ist der Körper physisch oder psychisch gestresst, produziert er weniger VIP als üblich, woraufhin die Entzündungen entsprechend stärker werden.

Studien haben nachgewiesen, dass der VIP-Spiegel bei Mäusen sinkt, wenn die Tiere bestimmten Giftstoffen ausgesetzt sind,[56] in dieser Studie einem toxischen Schimmelpilz, der häufig in Nahrungsmitteln vorkommt. Es ist ebenfalls bekannt, dass es bei Menschen zu einem ähnlichen Rückgang des VIP kommt, wenn sie in ihrer Umgebung mit Schimmelpilzgiften in Kontakt kommen – ein Problem, das ich als junger Mann hatte und das laut mehrerer Experten, mit denen ich für den Dokumentarfilm *Moldy* gesprochen habe, in den Vereinigten Staaten häufig vorkommt. Hat der Kontakt mit Schimmelpilzen mich dumm gemacht, weil mein VIP-Spiegel sank, weil die Entzündungsreaktion meines Körpers stärker wurde oder weil er meine Mitochondrien kaputt machte? Ich bin mir sicher, dass alle drei Antworten zutreffen!

Studien an Tieren haben ergeben, dass der Blutzucker- und Insulinspiegel der Tiere steigt und sie Heißhunger auf etwas Süßes haben, wenn ihnen nicht ausreichend VIP zur Verfügung steht.[57] Ihnen ergeht es genauso, wenn Ihre Lebensweise oder ein Gift Ihren VIP-Spiegel senkt – und im Nu ist der zuckerreiche Snack vernascht. Sie sind möglicherweise der Ansicht, dass ein bisschen Junkfood nicht besonders schlimm sei, aber es löst eine umfassende Entzündungsreaktion im Körper aus und senkt die Produktion des VIP, das Sie brauchen, um sich vor Entzündungen zu schützen. Und schon sind Sie im sich selbst verstärkenden Kreislauf aus Brain Fog, Müdigkeit und wahrscheinlich auch Reue gefangen. Mit dem Hirntuning-Programm können Sie dieses kaum bekannte Hormon steuern und so diesem gesundheitsschädlichen Teufelskreis entkommen.

Weitere Auswirkungen auf unser Gehirn (und unsere Muskeln) hat eine Substanz namens »Ziel des Rapamycins im Säugetier«. Doch statt dieser komplizierten Benennung wird sie meistens als mTOR bezeichnet (die Abkürzung des englischen mammalian Target of Rapamycin). Technisch gesehen ist sie kein Hormon, aber sie spielt bei der Steuerung von Entzündungen eine wichtige Rolle, indem sie das Zellwachstum, das Überleben der Zellen und den Zelltod (Autophagie) reguliert. Mittlerweile wissen Sie, dass diese Funktionen in Wahrheit von den Mitochondrien gesteuert werden, weshalb mTOR also mit ihnen zusammenarbeiten muss.

Bei dieser Substanz ist ein gesundes Gleichgewicht entscheidend: Zu viel mTOR ist schlecht, da es Entzündungen fördert und die Wahrscheinlichkeit von Krebs, Fettleibigkeit und neurodegenerativen Erkrankungen erhöht. Zu wenig mTOR ist jedoch auch nicht gut, denn mTOR steigert eigentlich die Energieproduktion in den Mitochondrien und unterstützt das Entstehen neuer Mitochondrien.[58] Darüber hinaus verbessert es das Gedächtnis[59] und ein gelegentlicher Anstieg des mTOR hilft beim Muskelwachstum.

Ernährungsweisen mit Kalorieneinschränkung oder das Fasten imitierende Ernährungsweisen haben in Studien zu einer Unterdrückung von mTOR geführt, was wiederum zu einem Anstieg der gegen Entzündungen kämpfenden Zellen führte.[60] Im Hirntuning-Programm zeige ich Ihnen, wie Sie mit einfachen Mitteln wie Kaffee, Sport und Ernährung dafür sorgen können, dass Sie nicht zu viel mTOR haben, gelegentlich aber Ihren mTOR-Spiegel auch ansteigen lassen können, damit Ihre Mitochondrien wie die Motoren von Rennwagen laufen. Mit diesen Techniken können Sie auch eine »fast muskulöse« Statur erreichen, die Ihnen ein langes Leben schenkt.

Fiese Fette

Die sogenannten Eicosanoide sind weitere Moleküle, die wir steuern können, um Entzündungswerte zu senken. Sie arbeiten im zentralen Nervensystem als Boten, die nach dem Verzehr von etwas, was der Körper für toxisch hält, eine Immunreaktion auslösen. Sollten Ihnen Eicosanoide bekannt vorkommen, haben Sie vielleicht auch schon von Dr. Barry Sears, dem Entwickler der Sears- oder Zone-Diät, gehört. Ihn habe ich in einem Interview dazu befragt, wie Eicosanoide die Funktion des Gehirns verbessern oder verschlechtern können.

Im Körper werden Eicosanoide entweder aus essenziellen Omega-3- oder Omega-6-Fettsäuren hergestellt. Die aus Omega-6-Fettsäuren produzierten Eicosanoide haben eine entzündungsfördernde Wirkung, die Eicosanoide aus Omega-3-Fettsäuren wirken hingegen entzündungshemmend. Um beide Arten herstellen zu können, benötigt der Körper eine ausgeglichene Menge beider Fettsäuren – denn wie Sie wissen, muss der Körper nach einem Trauma oder nach dem Sport dazu in der Lage sein, mit einer leichten Entzündung zu reagieren. Aus diesem Grund ist es wichtig, auch etwas Omega-6-Fettsäuren und entzündungsfördernde Eicosanoide auf Lager zu haben.

Nehmen Sie jedoch die US-amerikanische Standardernährung zu sich, die viel mehr Omega-6- als Omega-3-Fettsäuren enthält (was im Übrigen auch auf Deutschland zutrifft), kann es schwierig sein, das richtige Gleichgewicht zu erreichen. Pflanzenöle sind die größte Quelle von Omega-6-Fettsäuren und sie haben sich in den vergangenen Jahren weltweit zur billigsten Quelle von Fettkalorien entwickelt. Sie stecken in fast jedem im

Supermarkt erhältlichen abgepackten Lebensmittel oder Restaurantessen. Unsere Omega-6-Zufuhr ist damit in den letzten 50 Jahren drastisch angestiegen, und da Omega-6-Fettsäuren die Bausteine für die entzündungsfördernden Eicosanoide sind, hat sich auch das Ausmaß der Entzündungen entsprechend erhöht.

Ist es dann noch verwunderlich, dass die Häufigkeit kognitiver und neurologischer Störungen und auf Entzündungen beruhender Krankheiten zunimmt? Die meisten älteren Menschen machen sich heute Gedanken über ihr Erkrankungsrisiko. Erhalten Sie jedoch mit 85 Jahren die Diagnose Alzheimer, hat die Schädigung bereits vor mindestens 30 Jahren eingesetzt. Zu dem Zeitpunkt hätten Sie noch die Möglichkeit gehabt, die Entzündungswerte im Körper zu senken. Ich hoffe für Sie, dass Sie sich jetzt an diesem Punkt befinden, denn es ist leichter, den Abbau vor dem Einsetzen zu verhindern, als den Körper reparieren zu wollen, wenn er schon ausgebrannt ist. Das gilt insbesondere für Krankheiten, für die es noch keine Heilung gibt.

Gleichzeitig mit unserem steigenden Konsum entzündungsfördernder Omega-6-Fettsäuren haben wir auch unsere Zuckerzufuhr ständig erhöht. Im Jahr 2000 verzehrte der durchschnittliche Amerikaner täglich 52 Teelöffel Zucker.[61] (In Deutschland waren es 2014/2015 knapp 18 Teelöffel täglich; Quelle: de.statista.com.) Das ist in etwa so, als würde man ein brennendes Streichholz in ein mit Benzin gefülltes Fass werfen: Die Entzündung verursacht eine Explosion.

Essen wir Zucker, steigt der Insulinspiegel stark an und löst dadurch die Freisetzung entzündungsfördernder Zytokine aus. Fructose, die in gebundener Form auch in Haushaltszucker enthalten ist, verbindet sich im Körper leicht mit Proteinen wie beispielsweise Kollagen, aus dem das Gewebe unserer Haut und unserer Arterien besteht. Bei der Verbindung von Kollagen und Fructose entstehen glykierte Reaktionsprodukte, auch AGEs (Advanced Glycation End Products) genannt, die den Alterungsprozess beeinflussen und im Körper oxidativen Stress hervorrufen,[62] wodurch sie noch mehr Entzündungen auslösen.

Der von den AGEs verursachte oxidative Stress schädigt die Mitochondrien, und in Studien konnte eine direkte Verbindung zwischen Entzündungen und mitochondrialer Dysfunktion nachgewiesen werden,[63] die ebenfalls wechselseitig ist: Bei schlechter mitochondrialer Funktion stellt der Körper Moleküle her, die Entzündungen verursachen, welche wiederum die mitochondriale Funktion weiter verschlechtern. Und das führt dann zu Heißhunger auf Süßes!

Wenn wir uns einmal ansehen, auf wie viele Arten Entzündungen den Körper schädigen können, wird deutlich, dass viele chronische Erkrankungen sich am Anfang auf Zellebene ähnlich sind, denn Diabetes, Herzerkrankungen, Alzheimer und andere degenerative Erkrankungen sind alle das Ergebnis von Problemen mit den Mitochondrien.[64] Es wird auch deutlich, dass fast jede *heutige* Ursache für eine geringere Energieproduktion Ihres Körpers die Grundsteine für *spätere* fortschreitende Verschlechterungen Ihrer Leistung und sich entwickelnde chronische Erkrankungen legt. Nicht voll leistungsfähige Mitochondrien, zu viel oxidativer Stress und chronische Entzündungen finden sich bei den meisten Menschen. Die mitochondrialen Gifte, die wir über die Nahrung aufnehmen oder denen wir täglich ausgesetzt sind, heizen die Entzündungsreaktion des Körpers an und bremsen die Neurogenese sowie die mitochondriale Funktion. Das bedeutet zwar nicht, dass Sie automatisch eine Autoimmunerkrankung, ein Problem mit der geistigen Gesundheit oder eine neurodegenerative Erkrankung wie Alzheimer oder Multiple Sklerose entwickeln werden, aber die Ursprünge dieser Erkrankungen gleichen in ihren Symptomen erstaunlicherweise den Symptomen, die wir mit dem lapidaren Spruch erklären, eben »einen schlechten Tag zu haben«.

Beim Hirntuning geht es darum, Ihnen die Kontrolle darüber zu geben, wie gut jeder Tag von nun an sein wird. Außerdem schlagen Sie zwei Fliegen mit einer Klappe, weil eine gesteigerte Hirnfunktion und -leistung mit genau den Dingen in Verbindung gebracht wird, die chronischen Erkrankungen vorbeugen und sie umkehren. Sie werden erstaunt sein, was

Ihr Gehirn leisten kann und vor allem wie schnell. Und alles beginnt mit den Mitochondrien. Doch vorher kommen wir noch einmal kurz auf die Entzündungen zurück.

Entzündungen, Wasser und Licht

99 von 100 Molekülen in unseren Zellen sind Wassermoleküle, allerdings sind sie derart klein, dass sie nur zwei Drittel des Volumens unserer Zellen ausmachen. Wasser ist somit an allem beteiligt, was unsere Zellen tun, und die Menge und Art des Wassers in unseren Zellen ist für jede Körperfunktion von immenser Bedeutung.

In Kapitel 3 habe ich Ihnen von Gerald Pollack und seiner Entdeckung des vierten Aggregatzustands von Wasser (EZ-Wasser) erzählt, und genau dieses befindet sich in unseren Zellen. Ist nicht ausreichend EZ-Wasser in den Zellen vorhanden, dehydrieren sie und arbeiten schlechter. Dadurch wird der Lymphfluss, der Giftstoffe und Abfallprodukte transportiert, gebremst, was zu chronischen Entzündungen führt. Unsere Mitochondrien brauchen EZ-Wasser, denn ohne zumindest ein bisschen davon können sie nicht arbeiten.

Das EZ-Wasser im Inneren unserer Zellen ist negativ geladen. Das ist deshalb wichtig, weil die Nervenzellen negativ aufgeladen werden müssen, bevor sie ein Signal zur Kommunikation mit einer anderen Nervenzelle senden (Kapitel 2). Ist nicht ausreichend EZ-Wasser in den Zellen vorhanden, sind sie nicht so negativ aufgeladen, wie sie sein sollten, weshalb die Nervenzellen nicht effizient kommunizieren können. Eine schlechte Zellkommunikation im Gehirn kann zu allen möglichen kognitiven Problemen sowie Depressionen und anderen affektiven Störungen führen – auch dazu, dass Sie Ihre Kinder anschreien, obwohl Sie es gar nicht wollen.

Je stärker die negativen Ladungen in Ihrem Körper sind, desto besser können all Ihre Zellen arbeiten. Allerdings können Zellen ihre negative Ladung durch Oxidation verlieren. Antioxidantien bekämpfen die Oxidation, indem sie versuchen, die negative Ladung zu erhalten. Der Körper hat viele Möglichkeiten, um eine negative Ladung aufrechtzuerhalten, beispielsweise durch Urinieren, Schwitzen, das Ausatmen von Kohlendioxid und sogar die Darmentleerung. Die Ladung all dieser Abfallprodukte ist positiv.

Seit vielen Jahren erhöhe ich die negative Ladung meines Körpers, indem ich mich erde (auch Earthing genannt) und so die negative Ladung aus dem Erdboden aufnehme. Das kann dem Körper dabei helfen, mehr EZ-Wasser aufzubauen. Bei Flugreisen beispielsweise nimmt die negative Ladung im Körper eher ab, wodurch sich der Gehalt an EZ-Wasser verringert und Entzündungen verursacht werden. Das ist einer der Gründe, weshalb man einen Jetlag spürt. Vor Jahren bin ich jeden Monat von San Francisco nach Cambridge in England gependelt und stellte irgendwann fest, dass meine Leistungsfähigkeit wieder *erheblich* anstieg, wenn ich nach der Landung barfuß im Park Yoga machte. Warum genau das funktionierte, wusste ich damals nicht, aber mittlerweile weiß ich, dass ich die negative Energie der Erde aufgesogen habe und mein Körper dadurch mehr EZ-Wasser bilden konnte. Natürlich möchte ich dem Yoga und dem Atmen hier nicht seine gute Wirkung auf Körper und Geist absprechen, aber ich bemerkte einen deutlichen Unterschied, wenn ich barfuß auf der Erde Yoga übte. Vier Jahre später wurde in der Fachzeitschrift *Journal of Environmental and Public Health* ein Artikel veröffentlicht, in dem einige der positiven Auswirkungen erklärt wurden, die ich bemerkt hatte.[65]

Auch Lichttherapie kann den Körper dabei unterstützen, EZ-Wasser zu bilden. Wird normales Wasser mit Infrarotlicht (und eventuell UV-Licht) bestrahlt, kann es sich in EZ-Wasser verwandeln. Wenn Sie Infrarotlicht aufnehmen, indem Sie in eine Infrarotsauna gehen oder sich einfach nur an einem sonnigen Tag ohne Sonnenbrille und Sonnencreme draußen aufhalten, saugt Ihr Körper diese Lichtenergie auf und bildet EZ-Wasser. Das Licht dringt durch die Augen in den Körper und direkt ins Gehirn, wo sich die Auswirkungen zuerst bemerkbar machen. Licht ist für Ihr Gehirn auch deshalb besonders wertvoll, weil es dabei hilft, EZ-Wasser herzustellen.

In einem Experiment, das er in seinem Labor durchführte, ließ Dr. Pollack Wasser durch einen engen Schlauch fließen. Als er das Wasser UV-Licht aussetzte, floss es fünfmal schneller durch den Schlauch. Können bei Ihnen im Körper Blut und Lymphflüssigkeit schneller durch die engen Kapillargefäße fließen, kommt es zu weniger chronischen Entzündungen. Und wenn Sie Sonnenlicht aufnehmen, profitieren auch die winzigen Mikrotubuli in Ihren Mitochondrien von dieser Wirkung.

Nachdem ich die Forschungen von Dr. Pollack und Nick Lane, einem britischen Biochemiker, der sich mit Licht beschäftigt, für mich entdeckt hatte, erhöhte ich langsam den Kontakt meiner Augen mit UV-Licht. Ich stellte fest, dass sich meine kognitiven Fähigkeiten an den Tagen spürbar verbesserten, an denen ich meine Augen dem UV-Licht aussetzte. Vermutlich lag das an dem Mehr an EZ-Wasser in meinen Nervenzellen und einem Rückgang der Entzündungen insgesamt.

Die NASA untersucht schon seit Langem, wie Licht die Heilung beschleunigt, Muskelkater mindert, chronische Schmerzen und Steifigkeit lindert und die Zirkulation erhöht. Der Kontakt mit Licht macht all das möglich, denn es erhöht die Leistungsfähigkeit der Mitochondrien und schützt vor Entzündungen.[66] Von der Lichttherapie wurde nachgewiesen, dass sie den Mitochondrien dabei hilft, schneller ATP zu produzieren.[67]

Vor fast 20 Jahren hatte ich einen Autounfall und erlitt zum zweiten Mal in meinem Leben ein Schleudertrauma. Nach dem ersten Schleudertrauma brauchte ich fast ein Jahr, um davon zu genesen. Als mir nun zum zweiten Mal jemand hinten auf mein Auto auffuhr, hatte ich starke Schmerzen. Ich wandte mich an einen naturheilkundlich arbeitenden Arzt, mit dem ich befreundet bin, und er gab mir ein kleines tragbares medizinisches Lasergerät. Er wies mich an, den Laser an der Stelle meines oberen Rückens zu platzieren, an der ich verletzt war. Drei Minuten lang gab der Laser seine Rot- und Infrarotlichtimpulse in meinen Rücken ab und dann waren meine Schmerzen verschwunden. Diese Linderung war schneller als alles andere, was ich je erlebt hatte. Ich kaufte mir das Gerät und mache seitdem immer wieder Lichttherapien.

Heute verwende ich den REDcharger (eine Art Sonnenbank, nur mit Infrarotlicht) der über 40 000 rote und infrarote Leuchtdioden enthält, die meinen gesamten Körper beleuchten und mir dabei helfen, meine Mitochondrien wieder aufzuladen, mehr EZ-Wasser in meinen Zellen zu bilden und gesünderes Kollagen aufzubauen. Die Wirkung dieses Biohacking ist unglaublich und Rotlicht ist auch für die Anwendung zu Hause erschwinglich. Meine besonderen Empfehlungen für die Lichtaufnahme finden Sie weiter hinten in diesem Buch. Dieses spannende Thema ist leider nicht häufig im Gespräch, aber es kann drastische und unmittelbare Auswirkungen auf Ihre Stimmung, Ihre Entzündungswerte und Ihre kognitiven Fähigkeiten haben.

Das Hirntuning-Programm hilft Ihnen dabei, die unbemerkt in Ihrem Körper und insbesondere in Ihrem Gehirn grassierenden Entzündungen abzuschwächen, indem Sie Ihren Körper dem richtigen Licht aussetzen, die guten Bakterien in Ihrem Darm füttern, Ihre Hormone ins Gleichgewicht bringen und natürlich die Funktion und Leistungsfähigkeit Ihrer Mitochondrien verbessern. Den Bauchspeck in Ihrem Gehirn lösen wir auf, damit die sportliche und schnelle Maschine darunter zum Vorschein kommen kann und Sie wieder Ihr Bestes geben können. Ein Gehirn ohne Entzündungen macht einfach viel mehr Spaß!

Hirntuning-Fakten:
Denken Sie immer an die folgenden drei Dinge!

- Bei chronischen Entzündungen leidet das Gehirn als Erstes.
- Leiden Ihre Mitochondrien unter Entzündungen, ist ihre Energieproduktion weniger effizient, weil die Elektronen eine längere Strecke zurücklegen müssen.
- Fast alles, was Ihre Energieproduktion heute senkt, legt die Grundsteine für die spätere Entwicklung chronischer Erkrankungen.

Vorsprung durch Hirntuning:
Tun Sie diese drei Dinge sofort!

- Achten Sie auf Ihren Bauchspeck, denn die Nahrungsmittel, die in Ihrem Körper Entzündungen verursachen, sind auch für das Gefühl des Benebeltseins im Kopf und Entzündungen Ihres Gehirns verantwortlich.
- Verbringen Sie ausreichend Zeit draußen, um die negative Ladung der Erde und UV- sowie Infrarotlicht aufzunehmen. Im Winter sollten Sie eine Erdungsmatte verwenden und in die Infrarotsauna gehen.
- Lassen Sie Ihre Entzündungswerte von einem Arzt für Funktionelle Medizin untersuchen. Hierbei sollten insbesondere die Werte von CRP (C-reaktives Protein), Homocystein und Lp-PLA2 (Lipoprotein-assoziierte Phospholipase) überprüft werden.

TEIL II

SIE HABEN DIE KONTROLLE ÜBER IHREN KOPF

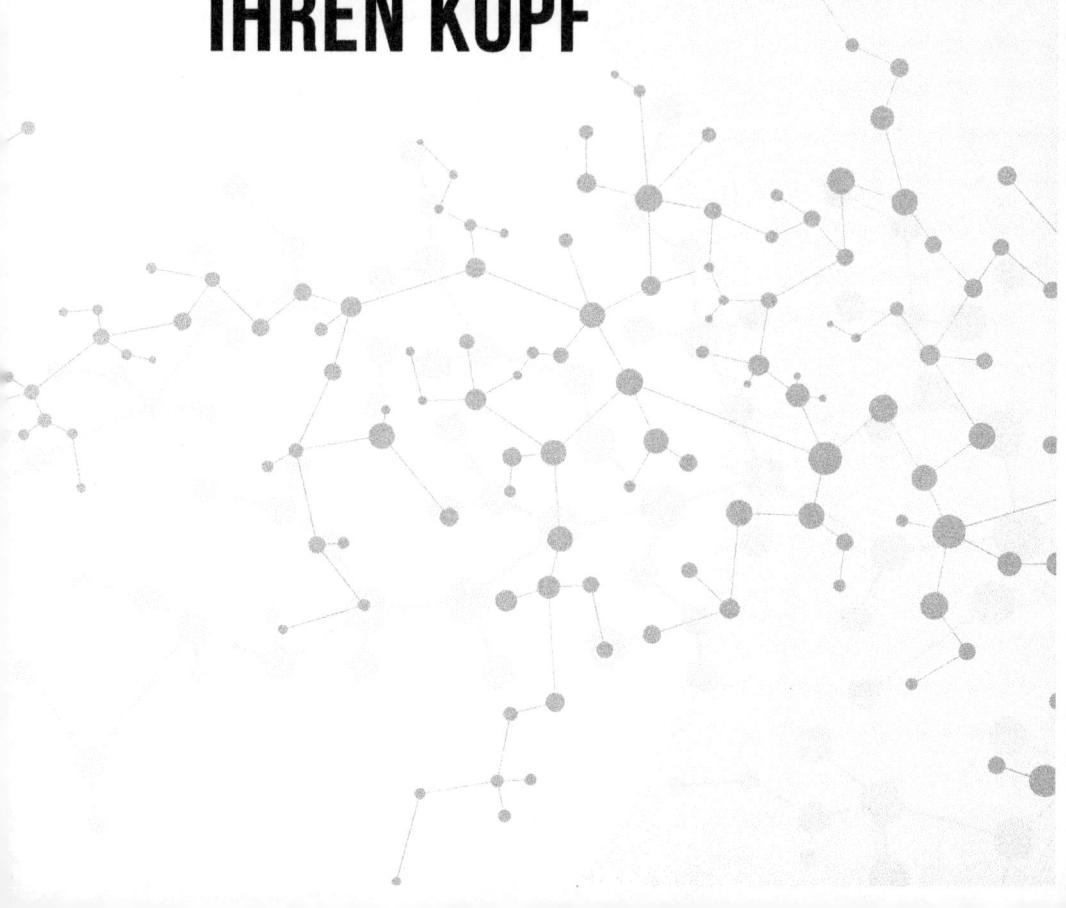

Nervige Stimmungsschwankungen, wenig Energie, Heißhunger und Konzentrationsschwäche – Sie sind jetzt in der Lage, einige Anzeichen dafür, dass Ihr Kopf *geschwächt* ist, zu verstehen. Nun ist es an der Zeit, die Kontrolle zu übernehmen und Ihr Hirn zu tunen, denn Sie können Ihre geistigen Fähigkeiten und Ihre Konzentration selbst verbessern und die Methoden sind naheliegender, als Sie denken.

Ich wünschte, ich hätte schon vor vielen Jahren gewusst, dass ich die Leistung meines Gehirns beeinflussen kann und dass viele meiner damaligen Symptome im Bereich meiner Kontrolle lagen. Doch ich musste gehirntechnisch erst den absoluten Tiefpunkt erreichen, bevor ich lernte, dass es tatsächlich möglich ist, die geistigen Fähigkeiten zu verbessern. Ich hatte damals solche Angst, mein Gehirn würde nie wieder richtig funktionieren, dass ich mit 26 Jahren eine Art Berufsunfähigkeitsversicherung abschloss.

Zu unser aller Glück ist unser Gehirn jedoch äußerst anpassungsfähig. Aus diesem Grund können wir es auch hacken, denn es reagiert auf kleinste Veränderungen in unserem Körper oder unserer Umwelt. Gerade seine Komplexität macht es paradoxerweise leicht zu hacken. Hacker lieben komplexe Systeme, weil sie ihnen eine große Angriffsfläche bieten – das heißt viele Möglichkeiten, um einzugreifen und die Kontrolle zu übernehmen. Je einfacher die Technologie, desto schwieriger ist es, ein Gerät zu hacken. Solche Geräte oder Maschinen sind zwar oftmals leichter zu verstehen, aber sie bieten weniger Einsprungspunkte und daher weniger Möglichkeiten, zu intervenieren und ihre Leistung zu beeinflussen.

Komplexe Systeme hingegen mögen zwar einfacher zu hacken sein, sie sind aber auch schwieriger zu verstehen. Unsere Biologie des Menschen ist eine Mischung aus chemischen, elektrischen, physischen, magnetischen und Lichtsignalen, was sie *unglaublich* komplex macht. Auch Temperatur und Licht, Jahreszeit, Tageszeit und viele weitere kleine Variablen üben Einfluss darauf aus.

Unser Gehirn und insbesondere sein Verfahren zur Energieherstellung ist derart komplex, dass es mehrere Möglichkeiten gibt, um es anzukurbeln. Die gute Nachricht ist, dass es völlig in Ordnung ist, wenn Sie das Buch bis zu dieser Seite nur überflogen oder sogar ganz vorgeblättert haben, denn Sie benötigen keinen detaillierten Plan eines Systems, um es hacken zu können – Sie müssen nur daran glauben, dass es möglich ist, und die Fähigkeit mitbringen, ein paar Eingangsdaten des Systems zu verändern. In Bezug auf uns und unser Gehirn bedeutet das häufig nur, unsere Umgebung zu verändern – und genau darum geht es hier im zweiten Teil. Sie werden lernen, welche Knöpfe Sie drücken und welche Hebel Sie bewegen müssen, um Ihre zelluläre Energieproduktion drastisch anzukurbeln, gesunde neue Mitochondrien und Nervenzellen zu bilden und Ihre Entzündungswerte zu senken. Erste Resultate sind bereits ab dem ersten Tag spürbar. Im Laufe der Zeit nehmen diese Verbesserungen immer weiter zu, sodass nur wenige kleine Handgriffe zu großen Veränderungen führen können. Wenn Sie Ihr Geld zu einer Bank bringen, die 2 Prozent Zinsen bietet, wachsen Ihre Ersparnisse zwar nicht über Nacht ins Unermessliche, aber durch die Zinsen kommt es im Laufe der Jahre zu einem exponentiellen Wachstum. Die vielen kleinen Vorteile, die Sie durch Betätigen der besagten Knöpfe und Hebel in Ihrem Gehirn erlangen, führen letztlich alle zusammen zu einer drastischen Veränderung Ihres Denkens, Ihres Fühlens und Ihrer tagtäglichen Leistung und machen Sie immer stärker.

Das sind die Energiegeheimnisse, die ich selbst nutze, um stark, konzentriert und bulletproof zu werden, damit ich Millionen von Menschen erreichen, in Vollzeit arbeiten und Vater sein kann. Fast alle dieser Techniken wende ich tatsächlich gerade gleichzeitig an, während ich dieses Buch schreibe. Sie funktionieren bei mir und sie werden auch bei Ihnen funktionieren. Lassen Sie uns also Ihr Gehirn hacken und hochfahren!

TREIBSTOFF FÜRS GEHIRN

Der einfachste und wirkungsvollste Weg, um wieder die Oberhand über Ihr Gehirn zu gewinnen, führt über die Ernährung. Die Nahrung, die Sie Ihrem Körper zuführen, hat größere Auswirkungen auf die Leistung Ihres Gehirns als jeder andere von Ihnen beeinflussbare Faktor. Ernährung ist buchstäblich der Treibstoff, der Ihr Gehirn entweder wirkungsvoll antreibt oder zum Stillstand bringt. Aus der Nahrung zieht Ihr Körper Elektronen und verbindet sie zur Energiegewinnung mit Wasser und Sauerstoff. Sie selbst sind sozusagen eine Batterie, die Sie mit der richtigen Energie aufladen müssen.

Polyphenole: Antioxidantien voller Power

Wie schon gesagt brauchen die Mitochondrien zur Herstellung von ATP Sauerstoff. Bei dieser Energieproduktion entstehen freie Radikale, von denen einige austreten und in den Zellen Schäden anrichten. Wenn Sie nicht möchten, dass entzündungsfördernde freie Radikale Ihre Leistung beeinträchtigen und dafür sorgen, dass Sie sich alt fühlen, sollten Sie sich an das halten, was schon Ihre Oma immer sagte: »Iss mehr Gemüse, Kind!« Alle Gemüsesorten enthalten Antioxidantien, aber einige sind stärker als andere.

Zu den in Pflanzen vorkommenden Antioxidantien gehören die Polyphenole, die sich insbesondere in dunkelroten, violetten und blauen Pflanzenteilen befinden. Sie schützen uns nicht nur vor Zellschäden durch Oxidation, sondern haben auch unsere Mitochondrien schützende Eigenschaften. Und so können Polyphenole uns unterstützen:

- **Sie schützen den Darm.** Polyphenole können die Zusammensetzung der Darmbakterien verändern, indem sie die Menge gesunder Bakterien erhöhen und das Wachstum schlechter Bakterien im Verdauungstrakt hemmen. Bei Teilnehmern einer Studie, die sechs Wochen lang ein polyphenolreiches Heidelbeerextrakt tranken, verbesserten sich die Darmbakterien drastisch.[1] Eine derartige positive Veränderung der Darmbakterien kann Entzündungswerte senken und den Brain Fog verringern. Andere Studien zeigen, dass Polyphenole den Darm vor gefährlichen Krankheitserregern wie Staphylokokken und sogar Salmonellen schützen können.[2] Interessanterweise besteht zwischen den Polyphenolen und dem Darm eine symbiotische Beziehung: Die Polyphenole verändern die Zusammensetzung der Darmbakterien, während die Darmbakterien wiederum für das Verstoffwechseln der Polyphenole zuständig sind, damit der Körper sie nutzen kann.
  Eine Studie mit Nagetieren ergab eine höhere Zahl Polyphenole essender gesunder Darmbakterien bei den Tieren, denen polyphenolreicher Kaffee verabreicht wurde (mit Butter, wie beim Bulletproof Coffee) – außerdem waren diese Tiere schlanker.[3]

- **Sie erhöhen die Neurogeneserate.** Studien zufolge erhöhen Polyphenole die Konzentration des Wachstumsfaktors BDNF und des

Nervenwachstumsfaktors (Nerve Growth Factor, NGF).[4] Beides sind Proteine, die die Neurogenese fördern und neue Nervenzellen vor dem Absterben schützen. Eine Erhöhung des BDNF- und NGF-Spiegels kann nachweislich das Lernen, das Gedächtnis und das Denken verbessern,[5] weshalb dies ein wichtiger Teil des Hirntuning-Programms ist.

- **Sie sagen den Zellen, ob sie leben oder sterben sollen.** Eine weitere wichtige Rolle spielen Polyphenole, indem sie die Zellsignale unterstützen, die den Prozess der Apoptose (Zelltod) auslösen, und indem sie alte oder beschädigte Zellen davon abhalten zu mutieren.[6] Wir möchten zwar, dass sich bereits mutierte Zellen der Apoptose fügen, aber noch besser wäre es, wenn die Zellen gar nicht erst mutieren würden. Polyphenole helfen dabei, dass Ihre Zellen – und damit auch Sie – stark, gesund und lebendig bleiben.

- **Sie bekämpfen Entzündungen.** Polyphenole schützen das Gehirn nicht nur vor Entzündungen, indem sie die guten Darmbakterien füttern, sondern sie senken auch die Menge entzündungsfördernder Zytokine im Blutkreislauf. Ein Rückgang der Entzündungen verbessert nachweislich den Blutfluss ins Gehirn,[7] was wiederum das Gedächtnis verbessert und den altersbedingten Abbau kognitiver Fähigkeiten verhindert. Und wie Sie bereits erfahren haben, führen weniger Entzündungen zu einer verbesserten mitochondrialen Funktion.

Sie fragen sich jetzt vielleicht, warum wir nicht alle bereits von den tollen Eigenschaften der Polyphenole profitieren, wenn sie so fantastisch sind und in bestimmten Nahrungsmitteln vorkommen? Polyphenole haben einen kleinen Haken: Sie können (mit wenigen Ausnahmen) nicht »einfach so« vom Körper aufgenommen werden. Bei den meisten Polyphenolen benötigt der Körper etwas Hilfe, um sie verwerten zu können. Diese Hilfe ist, sie mit meinem Lieblingsmakronährstoff gemeinsam zu essen: mit Fett![8] Den Brokkoli mit Butter zu verfeinern, macht ihn tatsächlich noch *besser* für Sie, weil Ihr Körper die darin enthaltenen guten Inhaltsstoffe vermehrt aufnehmen kann, wenn sich die Polyphenole an die Fettmoleküle anhängen können. Meine persönliche Theorie ist, dass der Brokkoli diese schönen Röschen entwickelt hat, weil sie sich so viel besser mit Butter vollsaugen können – auch wenn es keine wissenschaftlichen Nachweise dafür gibt …

Beim Hirntuning-Programm essen Sie viele frische dunkle Gemüsesorten und Obst mit geringem Zuckergehalt, um die empfohlene Polyphenol-Tagesdosis von mindestens 2 Gramm aufzunehmen. In den Hirntuning-Rezepten erfahren Sie, wie Sie die besten Polyphenolquellen unter den Nahrungsmitteln und Getränken mit so viel Fett kombinieren, dass die Polyphenole leicht vom Körper aufgenommen werden können. Der Verzehr und die tatsächliche Aufnahme von mehr Polyphenolen während der zwei Wochen lassen Ihre Entzündungswerte zurückgehen, sorgen für einen gesünderen Darm und eine höhere Neurogeneserate.

Neben dunklem Gemüse und wenig zuckerhaltigem Obst sollten Sie noch die folgenden Nahrungsmittel mit hohem Polyphenolgehalt zu sich nehmen, um Ihre Polyphenolzufuhr zu steigern. Mit diesen Nahrungsmitteln bekämpfen Sie Entzündungen, halten den Darm im Gleichgewicht und helfen Ihrem Gehirn, gesunde neue Gehirnzellen zu bilden.

- **Kaffee.** Wenn Sie bereits vom Bulletproof Coffee gehört haben, ist dieser Punkt für Sie nicht weiter überraschend. Ist das aber neu für Sie, dann lassen Sie mich Ihnen sagen: Kaffee ist Trumpf, weil er voller Polyphenole und mehr als tausend weiterer Inhaltsstoffe steckt, die die Funktion unserer Zellen verbessern.[9] In der westlichen Ernährung ist Kaffee die größte Polyphenolquelle,[10] weshalb er auf dieser Liste ganz oben steht. (Hätte etwas Ekliges wie etwa Sardinentran einen höheren Polyphenolgehalt, stünde es stattdessen an erster Stelle!) Die im Kaffee enthaltenen Polyphenole steuern die »Schalter«, mit denen bestimmte Gene an- und ausgeschaltet werden – darunter auch jener, der den Zellen signalisiert, sich zu vervielfältigen oder zu sterben.[11] Des Weiteren enthält Kaffee eine Polyphenolsorte namens Chlorogensäure, die chronische Entzündungen insbesondere in Zellen mit hohem Fettgehalt (wie den Gehirnzellen) lindert. Dies sind nur einige Beispiele dafür, wie Kaffee die Kognition verbessert.[12]

Den wohl besten Beitrag, den der Kaffeegenuss leisten kann, ist, dass er Sie länger leben lässt: Eine Studie über die Verbindung von Kaffeekonsum und langer Lebensdauer zeigte, dass das Sterberisiko der Studienteilnehmer umso geringer war, je mehr Kaffee sie tranken.[13] Kaffeetrinken wurde außerdem mit einem geringeren Sterberisiko durch eine Vielzahl häufig vorkommender Erkrankungen in Verbindung gebracht, darunter Herzerkrankungen, Lungenerkrankungen, Diabetes und Infektionen. (Ist Ihnen aufgefallen, dass das alles mitochondriale Dysfunktionen sind?) Bei Frauen war diese Wirkung noch etwa 30 Prozent stärker als bei Männern.[14] Ich halte es für möglich, dass die stärkere Wirkung bei Frauen darin begründet liegt, dass einige Zellen in den Eierstöcken zehnmal mehr Mitochondrien enthalten als die Gehirnzellen.

Da eine geringe mitochondriale Leistung zu all diesen Erkrankungen führen kann und die in Kaffee enthaltenen Polyphenole die Leistung der Mitochondrien verbessern, würde das im Umkehrschluss bedeuten, dass Polyphenole dabei helfen, diesen verbreiteten Erkrankungen vorzubeugen. Da die Studienteilnehmer sowohl koffeinhaltigen als auch koffeinfreien Kaffee tranken, ist klar, dass Koffein für diese Wirkungen nicht verantwortlich sein kann.[15]

Über den Bulletproof Coffee erfahren Sie an anderer Stelle mehr. Für den Moment müssen Sie nur wissen, dass wir dafür giftfreien Kaffee (große Mengen des erhältlichen Kaffees enthalten mitochondriale Gifte aus Schimmelpilzen) mit Fett kombinieren (Weidebutter und Brain-Octane-Öl), damit die Polyphenole besser aufgenommen werden können und wir das Milchprotein vermeiden, das die Verwendung der Polyphenole im Körper blockiert.

- **Bitterschokolade.** Bitterschokolade (mit mindestens 85 Prozent Kakaoanteil) steckt voller Polyphenole und enthält eine geringe Menge Koffein, die ebenfalls leistungssteigernd wirkt.[16] Bei der Schokoladenauswahl sollten Sie vorsichtig sein, denn wie Kaffee kann auch Kakao Schimmelpilzgifte enthalten, die wiederum die Funktion der Mitochondrien hemmen. Im Herstellungsprozess wird der Kakao fermentiert und 64 Prozent der für die Fermentation zuständigen Mikroorganismen können ebenfalls schädliche Schimmelpilzgifte erzeugen.[17] Da die Vorgaben in Europa strenger sind als in den Vereinigten Staaten, enthält europäische Schokolade überwiegend weniger Schimmelpilzgifte, weshalb ich zu solchen Produkten greife, wenn mir meine eigene laborgeprüfte, ultrareine Schokolade ausgeht.

- **Heidelbeeren.** Studien über die in Heidelbeeren enthaltenen Polyphenole haben ergeben, dass sie die Lebensdauer erhöhen, den altersbedingten kognitiven Abbau verlangsamen[18] und die Funktion des Herz-Kreislauf-Systems signifikant verbessern.[19] Zudem lassen sie den Wachstumsfaktor BDNF ansteigen. Leider werden Heidelbeeren stark mit Pestiziden behandelt und sind häufig sichtbar mit Schimmel belastet (insbesondere Tiefkühlbeeren). Ich empfehle Ihnen, hochwertige Tiefkühlheidelbeeren in Bioqualität oder Bioheidelbeeren direkt ab Hof zu kaufen oder ein reines Polyphenolextrakt aus Heidelbeeren einzunehmen. Wenn Sie genug Heidelbeeren essen wollten, um die benötigten Polyphenole aufzunehmen, würden Sie dabei nämlich auch eine große Menge Zucker essen.

- **Granatapfelkerne.** Die in Granatapfelkernen enthaltenen Polyphenole sind wasserlöslich und können daher vom Körper leichter aufgenommen werden als die meisten anderen Polyphenole. Von den Granatapfel-Polyphenolen weiß man auch, dass sie sich in kleinere Verbindungen aufschlüsseln, die durch die mitochondriale Membran gelangen und oxidativen Stress direkt in den Mitochondrien bekämpfen können.[20] Werden Granatapfelkerne von den Darmbakterien verdaut, entsteht Urolithin A – eine der wenigen Substanzen, die veranlassen, dass der Körper ausgelaugte Mitochondrien durch voll funktionsfähige neue ersetzt. Frische Granatapfelkerne und ihr Saft enthalten außerdem ein besonderes Entgiftungsenzym namens PON1 (Paraoxonase 1), allerdings enthält Granatapfelsaft zu viel Zucker, um ihn regelmäßig zu trinken. Frische ganze Granatapfelkerne esse ich, wenn Granatäpfel Saison haben, ansonsten nehme ich ein Extrakt.

- **Traubenkerne.** In Traubenkernen steckt ein sehr starkes Polyphenol, das sogenannte Proanthocyanidin. Den Namen müssen Sie sich nicht merken. Wichtig ist, dass es sich von dem in Rotwein vorkommenden Polyphenol Resveratrol unterscheidet. Traubenkerne (insbesondere Traubenkernextrakt) haben stark entzündungshemmende Eigenschaften[21] und schützen das Gehirn vor oxidativem Stress.[22] Der eigentliche Grund, weshalb ich Traubenkernextrakt derart spannend finde, ist, dass es in Tierstudien durch Fettleibigkeit verursachte mitochondriale Dysfunktionen korrigiert hat und vor Gewichtszunahme schützt.[23] In einer Studie bezeichneten Forscher Traubenkernextrakt sogar als dazu in der Lage, ein Energieungleichgewicht zu korrigieren und die Fähigkeit zur Verbrennung von braunem Fettgewebe zu verbessern. Braunes Fettgewebe ist die Art von Fett, die Ihnen bei der Energieproduktion und beim Fettverbrennen hilft, und es ist deshalb braun und nicht weiß, weil es so viele Mitochondrien enthält.
  In einer anderen Studie verabreichten die Forscher den Versuchstieren Traubenkernextrakt, bevor sie deren Gehirn massivem Stress aussetzten. Die Vorbehandlung verringerte den oxidativen Stress, mitochondriale freie Radikale sowie neuronale und mitochondriale Schäden.[24] Beim Hirntuning wollen wir natürlich mitochond-

riale Schäden eindämmen, weshalb ich täglich Traubenkernextrakt einnehme. Traubenkernextrakt war das erste Nahrungsergänzungsmittel, das ich als Jugendlicher einnahm, und es hatte spürbare Auswirkungen auf mein Nasenbluten. Dadurch, dass ich in einem durch Wasserschäden mit giftigen Schimmelpilzen belasteten Haus lebte, hatte ich täglich Nasenbluten (ein Symptom der Entzündungen durch die Schimmelpilzgifte), die ich jedoch durch das Traubenkernextrakt verringern konnte. Statt Nasenbluten mehrmals täglich bekam ich fast gar kein Nasenbluten mehr, was für mein sich gerade entwickelndes Liebesleben natürlich ein großer Gewinn war!

- **Traubenschalen.** Viele Menschen glauben gern daran, dass Rotwein gut für das Gehirn sei. Ich möchte das auch gern glauben, aber die bittere Wahrheit ist, dass die giftige Wirkung des Alkohols und des Zuckers und häufig sogar mitochondriale Gifte aus Schimmelpilzen im Wein die Vorteile seines geringen Polyphenolgehalts in Form von Resveratrol aus den Traubenschalen aufwiegen.
Resveratrol ist bereits intensiv erforscht worden und verbessert nachweislich die mitochondriale Funktion.[25] Bei Tieren führte es zu einer signifikanten Steigerung der aeroben Kapazität sowie des Wachstums neuer Mitochondrien. Es schützt außerdem nachweislich vor durch schlechte Ernährung verursachter Fettleibigkeit und Insulinresistenz.[26]
Außer in Trauben ist Resveratrol auch noch in Pistazien, Heidelbeeren, Cranberrys und Schokolade enthalten. Die in den oben genannten Studien an Tiere verfütterte Resveratrolmenge ist jedoch größer, als Sie jemals allein über die Nahrung aufnehmen könnten. Deshalb lasse ich den Wein stehen, esse viele resveratrolreiche Nahrungsmittel, die für eine maximale Polyphenolaufnahme entsprechend zubereitet werden, und nehme zusätzlich noch ein Nahrungsergänzungsmittel.[27]

Nahrung als Vorstufe von Neurotransmittern

Neurotransmitter sind die chemischen Botenstoffe, die die Signale von einer Nervenzelle zur nächsten übertragen. In unserem Körper gibt es mindestens 100 einzigartige Arten von Neurotransmittern, von denen jeder seine spezifische Funktion hat. Für alles, was Sie tun, müssen Ihre Neurotransmitter miteinander kommunizieren, und damit das so effizient wie möglich geschieht, müssen sie gut arbeiten.

Die meisten Neurotransmitter werden im Darm und in den Axonen der Gehirnzellen gebildet, einige sind jedoch auch natürliche Nebenprodukte der Zellfunktionen. Für ihre Herstellung benötigt der Körper bestimmte Nährstoffe. Nehmen Sie nicht genügend dieser Nährstoffe auf, können Ihre Nervenzellen nicht effizient miteinander kommunizieren und es kann durch das Senden falscher Signale sogar zu Fehlkommunikationen kommen. Dies wiederum kann zu einer Reihe von Erkrankungen und einem deutlichen Leistungsabfall führen. Die in der folgenden Liste angegebenen Neurotransmitter beeinflussen Ihre Leistung am stärksten, und Sie können Ihren Körper bei deren Produktion unterstützen, indem Sie die aufgezählten Nahrungsmittel essen.

- **Dopamin.** Als hemmender Neurotransmitter, der es unwahrscheinlicher macht, dass die Nervenzellen losfeuern, ist Dopamin am besten für seine Verbindung mit dem Belohnungszentrum im Gehirn bekannt. Der Dopaminspiegel wird unter anderem durch Kokain, Opium, Heroin und Alkohol erhöht, aber es gibt noch viel bessere Möglichkeiten, für mehr Dopamin zu sorgen. Zu wenig Dopamin wird mit vielen Erkrankungen (von Parkinson bis Sozialphobie) in Verbindung gebracht, wohingegen ein ausreichender Dopaminspiegel positive Auswirkungen auf Ihre Entscheidungsfähigkeit und Leistung hat.[28] Dopamin ist ein »Motivationsmolekül«, das Ihnen die Willenskraft verleiht, spontanen Impulsen zu widerstehen und Ihre Ziele zu erreichen. Dopamin wird aus Proteinbausteinen, den Aminosäuren, hergestellt, genauer aus L-Tyrosin und L-Phenylalanin. In Studien konnte nachgewiesen werden, dass auch der Kontakt mit Sonnenlicht (oder einer Höhensonne) den Dopaminspiegel erhöht.

Diese Nahrungsmittel enthalten viel L-Tyrosin:

- Rindfleisch
- Hähnchenfleisch
- Putenfleisch
- Avocados
- Mandeln

Diese Nahrungsmittel enthalten viel L-Phenylalanin:

- Wildlachs
- Sardinen
- Frühstücksspeck
- Rindfleisch
- Leber
- Mandeln

Natürlich können Sie diese Aminosäuren auch über erschwingliche Nahrungsergänzungsmittel aufnehmen, aber Dopamin ist in dieser Form nur schwer erhältlich. Sollte bei Ihnen die Motivation nachlassen oder sollten Sie unter Aufschieberitis, Vergesslichkeit und Stimmungsschwankungen leiden, probieren Sie ein Ergänzungsmittel mit Tyrosin aus.

- **Noradrenalin.** Noradrenalin ist ein anregender Neurotransmitter (der das Feuern der Nervenzellen wahrscheinlicher macht), den unser Labradorhirn benötigt, um in Aktion zu treten. Er ist außerdem extrem wichtig für unsere Leistung, da er uns dabei hilft, neue

Erinnerungen entstehen zu lassen. Dopamin ist eine Vorstufe von Noradrenalin, weshalb die oben angegebenen Nahrungsmittel auch den Noradrenalinspiegel ansteigen lassen können. Für die Umwandlung von Dopamin in Noradrenalin wird Ascorbinsäure (Vitamin C) benötigt, weshalb Sie viel grünes Gemüse essen oder täglich Vitamin C als Ergänzung zuführen sollten.

Als ich mit dem Biohacking begann, war ich noch nicht einmal 30 Jahre alt und hatte laut der Untersuchungsergebnisse meines Arztes ein hohes Herzinfarkt- und Schlaganfallrisiko. Messungen meiner Neurotransmitterspiegel ergaben, dass der Noradrenalinspiegel siebenmal höher war, als er sein sollte, und das Vierfache des Wertes, der einen Burnout erzeugt. Kein Wunder, dass ich gestresst war! Um mein Gehirn wieder ins Gleichgewicht zu bringen, brauchte ich also andere Neurotransmitter.

- **Serotonin.** Dieser hemmende Neurotransmitter hat direkte Auswirkungen auf die Stimmung. Ein zu geringer Serotoninspiegel wird mit Depressionen, Wut und sogar Suizidgedanken in Verbindung gebracht. Wie Sie vielleicht wissen, hemmen viele Antidepressiva die Aufnahme des Serotonins durch die Nervenzellen, wodurch mehr Serotonin in den Synapsen verbleibt. Auch auf die Wahrnehmung nimmt Serotonin Einfluss, weshalb sich Halluzinogene an die Serotoninrezeptoren setzen und so die Wahrnehmung stören können. Da das Schlafhormon Melatonin aus Serotonin hergestellt wird, ist ein ausreichender Serotoninspiegel auch für die Schlafqualität entscheidend.

- **L-Tryptophan.** L-Tryptophan ist ein Vorstoff, den der Körper für die Serotoninproduktion benötigt. Bei uns in Amerika kommt es an Thanksgiving häufig zum sogenannten »Turkey Coma«, einer Form der in den Industrieländern weitverbreiteten Fressnarkose. Dem Mythos zufolge macht uns das Truthahnessen müde, weil das Fleisch

Tryptophan enthält. Fakt ist jedoch, dass Truthahn- oder Putenfleisch nicht genügend Tryptophan enthält, um uns außer Gefecht zu setzen – verantwortlich sind eher die anderen ungesunden Dinge und der viele Zucker, den wir an Feiertagen zu uns nehmen.

Zu den tryptophanreichen Nahrungsmitteln gehören:

– Lammfleisch
– Rindfleisch
– Hähnchenfleisch
– Putenfleisch
– Wildlachs
– Makrele
– Cashewkerne
– Mandeln
– Haselnüsse

- **Acetylcholin.** Acetylcholin war der erste Neurotransmitter, der entdeckt wurde, und ist auch einer der wichtigsten. Er stimuliert die Muskeln und ist in einem bestimmten Stoffwechselweg im Gehirn sehr aktiv, der aufrechterhalten werden muss, um eine Alzheimer-Erkrankung zu vermeiden. Verfällt dieser Stoffwechselweg, wird dies mit Alzheimer in Verbindung gebracht und Studien zufolge weisen an Alzheimer erkrankte Menschen einen signifikanten Rückgang des Acetylcholins auf.[29]

Die Zellen in dem Teil des Gehirns, in dem Acetylcholin derart aktiv ist, sind für die Körpertemperatur und den Schlafrhythmus verantwortlich. Schlaf und Temperatur sind dank Acetylcholin eng miteinander verbunden, wie auch eine Studie zeigte, in der Versuchstiere wach gehalten wurden und in der Folge nicht mehr fähig waren, ihre Körpertemperatur zu regulieren.[30]

Bei niedrigem Acetylcholinspiegel ist es wahrscheinlicher, dass Sie tagsüber müde sind und nachts nicht so viel träumen, da Sie wenig

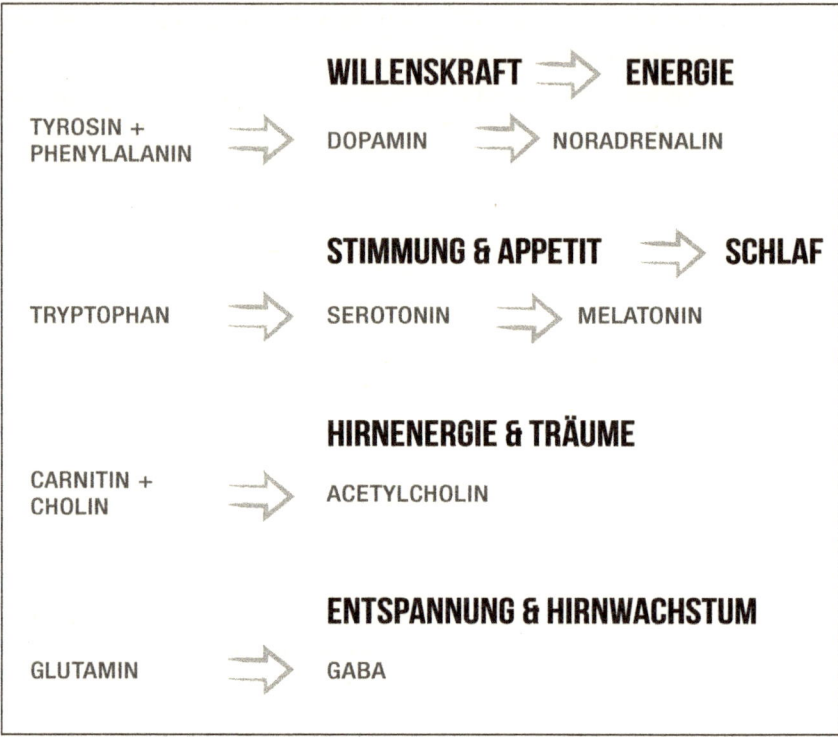

Zeit im REM-Schlaf verbringen. Ich selbst steigere meinen Acetylcholinspiegel seit fast 20 Jahren durch Nahrungsergänzungsmittel und rohes Eigelb. Wenn ich müde und gestresst bin, wirkt die Steigerung des Acetylcholinspiegels Wunder!

Ein zu hoher Acetylcholinspiegel wiederum, wie er bei schätzungsweise 20 bis 30 Prozent der Menschen (einschließlich meiner Wenigkeit) vorkommt, kann bei weiterer Zuführung von Acetylcholin durch Ergänzungsmittel zu verspannter Kiefermuskulatur, Muskelkrämpfen und Zähneknirschen im Schlaf führen. Es ist jedoch unwahrscheinlich, dass es durch den Verzehr acetylcholinreicher Nahrungsmittel zu Problemen kommt.

L-Carnitin und Cholin sind Vorstufen von Acetylcholin, die bei gemeinsamem Verzehr am besten vom Körper aufgenommen werden. Diese Nahrungsmittel enthalten viel L-Carnitin:

- Rindfleisch
- Lammfleisch
- Schweinefleisch

Diese Nahrungsmittel enthalten viel Cholin:

- Eigelb (die beste Quelle überhaupt!)
- Rindfleisch
- Nieren
- Leber
- Wildlachs

- **Gamma-Aminobuttersäure (GABA).** GABA ist ein hemmender Neurotransmitter, der im Gehirn viele wichtige Aufgaben übernimmt. Er beeinflusst unter anderem die Bildung neuer Nervenzellen, hilft ihnen bei der Differenzierung und bildet Synapsen aus. Am bekanntesten ist GABA wohl für seine Fähigkeit, das Gehirn beruhigen und Angst verringern zu können, indem es die Wahrscheinlichkeit eines Feuerns der Nervenzellen senkt und so das gesamte Nervensystem zur Ruhe bringt. Ohne GABA würden unsere Nervenzellen zu häufig und zu schnell losfeuern. Da GABA hier die Steuerung übernimmt, benötigen wir ausreichend davon, um in stressigen Situationen ruhig zu bleiben. Betrachten Sie GABA als besänftigendes Bauchkraulen für Ihren inneren Labrador. Angststörungen wie Panikattacken und auch Epilepsie werden mit einer zu niedrigen GABA-Aktivität assoziiert, wobei angstlösende Medikamente wie Valium die Wirkung von GABA im Gehirn verbessern und dadurch helfen können.
Vor einigen Jahren hatte ich eine Chefin, die unglaublich unter Stress stand, weil sich unser Unternehmen in nur drei Jahren von 300 Mitar-

beitern auf 5000 Mitarbeiter vergrößerte. Nach einem besonders verrückten Tag bot ich ihr ein Nahrungsergänzungsmittel mit GABA an, das ihre Arbeitsleistung enorm verbesserte. Jahre später gab ich einem gestressten Hedgefonds-Manager in Hongkong kurz vor seinem Flug nach London zwei Kapseln GABA. Später rief er mich an und erzählte mir, er habe im Flugzeug besser geschlafen als je zuvor, und er wollte wissen, ob er GABA gefahrlos nehmen könne, um während seiner risikoreichen Geschäfte ruhig und fokussiert zu bleiben. Er fühlte sich so gut, dass er sich Gedanken darüber machte, abhängig von GABA zu werden! Doch diese Gefahr besteht glücklicherweise nicht.

L-Glutamin ist die Vorstufe von GABA und ist in den folgenden Nahrungsmitteln reichlich enthalten:

- Rindfleisch
- Lammfleisch
- Hähnchenfleisch
- Putenfleisch
- Wildlachs
- Eier
- Innereien

Sie haben vermutlich bemerkt, dass einige Nahrungsmittel, die für die Produktion verschiedener Neurotransmitter empfehlenswert sind, mehrfach vorkommen – und das ist kein Zufall. Sie gehören zu den gesündesten und nutzbringendsten Nahrungsmitteln, die Sie essen können, und kommen im Hirntuning-Programm natürlich reichlich vor.

Fettes Gehirn = kluges Gehirn

Als meine Tochter zwei Jahre alt war, setzte sie sich zum allerersten Mal beim Weihnachtsmann im Shoppingcenter auf den Schoß. Auf seine Frage, was sie sich zu Weihnachten wünsche, antwortete sie: »Ein eigenes

Stück Weidebutter.« Wirklich wahr, das habe ich mir nicht ausgedacht! Als wir am Morgen des ersten Weihnachtstags die Geschenke verteilten, packte sie ein halbes Pfund Weidebutter aus, quietschte vor Freude und rannte mit der Butter in der Hand, die sie wie das Olympische Feuer hochhielt, durch das Haus. Sie hat zwar nicht das ganze Stück auf einmal aufgegessen, aber sie nahm einen großen Bissen davon, wie von einem Schokoriegel. Manche Menschen sind der Ansicht, dass meine Verehrung von Butter fast schon religiöse Züge annimmt, aber ich freue mich darüber, dass meine Tochter mit zwei Jahren schon wusste, wie wichtig hochwertige Fette für ein starkes Gehirn und einen starken Körper sind.

In den vergangenen Jahrzehnten haben Ärzte und Ernährungswissenschaftler Fett routinemäßig verteufelt. Seit den 1960er-Jahren wurde uns erzählt, dass fettarme Nahrungsmittel »gesund« seien, was größtenteils an einem Schmiergeld des US-amerikanischen Verbands der Zuckerindustrie in Höhe von 50 000 US-Dollar an Wissenschaftler in Harvard lag, die so dazu ermutigt werden sollten, die Risiken von Zucker herunterzuspielen und Fett zu diffamieren. Und das funktionierte auch. Die Lebensmittelhersteller reagierten mit dem Hinzufügen von Zucker in fettarme Nahrungsmittel auf diese Botschaft – und im Ergebnis haben wir heute eine Gesundheitskrise mitsamt Fettleibigkeitsepidemie. Zum Glück wenden sich immer mehr Menschen von den wissenschaftlichen Schwindeleien ab, die zum Low-Fat-Wahn geführt haben, und freunden sich mit der Tatsache an, dass gesunde, vollwertige Fette lebenswichtig sind. Und in Bezug auf das Gehirn sind richtige Fette der wichtigste Makronährstoff überhaupt!

Eine Ernährung mit viel gesundem Fett senkt die Entzündungswerte im gesamten Körper und kurbelt die Energieproduktion im Gehirn an. Je mehr gesunde Fette Sie essen, desto effizienter kann Ihr Gehirn sie in Energie umwandeln. Verglichen mit anderen Makronährstoffen wie Proteinen und Kohlenhydraten hat Fett außerdem die geringsten Auswirkungen auf den Insulin- und Cortisolspiegel. Mit Fett schlagen Sie also mehrere Fliegen mit einer Klappe!

Fett ist ein wichtiger Baustein unseres Körpers: Der Körper einer gesunden Frau besteht zu 25 bis 29 Prozent daraus, der eines gesunden Mannes zu 15 bis 20 Prozent. In jedem Teil unseres Körpers besteht irgendetwas aus Fett, am meisten gilt das jedoch für unser Gehirn. Wie Sie an früherer Stelle gelesen haben, bestehen unsere Gehirnzellen und das sie isolierende Myelin aus Fett und benötigen reichlich hochwertige Fette, um leistungsfähig zu sein.

Wenn die Menschen hören, dass sie mehr Fett essen sollten, machen sie sich häufig über einen hohen Cholesterinspiegel Gedanken. Aber unsere Angst vor Cholesterin ist ebenso unangebracht wie das Vermeiden von Fett bei einer gesunden Ernährung. Cholesterin ist nicht unser Feind! Unbeschädigtes Cholesterin ist in Wirklichkeit derart wichtig für die äußere Schicht unserer Zellen, dass der Körper es sogar selbst herstellt. HDL-Cholesterin (High-density Lipoprotein), das »gute« Cholesterin, ist für den gesamten Körper notwendig und nützlich. Es entfernt das LDL-Cholesterin (Low-density Lipoprotein), also das »schlechte« Cholesterin, aus dem Blutkreislauf und hilft beim Aufbau der inneren Wände der Blutgefäße. Die Oligodendrozyten (die Zellen, die das Myelin bilden) synthetisieren das Cholesterin im Gehirn und verwenden es, um Myelin zu reparieren und es gesund zu halten. Tatsächlich befinden sich 70 bis 80 Prozent des Cholesterins im Gehirn eines Erwachsenen in den Myelinscheiden. Niedrige HDL-Werte werden wahrscheinlich deshalb mit kognitiven Beeinträchtigungen und neurodegenerativen Erkrankungen in Verbindung gebracht,[31] weil den Oligodendrozyten nicht das Material zur Verfügung steht, um die Myelinschichten intakt zu halten.

Natürlich sind nicht alle Fette gleich. Wie Ernährungswissenschaftlerin und Transfettforscherin Dr. Mary Enig erklärt, muss man sich bei Fetten zwei Aspekte anschauen: Erstens sieht man sich die Länge des Fettmoleküls an. Als Grundregel gilt, dass das Fett umso mehr entzündungshemmende Eigenschaften hat, je kürzer es ist. Kurz- und mittelkettige Fette sind wichtige Fette, darunter die in Butter vorkommende Buttersäure und zwei der vier Arten mittelkettiger Triglyceride (MCTs), die in Kokosöl vorkommen.

Buttersäure wirkt beispielsweise nicht nur entzündungshemmend, sondern hilft auch dabei, die Blut-Hirn-Schranke zu schützen. Die in köstlicher, cremiger Butter vorkommende Buttersäure hat darüber hinaus noch vorteilhafte Wirkungen, die sich von der von Darmbakterien aus Ballaststoffen hergestellten Buttersäure unterscheiden. Ein tolles Beispiel für die Weisheit der Natur!

Die zweite Art festzustellen, wie wertvoll ein Fett ist, bezieht sich auf seine Stabilität. Wie Sie bereits wissen, ist Sauerstoff ein Antrieb für chemische Reaktionen im Körper, durch die Fette geschädigt werden können, und zwar einige leichter als andere. Oxidierte (beschädigte) Fette rufen im Körper Entzündungen hervor, und wenn der Körper sie dazu verwendet, Zellmembranen herzustellen, sind diese weniger flexibel und weniger effektiv und bilden gefährliche freie Radikale. Die freien Radikale verursachen wiederum noch mehr Entzündungen und sorgen für eine schnellere Alterung. Beschädigte Fette sind der Todfeind von Leistung und diese Leistung beginnt in Ihrem Gehirn.

Unser weiser Körper verwendet zur Herstellung von Zellmembranen und Hormonen die stabilsten Fette, die ihm zur Verfügung stehen: gesättigte Fette. Bei ihnen kann Sauerstoff durch Oxidation die wenigsten Schäden anrichten, gleichzeitig besitzen sie aber ausreichend von den leicht schadensanfälligen Omega-3-Fetten, damit die Membranen funktionieren. Essen Sie gesättigte Fette, kann Ihr Gehirn starke, stabile Zellmembranen herstellen.

Die zweitstabilsten Fette sind die einfach ungesättigten Fette, die nur eine anfällige Stelle besitzen, an der Sauerstoff andocken und Schäden anrichten kann (daher »einfach« ungesättigt). Ungesättigte Fette sind die instabilsten und am stärksten entzündungsfördernden Fette, von denen das Gehirn dennoch ein paar benötigt. Omega-3- und Omega-6-Fette sind beide essenzielle ungesättigte Fette.

Sie erinnern sich vielleicht, dass Omega-3-Fette entzündungshemmend wirken und zu viel Omega-6-Fette Entzündungen fördern (Kapitel 4). Damit Ihr Gehirn optimal arbeiten kann, benötigt es das richtige Verhältnis dieser Fette. Omega-3-Fette haben jedoch noch mehr zu bieten als nur eine entzündungshemmende Wirkung, denn Eicosapentaensäure (EPA) und Docosahexaensäure (DHA) sind für Ihr Gehirn die zwei wichtigsten Omega-3-Fettsäuren: EPA wirkt stark entzündungshemmend, DHA hingegen ist die primäre strukturelle Fettsäure im Gehirn, in der Netzhaut und im zentralen Nervensystem und unentbehrlich für die Entwicklung des Gehirns.[32]

Lassen Sie sich diesen Satz noch einmal auf der Zunge zergehen: DHA ist die *primäre strukturelle Fettsäure im menschlichen Gehirn.* Einige Forscher sind sogar der Ansicht, dass eine Steigerung der DHA-Zufuhr es uns Menschen ermöglicht hat, ein so großes und leistungsfähiges Gehirn zu entwickeln.[33] Dennoch können wir DHA nicht selbst herstellen, sondern müssen es über die Nahrung zuführen. Viel DHA steckt beispielsweise in Muttermilch, da sie für das Gehirnwachstum des Babys notwendig ist. Der Körper einer Frau speichert auch dann DHA in ihren Hüften und ihrem Gesäß, wenn sie nicht schwanger ist, weshalb einige Forscher meinen, Männer würden meist kurvigere Frauen bevorzugen, weil diese Kurven gesunde Kinder signalisieren. Bei der Geburt des zweiten Kindes ist der DHA-Vorrat einer Frau meist schon zusammengeschrumpft, was – so die Hypothese einiger Experten – erklären könnte, weshalb erstgeborene Kinder bei Intelligenztests durchschnittlich besser abschneiden als ihre jüngeren Geschwister.

Eine Frau benötigt zwar reichlich DHA, wenn in ihrer Gebärmutter buchstäblich ein menschliches Gehirn heranwächst, aber auch für alle anderen Erwachsenen ist DHA notwendig, um ein hochleistungsfähiges Gehirn am Laufen zu halten. In einer umfassenden Studie mit 485 Teilnehmern im Alter von 55 Jahren und mehr konnte nachgewiesen werden, dass diejenigen, die sechs Monate lang DHA als Nahrungsergänzung einnahmen, ihr Gedächtnis und ihre Lernfähigkeit signifikant verbessern konnten. Darüber hinaus ergab die Studie, dass eine höhere DHA-Zufuhr umgekehrt proportional mit dem Risiko, an Alzheimer zu erkranken, in Beziehung steht.[34] Das heißt, je mehr DHA Sie zu sich nehmen, desto geringer ist Ihr Risiko, an Alzheimer zu erkranken. Außerdem zeigten an Mäusen durchgeführte Studien, dass DHA das Gedächtnis verbessert und Alzheimer langsamer fortschreiten lässt[35] – und es gibt gute Gründe anzunehmen, dass das auch für den Menschen gilt.

Die folgenden Nahrungsmittel sind einige der besten Fettquellen, mit denen Sie Ihr Gehirn klug, sexy und fettig machen können.

Die besten Quellen für stabile gesättigte Fette

- **Fett und Fleisch von Tieren aus Weidehaltung** (Knochenmark, Schmalz etc., aber kein Geflügelfett). Eine Studie aus dem Jahr 2006[36] ergab, dass das Fleisch grasfressender Kühe mehr gesunde Omega-3-Fette und mehr konjugierte Linolsäure (CLA) enthielt. CLA ist eine natürlich vorkommende Transfettsäure, die für eine bessere Funktion des Gehirns, Gewichtsabnahme und ein geringeres Krebsrisiko sorgt. Nur 80 Tage Getreidefütterung reichten aus, um den Omega-3- und CLA-Gehalt im Rindfleisch zunichtezumachen, und je länger die Tiere Getreide bekamen, desto schlechter wurde die Fleischqualität. In Fleisch aus Getreidefütterung war der Omega-3-Gehalt so gering, dass es nicht als Nahrungsquelle für Omega-3-Fett klassifiziert werden konnte, wohingegen das Fleisch aus Grasfütterung ausreichend Omega-3-Fettsäuren enthielt, um als gute Quelle für diese Fette eingestuft zu werden. Eine andere Studie[37] aus dem Jahr 2008 ergab, dass Fleisch aus Grasfütterung etwas weniger Gesamtfett enthielt als das aus Getreidefütterung. Der wirklich bedeutende Unterschied zeigte sich aber in der Art des Fetts. Das Fleisch aus Grasfütterung enthielt mehr gesättigtes Fett, Omega-3-Fette, CLA und trans-Vaccensäure (TVA), die ähnlich wie CLA ist. Bei Omega-6, Gesamtgehalt an mehrfach ungesättigtem Fett und Cholesterin waren das Fleisch aus Getreide- und das aus Grasfütterung etwa gleichauf. Das bedeutet aber, dass das Fleisch aus Weidehaltung das bessere Verhältnis von Omega-6- zu Omega-3-Fettsäuren und insgesamt gesündere Fette hatte. Da Knochenmark besonders viel Omega-3-Fette enthält, sind einige Wissenschaftler der Meinung, dass unsere Vorfahren deshalb große Gehirne entwickeln konnten, weil sie die Knochen ihrer Beutetiere aufbrachen und das Mark aßen.

- **Talg von Rindern aus Weidehaltung.** Talg ist ein butterähnliches Fett, das nicht aus Milchfett, sondern aus dem Körperfett der Tiere gewonnen wird. Bei Zimmertemperatur ist es fest, was ein Zeichen für seine hohe Stabilität ist. Der Talg von grasgefütterten Tieren hat ein gutes Verhältnis von Omega-6- zu Omega-3-Fetten und ist bei sorgfältiger Zubereitung köstlich und gut für Sie.

- **Eigelb von Eiern aus biologisch-dynamischer Haltung.** Ebenso wie Butter ist der Nährwert von Eigelb nicht so vorteilhaft, wenn die Eier von Hühnern stammen, die mit Antibiotika behandelt und mit Genmais und -soja gefüttert werden. Leider ist dies die Nahrung so gut wie aller Hühner, deren Eier im Supermarkt erhältlich sind. Bei der Biohaltung wird meist Biogetreide gefüttert, was zwar besser als das genmanipulierte Getreide ist, aber auch nicht empfehlenswert. Hühner aus biologisch-dynamischer Haltung, die Gras fressen können und freien Auslauf haben, legen Eier mit kräftig goldgelbem Eigelb, was auf den Gehalt an Vitamin A und Antioxidantien zurückzuführen ist. Außerdem enthalten sie *doppelt so viel* Omega-3-Fettsäuren wie »normale« Eier. Wenn Sie Eier zubereiten, sollte das Eigelb noch flüssig sein, wie bei Spiegeleiern, weich gekochten Eiern oder pochiertem Ei, damit das im Eigelb enthaltene wertvolle Cholesterin und die Phospholipide nicht beschädigt werden. Hartgekochte Eier sind entzündungsfördernder als weiche.

Die beste Quelle für einfach ungesättigtes Fett

- **Olivenöl.** Olivenöl enthält unter anderem Oleocanthal und Oleuropein, zwei entzündungshemmende und starke Antioxidantien. Da in

Studien nachgewiesen wurde, dass Oleocanthal das Gehirn von den gefährlichen, bei Alzheimer entstehenden Amyloid-Ablagerungen befreit und Krebszellen absterben lässt, kann es schon fast als medizinisch wirksam bezeichnet werden. Entscheidend ist aber, das Olivenöl achtsam zu behandeln, da es als einfach ungesättigtes Fett weniger stabil ist als Bratfette wie Ghee und Kokosöl. Durch das Erhitzen kann das Oleocanthal leicht beschädigt werden, weshalb Sie natives Olivenöl am besten weder erhitzen noch zum Braten verwenden sollten. Geben Sie es über Salate oder nach dem Kochen auf die Speisen. Achten Sie außerdem darauf, Olivenöl in dunklen Glasflaschen oder lichtundurchlässigen Behältnissen zu kaufen, da es bei Kontakt mit Licht oxidieren kann.

Ermittlungen in der Olivenölbranche haben vor Kurzem enthüllt, dass viele Unternehmen ihr Olivenöl illegal mit billigem Öl strecken – informieren Sie sich also besser vor dem Kauf! Es ist immer ratsam, Olivenöl aus kleineren Manufakturen zu kaufen, am besten aus der Region oder zumindest aus nicht allzu weit entfernten Ländern, denn je länger sein Transport dauert, desto geringer sind seine vorteilhaften Inhaltsstoffe.

Die besten Quellen für Omega-3-Fettsäuren

- **Fisch und Meeresfrüchte aus Wildfang und mit geringem Quecksilbergehalt.** Fisch und Meeresfrüchte aus Wildfang stecken voller gesunder Fette, Mikronährstoffe, Mikromineralstoffe und Antioxidantien. Bei Fisch und Meeresfrüchten aus Aquakultur hingegen kann der Gehalt an Pestiziden, Giftstoffen, Schwermetallen, Parasiten, Krankheitserregern und Umweltschadstoffen sehr hoch sein, während ihr Nährstoffgehalt und ihr Gehalt an gesunden Fetten geringer ist als beim Wildfang. Quecksilber ist zwar in geringen Mengen in jedem Fisch enthalten und in geringen Mengen kann Ihr Gehirn auch damit umgehen, aber Sie sollten dennoch Fisch und Meeresfrüchte mit möglichst geringem Quecksilbergehalt wählen. Die verschiedenen Fische und Meeresfrüchte liefern natürlich unterschiedlich viel Omega-3-Fettsäuren und manche Arten enthalten mehr DHA als EPA, aber alle enthalten zumindest eine kleine Menge beider Fettsäuren. Die folgende Auswahl enthält relativ viel Omega-3 und wenig Quecksilber:

— Sardinen
— Rotlachs oder Sockeye-Lachs
— Anchovis
— Makrele
— Wildforelle

- **Fischöl und Krillöl.** Viele Menschen kaufen Fischölkapseln, um ihre Omega-3-Zufuhr zu erhöhen, allerdings kann minderwertiges Fischöl mehr schaden als nützen. Von den im Supermarkt oder Drogeriemarkt angebotenen günstigen Fischölen sind viele verunreinigt, oxidiert und wenig wirksam. Diese Öle riechen besonders fischig, wenn Sie eine Kapsel öffnen. Wenn Sie kein gutes Fischöl finden können, sollten Sie lieber gar keins nehmen.
  Aus diesem Grund empfehle ich statt Fischöl lieber Krillöl. Es ist stabiler und es ist phosphoryliert, was bedeutet, dass es vom Gehirn leichter verwertet werden kann. Zudem enthält es mit Astaxanthin ein wirksames Antioxidans, das die Mitochondrien kräftigt.

Falls es noch nicht ganz klar geworden ist, wiederhole ich es lieber noch einmal: Damit Ihr Gehirn sein volles Potenzial entfalten kann, müssen Sie die *richtigen Fette* essen. Sie sind der wichtigste Makronährstoff für Ihr Gehirn, sind außerdem sättigend und schmecken gut. Fett stoppt den Heißhunger, weshalb Sie beim Hirntuning-Programm dank der gesunden Fette niemals hungrig sein oder etwas vermissen werden.

Wunderzustand Ketose

Im Jahr 400 vor Christus schrieb der griechische Arzt Hippokrates, der später als »Vater der modernen Medizin« bekannt wurde, von einer wundersamen Heilung, die er beobachtet hatte: Ein Mann, der von Krampfanfällen stark geschwächt war, verzichtete auf Nahrung, woraufhin sich seine Symptome auf unglaubliche Weise verbesserten. Damals gab es natürlich weder die Bezeichnung Epilepsie noch wusste man über die durch sie verursachten Krampfanfälle Bescheid, aber es war deutlich, dass eine darunter leidende Person keine Anfälle mehr hatte, wenn sie keine Nahrung mehr aufnahm.

Erst im 20. Jahrhundert entdeckte der Wissenschaftler George Cahill, dass Fasten Krampfanfälle verhindert, weil der Patient in einen Ketose genannten Zustand gelangt. Während des Fastens oder bei starker Einschränkung von Kohlenhydraten bricht die Leber Fettsäuren auf und produziert Ketonkörper, die als wasserlösliche Moleküle der ideale Treibstoff für unsere Mitochondrien sind – viel besser als Zucker. Verwenden die Mitochondrien Ketone als Treibstoff zur ATP-Herstellung, befindet sich der Körper im Zustand der Ketose. In diesem Zustand sind Sie zwar hochleistungsfähig, aber dennoch sollte er nicht zum Dauerzustand werden. In der Ketose erhöht sich die Energieleistung der Mitochondrien, die Produktion freier Radikale wird gesenkt und die Produktion des wichtigen hemmenden Neurotransmitters GABA steigt. Wie Sie auf unterschiedlichen Wegen in die Ketose gelangen, erkläre ich Ihnen später.

Die Ketose schützt Epileptiker vor dem zweischneidigen Schwert namens Sauerstoff. Unsere Zellen benötigen zwar Sauerstoff, um Energie produzieren zu können, aber Sauerstoff regt auch unsere Nervenzellen an – und eine zu starke Stimulation der Nervenzellen führt zur Exzitotoxizität. Dabei werden die Neurotransmitterrezeptoren überaktiviert und es entsteht oxidativer Stress, der die Nervenzellen tötet und Krampfanfälle hervorrufen kann. Da in der Ketose der GABA-Spiegel ansteigt und mehr Antioxidantien vorhanden sind, kann sie dabei helfen, Krampfanfällen vorzubeugen.

Ebenfalls hilfreich ist, dass die Mitochondrien in diesem Zustand ATP effizienter aus Ketonen anstelle von Glucose produzieren können, wodurch weniger oxidativer Stress entsteht[38] und sie den Nervenzellen mehr Energie liefern können, damit sie die Exzitotoxizität unter Kontrolle behalten. Es scheint, als gebe es die Ketose, um uns vor allen möglichen Bedrohungen zu schützen. Wenn es sie nicht gäbe, würden wir bei Nahrungsknappheit verhungern, weil unsere Mitochondrien aus unserem Fett kein ATP herstellen könnten. Und da wir erst seit ein paar Hundert Jahren zu jeder Tages- und Nachtzeit Zugang zu Nahrung haben, ist es offensichtlich, dass unsere Spezies nur dank der Ketone so lange überleben konnte. War keine Nahrung im Überfluss vorhanden, schützten uns die Ketone vor einer Hypoglykämie und letztlich vor dem Verhungern.

Was macht die Ketose so wirkungsvoll? Wie Sie sich vielleicht aus Kapitel 2 erinnern können, ist der erste Schritt zur Energieproduktion, den Treibstoff in die Mitochondrien zu bekommen. Im Gegensatz zu Glucose gelangen die Ketonkörper vollständig und intakt in die Mitochondrien, wo sie direkt in Acetyl-CoA aufgebrochen werden, das in den Citratzyklus gelangt. Glucose muss hingegen außerhalb der Mitochondrien erst in Pyruvat aufgebrochen werden, bevor dieses dann in den Mitochondrien in Acetyl-CoA aufgebrochen werden kann. Um es kurz zu machen: Die Ketone können auf dem Weg zur Arbeit, also zur Energieproduktion, eine Abkürzung nehmen.

Der Anstieg von Acetyl-CoA aus Ketonen bringt außerdem den Citratzyklus dazu, mehr NADH »aufzuladen«, also das Molekül, das die Elektronentransportkette mit Energie versorgt. Vereinfacht gesagt sorgen die Ketone dafür, dass der Prozess zur Freisetzung und zum Recyceln von Energie im Körper schneller läuft. Dadurch wird weniger Sauerstoff verbraucht als beim Verbrennen von Glucose und es entsteht weniger oxidativer Stress.

Und da die Ketonkörper mehr Energie enthalten als Pyruvat, können sie mehr ATP herstellen. 100 Gramm Glucose können 8,7 Kilogramm ATP herstellen, 100 Gramm eines Ketonkörpers können hingegen 10,5 Kilogramm ATP produzieren.[39] Das sind über 20 Prozent mehr! Wie Sie wissen, enthalten die meisten Ihrer Zellen jeweils mehrere Hundert Mitochondrien, die Gehirnzellen sogar jeweils Tausende. Eine Steigerung der Energieproduktion um nur wenige Kilogramm ATP ist also gewaltig und kann dafür sorgen, dass Ihnen alles leicht von der Hand geht und Sie sich nicht durchkämpfen müssen.

Vor Kurzem hatte ich das große Vergnügen, ein Interview mit Dr. Richard Veech führen zu dürfen, einem anerkannten Experten für Ketone, der mit Hans Krebs zusammengearbeitet hat – dem Mann, der den Citratzyklus entdeckte. Dr. Veech erklärte mir, dass Menschen aufgrund der Notwendigkeit, ihr großes Gehirn versorgen zu müssen, die einzigen Lebewesen sind, die durch Fasten in die Ketose gelangen können. Die Ketose schützt unser Gehirn vor oxidativem Stress und ermöglicht uns zu überleben. Ohne Ketone würden wir ohne Nahrung innerhalb von sechs Tagen sterben, aber dank ihnen können wir länger überleben. Bevor es an jeder Straßenecke ein Fastfoodrestaurant gab, mussten wir in den Zeiten zwischen der erfolgreichen Jagd von Tieren fasten. Und während dieser Zeiten lebten wir im Ketosezustand glücklich weiter.

Ich persönlich habe festgestellt, dass die Ketose eine unglaubliche Wirkung auf meinen Energielevel hat, konnte aber nie genau beziffern, wie viel energiegeladener ich mich in diesem Zustand fühle. Dr. Veech erklärte mir im Interview, dass das Herz bei der Verstoffwechselung von Ketonkörpern im Vergleich zu Glucose 28 Prozent mehr Energie erhält. Und da Herz und Gehirn in etwa die gleiche Mitochondriendichte aufweisen, ist die Wirkung der Ketone auf das Gehirn ebenso stark.

Diese Zahl hat mich völlig überrascht. Können Sie sich vorstellen, 28 Prozent mehr Energie im Gehirn zu haben? In den 20 Jahren, in denen ich nach Möglichkeiten zur Steigerung meiner Leistung gesucht habe, habe ich nichts Wirkungsvolleres als Ketone gefunden. Manche meiner Entdeckungen bewegten die Nadel um 5 oder 10 Prozent nach oben, aber das kommt noch nicht einmal in die Nähe der 28 Prozent durch Ketone. Betrachten Sie es so: Wenn das ATP Sie mit der Energie versorgt, damit Sie selbst sein können, können Sie in der Ketose noch 28 Prozent mehr Sie selbst sein. Die Frage ist dann nur: Wofür werden Sie die zusätzliche Hirn-leistung einsetzen?

Mit der Zeit wird der Körper immer effizienter darin, Ketone zu nut-zen, was dann als »Keto-Adaption« bezeichnet wird. Keto-adaptiert zu sein hat seine Vorteile, denn der Körper wird unter anderem besser darin, Fette aufzubrechen und für Energie zu verbrennen. Außerdem kann es zu einer starken Entgiftung kommen. Wenn Sie das erste Mal in der Ketose sind, kann es sein, dass Sie den schlimmsten Mundgeruch Ihres Lebens be-kommen. Das liegt daran, dass der Körper viele Giftstoffe im Fett einlagert und die Leber die freigesetzten Giftstoffe verarbeiten muss, wenn Sie Fett zur Energiegewinnung verbrennen. Wenn Sie keine giftbindenden Mit-tel wie beispielsweise Kokosnuss-Aktivkohle verwenden, fühlen Sie sich eventuell ein paar Tage lang müde und benebelt, da die Leber durch die Verarbeitung der aus dem Fett freigesetzten Giftstoffe dem Gehirn Energie entzieht.

Diese Anpassungsphase ist jedoch kurz und die anschließenden Wir-kungen wert. Sobald Ihr System sauber läuft, werden Mundgeruch, Mü-digkeit und Brain Fog durch ein ganz neues Ausmaß an Energie und Leis-tungsfähigkeit ersetzt. Mir haben Menschen erzählt, sie hätten sich in der Ketose zum ersten Mal wirklich lebendig gefühlt und ich persönlich halte das nicht für übertrieben.

Allerdings ist nichts perfekt, noch nicht einmal die Ketose. Ich habe an mir herausgefunden, dass der Körper anfängt, sich zu widersetzen, wenn man ihn in einen bestimmten Zustand versetzt und diesen Zustand beibe-halten möchte. Die beiden üblichen Methoden, um in die Ketose zu gelan-gen, sind die fast komplette Einschränkung von Kohlenhydraten oder ein vollständiges Fasten. Halten Sie sich über mehrere Monate an eine ketoge-ne Ernährung (also eine sehr kohlenhydratarme Ernährung), kann es sein, dass Ihr Cortisolspiegel ansteigt und Ihr Körper Muskelmasse angreift, um für das Gehirn an Glucose zu kommen. Auch sinkt Ihr Blutzuckerspiegel beim Fasten niemals auf null, weil der Körper die Cortisolproduktion wei-ter ansteigen lässt. Durch das Cortisol werden Ihre Zellen insulinresistent und können keine Glucose mehr synthetisieren, wodurch der Blutzucker-spiegel hoch bleibt, der innere Labrador aufwacht und Heißhunger bekommt.

Das erklärt, weshalb viele (aber nicht alle) Menschen sich nach mehreren Monaten in einer ständigen Ketose elend fühlen. Zumindest war das bei mir der Fall. Als ich fettleibig war, nahm ich mit einer Diät ähnlich der Atkins-Diät fast 23 Kilogramm ab und fühlte mich großartig – und dann plötzlich nicht mehr. Neben Heißhunger sind sehr trockene Augen eines der ersten Symptome einer zu langen ununterbrochenen Kohlenhydrateinschränkung und auch die Schlafqualität kann darunter leiden. Über einen längeren Zeitraum keine Kohlenhydrate zu essen, kann außerdem die Schilddrüse schädigen,[40] was ein großes Problem darstellt, da die Schilddrüsenhormone für die ATP-Produktion und den Erhalt gesunden Myelins benötigt werden. Es gibt aber tatsächlich Menschen, die in einem ständigen Zustand der Ketose aufblühen, auch wenn sie in der Minderheit sind.

Zudem habe ich gelernt, dass die Nervenzellen zwar Ketone als Energiequelle vorziehen, andere Zellen im Körper jedoch tatsächlich Glucose bevorzugen, beispielsweise jene Zellen, die das Myelin reparieren und instand halten. Der menschliche Körper funktioniert wie ein Hybridauto, das am effizientesten läuft, wenn es zwischen den Antriebsquellen wechseln kann.

Das hat mich dazu inspiriert, nach einem Weg zu suchen, um die Ketose zu hacken: Wie konnte ich von der zusätzlichen Energie für mein Gehirn profitieren, ohne meinen anderen Zellen die Glucose zu entziehen und unter Nebenwirkungen leiden zu müssen? Ich fand heraus, dass man auch ohne das völlige Einschränken von Kohlenhydraten in eine leichte Ketose kommen kann. Forschern der Harvard Medical School gelang es in den 1980er-Jahren, große Mengen mittelkettiger Triglyceride (MCTs) zu produzieren und sie für Therapiezwecke zu verwenden[41] – obwohl die für einen Anstieg der Ketone notwendigen hohen Dosen häufig zu einem unangenehmen Magen-Darm-Problem führten, das auch als Durchfall bekannt ist. Die Wissenschaftler entdeckten, dass einige MCTs wasserlöslich sind und daher direkt in die Leber gelangen, wo sie augenblicklich verstoffwechselt werden. Dafür wird der Glykogenspeicher geleert, wodurch Sie sehr schnell in eine Ketose gelangen, selbst wenn ein paar Kohlenhydrate vorhanden sind. Für mich war das eine wegweisende Entdeckung, dank derer ich (trotz der Magen-Darm-Probleme) damit anfing, MCT-Öle zu konsumieren. Die paar zusätzlichen Toilettenbesuche waren es wert, denn ich fühlte mich sehr schnell sehr gut! Später entwickelte ich das Brain-Octane-Öl, das laut einer Studie der University of California in San Diego die Ketone im Blut erheblich besser erhöht als MCT-Öl. Das Brain-Octane-Öl soll die Ketose verstärken und Ihnen das Beste aus zwei Welten ermöglichen. Bei einem Blutketonwert von 0,8 mmol/l gilt die ernährungsbedingte Ketose als erreicht. Allerdings habe ich auch Untersuchungen gefunden, laut denen bereits eine geringe Ketonmenge im Blut von nur 0,5 mmol/l ausreicht, um zwei Hormone zu verändern, die Hunger und Sättigung steuern.[42] Dank des Brain-Octane-Öls kann ich sogar dann zuverlässig in eine leichte Ketose gelangen, wenn ich ein paar Kohlenhydrate esse. Plötzlich verschwindet dann mein Heißhunger und meine Konzentrationsfähigkeit geht steil nach oben – und die Verdauungsprobleme sind kaum noch der Rede wert.

Es gibt jedoch noch eine weitere bekannte Methode, um ohne Brain-Octane-Öl in die Ketose zu gelangen. Der Trick hierbei ist, die Kohlenhydrate auf etwa 20 Gramm täglich zu reduzieren und 70 bis 85 Prozent der Kalorien in Form von Fett aufzunehmen. Hierfür müssen Sie jedoch an Gemüse und seinen wertvollen Polyphenolen sparen, weshalb Sie langfristig vorsichtig sein müssen, um einen Nährstoffmangel zu vermeiden. Das Brain-Octane-Öl bietet Ihnen einen Puffer, dank dem Sie täglich ein paar Kohlenhydrate essen und dennoch Ketone im Blut aufrechterhalten können.

Schnelles Gehirn dank Fasten

Kohlenhydrate einzuschränken und Brain-Octane-Öl zu nehmen, sind natürlich nicht die einzigen Methoden, um in die Ketose zu gelangen, denn da wäre noch das altbekannte Fasten. Neben dem dadurch erreichbaren ketogenen Zustand hat Fasten weitere Vorteile: Es verbessert die Myelinisierung und die Neubildung von Myelin im Gehirn und senkt Entzündungen im ganzen Körper. Zudem wird durch das Fasten das zelluläre Entgiftungsprogramm (die Autophagie) aktiviert, wodurch Zellabfall beseitigt wird. Man könnte das Fasten als eine Tiefenreinigung für das Gehirn betrachten, die sich unglaublich gut anfühlt.

Doch auch hier ist wieder nicht alles eitel Sonnenschein. Fasten hat auch Nachteile, zum Beispiel dass Sie stinksauer werden können. Hören Sie mit dem Essen auf, denkt das Gehirn nämlich, es müsse sterben, weshalb Ihre primitivsten Emotionen an die Oberfläche gelangen: Wut, Ärger und Trauer. Das macht niemandem Spaß, insbesondere nicht Ihren Kollegen und Ihrer Familie!

Viele Menschen versuchen deshalb, längerfristiges Fasten mit einer Technik zu hacken, die intermittierendes Fasten genannt wird. Das bedeutet, dass sie ihr Essen innerhalb eines bestimmten Zeitfensters zu sich nehmen (6 bis 8 Stunden) und den Rest des Tages fasten (16 bis 18 Stunden). Das ist eine effiziente Methode, um abwechselnd in die Ketose zu gelangen und sie wieder zu beenden und sich gleichzeitig gut zu ernähren, die außerdem erwiesenermaßen viele Vorteile für das Gehirn hat, beispielsweise einen Anstieg der Neurogeneserate.[43] Die Kehrseite des intermittierenden Fastens ist jedoch, dass es für Energieeinbrüche sorgt. Bei den meisten intermittierenden Fastenplänen wird vorgegeben, das Frühstück wegzulassen und erst nach 14:00 Uhr zu Mittag zu essen. Als ich das ausprobierte, hatte ich zur Mitte meines Arbeitstags einen tiefen Energieeinbruch – genau dann, als ich meine Hirnleistung wirklich brauchte. Also überlegte ich, ob es nicht eine Möglichkeit gäbe, die Vorteile der Ketose und des intermittierenden Fastens auskosten zu können, ohne dass die Energie einbricht.

Zu dieser Zeit hatte ich bereits den Bulletproof Coffee entwickelt und wusste genau, was er bei mir bewirkte – wenn ich auch nicht alle Gründe für seine Wirkung kannte. Bei seiner Entwicklung hatte ich mich vom polyphenolreichen Yakbuttertee inspirieren lassen, den die Tibeter morgens vor der Meditation trinken, und machte daraus eine sorgfältig abgestimmte Mischung aus Brain-Octane-Öl, Weidebutter und aus besonders verarbeiteten Bohnen gebrautem Kaffee, der keine Gifte enthält, die die Mitochondrien blockieren. Kaffee enthält viele Polyphenole, daneben aber häufig auch Schimmelpilzgifte, die unsere Mitochondrien verlangsamen. Also entwickelte ich ein neues Verfahren der Kaffeeverarbeitung ohne das Risiko von Schimmelpilzbefall, wie es bei normalem Kaffee besteht, und kombinierte den Kaffee mit Weidebutter und Brain-Octane-Öl. Die Weidebutter lieferte das entzündungshemmende Butyrat und das Brain-Octane-Öl half mir, in einen leichten Ketosezustand zu gelangen. Wie sich herausstellte, gab diese Mischung meinem Gehirn genau das, was es brauchte, und das ohne Proteine oder Zucker, weshalb mein Körper dachte, er würde fasten. Als ich den Bulletproof Coffee dann beim intermittierenden Fasten morgens trank, konnte ich endlich alle Vorteile des Fastens erleben und hatte gleichzeitig mehr Energie als je zuvor.

Wenn ich morgens, statt zu frühstücken, eine Tasse Bulletproof Coffee trinke, bleibt mein Körper im Fastenzustand und ich fühle mich dennoch gesättigt und mit Energie versorgt. Mittlerweile haben das Hunderttausende Menschen ausprobiert und vielen von ihnen ist es ebenso ergangen. Das Brain-Octane-Öl bringt mich auch dann noch in eine leichte Ketose, wenn ich am Abend zuvor ein paar Kohlenhydrate zu mir genommen habe. Die im Kaffee enthaltenen Polyphenole bekämpfen Entzündungen, unterstützen neue Hirnzellen und füttern meine guten Darmbakterien. Das Butyrat aus der Weidebutter schützt meine Blut-Hirn-Schranke und füttert ebenfalls die guten Darmbakterien, wobei es die Polyphenole des Kaffees nebenbei noch stärker bioverfügbar macht und kein Milchprotein enthalten ist, das die Polyphenole aus dem Gehirn ausschließt. Ich kann mit Sicherheit sagen, dass dies der ernährungstechnische Leistungshack ist, der mein Leben am meisten verändert hat.

Am allerbesten ist jedoch, dass das Fett aus der Butter und dem Brain-Octane-Öl meinen Heißhunger so schnell beendet, als würde ein Schalter umgelegt werden. Mein innerer Labrador liegt dann zufrieden zu meinen Füßen und ich kann mich stundenlang unglaublich gut konzentrieren und werde von der Energie nur so durch den Tag getragen. Ich habe nicht das geringste Bedürfnis zu essen, und meine Zellen denken immer noch, ich würde fasten. Meiner Meinung nach gibt es keine bessere, schnellere oder effektivere Methode des Hirntunings.

Probieren Sie es einfach aus, wenn Sie mir nicht glauben: Kaffee aus den richtigen Bohnen, Brain-Octane-Öl und Weidebutter. Der Effekt ist unglaublich. Sie können natürlich auch normalen Butterkaffee aus beliebigen Kaffeebohnen, mit beliebiger Butter und Kokos- oder MCT-Öl machen, aber es ist wissenschaftlich erwiesen, dass Sie so auch mitochondrienhemmende Giftstoffe, ein paar der falschen Fette und viel weniger Ketone zu sich nehmen – und Erfahrungswerte zeigen, dass Ihr Gehirn sich auch nicht so leistungsfähig anfühlen wird, wie es eigentlich könnte. Die Vorteile des Bulletproof Coffee tragen einiges dazu bei, um Ihr Gehirn zu optimieren.

Hirntuning-Fakten:
Denken Sie immer an die folgenden drei Dinge!

- Polyphenole sind Antioxidantien, die den Darm schützen, die Neurogeneserate erhöhen, an der Apoptose beteiligt sind und Entzündungswerte senken. Um sie aufnehmen zu können, benötigt Ihr Körper Fett.
- Zur Produktion der wichtigsten Neurotransmitter im Gehirn brauchen Sie bestimmte Nährstoffe. Sie sind unter anderem in Rindfleisch, Lammfleisch, Wildlachs, Eiern und Mandeln reichlich enthalten.
- Die Energieproduktion der Mitochondrien läuft mit Ketonen effizienter als mit Glucose.

Vorsprung durch Hirntuning:
Tun Sie diese drei Dinge sofort!

- Essen Sie Obst mit geringem Zuckergehalt und Gemüse stets zusammen mit einem gesunden Fett, wie etwa Weidebutter.
- Essen Sie mehr Fisch, damit Ihr Gehirn mehr der essenziellen Fettsäuren bekommt.
- Verwenden Sie Brain-Octane-Öl oder schränken Sie Kohlenhydrate ein, damit Ihr Gehirn Ketone bekommen kann.

6

DAS GEHIRN HEMMENDE NAHRUNGSMITTEL

Sie wissen jetzt, dass das, was Sie essen, Ihr Gehirn antreibt und Ihre Leistung steigern kann, und das ist eine tolle Sache, denn die Zutaten für ein voll aufgeladenes und voll funktionsfähiges Gehirn sind zum Greifen nahe. Allerdings kann Ihre Nahrungsauswahl Ihre geistige Leistung auch negativ beeinflussen. Einige der von Ihnen täglich aufgenommenen Nahrungsmittel schädigen Ihre Nervenzellen, machen Ihre Mitochondrien weniger leistungsfähig, verlangsamen die zelluläre Energieproduktion, befeuern Entzündungen und machen Sie reizbar, leicht abzulenken, vergesslich und benebeln Ihr Gehirn – manchmal sogar alles gleichzeitig! Und Sie bemerken es womöglich nicht einmal.

Der Sinn des Essens ist, den Körper mit der für die Funktion aller seiner Systeme notwendigen Energie zu versorgen, insbesondere des Organs, das am meisten Energie verbraucht: das Gehirn. Die Biologie der Energiegewinnung ist immer noch nicht abschließend erforscht, aber fest steht jetzt schon, dass bestimmte Nahrungsmittel dem Körper tatsächlich Energie entziehen. Dieses Wissen können wir nutzen, um bulletproof zu werden und unser Gehirn zu tunen.

Entzündungsfördernde Nahrungsmittel

In Kapitel 4 ging es bereits darum, dass einige Nahrungsmittel zu Entzündungen führen, indem sie die Darmschleimhaut reizen und das Immunsystem dazu bringen, gesunde Zellen anzugreifen. Diese Nahrungsmittel haben immer auch negative Auswirkungen auf das Gehirn, denn sind die Mitochondrien entzündet, verlängert sich die Elektronentransportkette und somit die Reisezeit der Elektronen durch die Kette. Im Ergebnis ist die Energieproduktion weniger effizient, Ihre Leistung leidet, und Sie haben weniger Energie, um Sie selbst zu sein. So einfach ist das.

Leider ist es nicht immer ganz so leicht herauszufinden, welche Nahrungsmittel Entzündungen verursachen, da sich diese leise einschleichen. Es kann sein, dass Sie die Symptome bemerken, sobald Ihr Körper stark entzündet ist, aber in der Regel fällt Ihnen einen Tag nach dem Verzehr eines die Mitochondrien blockierenden Nahrungsmittels lediglich ein Speckröllchen um den Bauch auf, und Sie denken, Sie hätten vermutlich nicht genug Sport getrieben. Das Speckröllchen, das sich in Ihrem Gehirn bildet, bleibt allerdings für Sie unsichtbar und Sie haben es stattdessen mit Symptomen zu tun, die nicht in Verbindung mit dem Bauchspeck zu stehen scheinen. Sie sind beispielsweise leicht reizbar und werden schroff zu den Menschen, die Ihnen wichtig sind. Als Nahrungsmittel oder Gifte meine Mitochondrien störten und die Teile meines Gehirns, die für die Verarbeitung von Emotionen zuständig sind, nicht effizient arbeiten konnten, sagte ich schlimme Dinge zu meiner Familie. Normalerweise bin ich ein friedlicher Kerl, außer wenn meine Energieproduktion vergiftet wird. Dann bin ich ein Idiot.

Noch komplizierter wird es dadurch, dass das Immunsystem mancher Menschen besonders empfindlich auf bestimmte Nahrungsmittel reagiert. Sie wissen vielleicht gar nicht, dass manche Nahrungsmittel, die Sie regelmäßig verzehren, im Grunde für Sie unverträglich sind. Daher empfehle ich, beim Arzt eine Blutuntersuchung auf Lebensmittelunverträglichkeiten durchführen zu lassen. Nach dieser einfachen Untersuchung wissen Sie genau, welche Nahrungsmittel für Sie ein Problem darstellen könnten.

Eine Blutuntersuchung ist zwar das Beste, aber es gibt auch noch eine kostenlose Methode zur Feststellung von Lebensmittelunverträglichkeiten. Sie ist weniger genau, aber dennoch hilfreich: Essen Sie ein Nahrungsmittel, auf das Sie empfindlich reagieren, erhöht sich Ihr Herzschlag innerhalb von 90 Minuten nach dem Verzehr um etwa 17 Schläge pro Minute. Wenn Sie also etwas essen, von dem Sie glauben, es könnte Probleme verursachen, überprüfen Sie Ihren Herzschlag vor der Mahlzeit und mehrmals danach und schauen Sie, ob er stark ansteigt. Ist Ihre Herzfrequenz erheblich höher, haben Sie wahrscheinlich einen Täter ermittelt! Meine kostenlose Smartphone-App Bulletproof Food Detective kann Sie bei diesem Test unterstützen.

Aber es gibt auch Nahrungsmittel, die bei fast jedem Menschen Entzündungen verursachen und die Sie deshalb so weit wie möglich meiden sollten. Die Auswirkungen fühlt man meist erst einen Tag später, was es oftmals erschwert, die Verbindung zur Ursache herzustellen. Hier folgen nun die häufigsten Problemfälle.

- **Transfette.** Transfette entstehen, wenn flüssigen Pflanzenölen Wasserstoff hinzugefügt wird, damit sie stabiler werden. Da sie länger haltbar sind als andere Fette, werden Transfette gern von Lebensmittelproduzenten für ihre Produkte verwendet. Auch in den Fritteusen von Restaurants bilden sich mit der Zeit Transfette. Im Körper richten sie leider verheerende Schäden an und sind der Untergang Ihres Gehirns, da sie die Zusammensetzung der Mitochondrien verändern[44] und sich bei ihrer Verstoffwechselung in der mitochondrialen Matrix ansammeln.[45] Zudem verursachen Sie Entzündungen im Gehirn und sorgen für eine Überaktivierung des Immunsystems.[46] Viele Krankheiten, darunter Krebs, Demenz, Alzheimer, Leberschäden, Unfruchtbarkeit und Depressionen werden mit dem Verzehr von Transfetten in Verbindung gebracht. Und natürlich sind all diese Erkrankungen mitochondriale Dysfunktionen! In vielen Ländern hat der Kampf gegen Transfette bereits begonnen, aber sie kommen immer noch in unzähligen Produkten vor, insbesondere gebackenen und frittierten Produkten, Kaffeeweißer ohne Milchprotein und Milchzucker, Kartoffelchips und Margarine. Auch in frittierten Nahrungsmitteln in Restaurants oder Imbissbuden sind sie reichlich enthalten, obwohl sie nicht auf dem Etikett des Frittierfetts angegeben sind. All diese Nahrungsmittel sollten Sie meiden wie die Pest. Nach dem Verzehr von Transfetten arbeiten Ihre Mitochondrien mehrere Tage lang nicht normal, weshalb einmal kurz »sündigen« lange Nachwirkungen mit sich bringt.

- **Milchprodukte.** Neben Wasser besteht Milch im Grunde genommen aus drei Bestandteilen: Protein, Zucker und Fett. Reagieren Menschen sensibel auf Milchprodukte, sind normalerweise der Zucker oder die Proteine das Problem. Sie haben vermutlich bereits von Laktose gehört, dem Hauptzucker der Milchprodukte. Bei einer Laktoseintoleranz mangelt es an Laktase, dem Enzym, das der Körper für dessen Verdauung benötigt. Essen Sie als laktoseintoleranter Mensch dennoch Milchprodukte, kommt es bei jedem Glas Milch oder jeder Kugel Eis zu einer systemischen Entzündung und Schwächung.
Auch nicht laktoseintolerante Menschen reagieren häufig auf das wichtigste in Milchprodukten enthaltene Protein, das Kasein. Es hat einen ähnlichen molekularen Aufbau wie Gluten, weshalb Menschen, die auf das eine sensibel reagieren, häufig auch auf das andere sensibel reagieren. Bei vielen Menschen wird Kasein in Casomorphin aufgebrochen, das sich an die Opiatrezeptoren im Gehirn bindet und beru-

higend wirkt. Schlimm ist auch, dass Milchprotein-Isolate verbreitete Zutaten in Keto- oder Low-Carb-Proteinriegeln sind. Für ein hochleistungsfähiges Gehirn ist das nicht förderlich!

Milchprotein verursacht Entzündungen und verringert so die Funktion der Mitochondrien, und es bindet außerdem die für Sie guten Polyphenole aus der Nahrung (beispielsweise im Kaffee), wodurch diese Ihrem Körper und Ihren Mitochondrien vorenthalten werden. Fügen Sie Ihrem Kaffee Milchprotein-Isolate und Kasein hinzu, indem Sie Milch, Sahne oder Kaffeeweißer unterrühren, sind die Polyphenole 3,4-mal schlechter vom Körper resorbierbar.[47] Dasselbe gilt, wenn Sie einen Keto-Proteinriegel, der Milchprotein enthält, mit einem schwarzen Kaffee hinunterspülen. Milchprotein verändert Ihre Mitochondrien also nicht nur zu Ihrem Nachteil, sondern verhindert zudem, dass jene Nährstoffe aufgenommen werden, die Ihre Mitochondrien reparieren und kräftigen.

Ich weiß, was Sie jetzt denken: *Wird Butter nicht auch aus Milch hergestellt?* Ja, technisch gesehen ist Butter ein Milchprodukt – aber sie enthält fast gar kein Milchprotein. Ein Esslöffel Weidebutter enthält 0,1 Gramm Milchprotein und so gut wie keine Laktose. In Europa hergestellte Butter, bei der ein Reifungsprozess Teil des Herstellungsverfahrens ist, enthält sogar noch weniger Milchprotein, und in Ghee (geklärter Butter) sind nur noch mikroskopisch kleine Mengen enthalten. Für Butter spricht auch, dass das darin enthaltene kurzkettige Fett Buttersäure in Tierstudien nachweislich zur »Steigerung der mitochondrialen Funktion und Biogenese« geführt hat.[48] Deshalb genieße ich meinen Bulletproof Coffee mit Butter statt mit Milch und deshalb ist sie Teil des Hirntuning-Programms. Milch*protein* ist schlecht für Ihre Mitochondrien und Milch*zucker* ist und bleibt Zucker. Aber Milch*fett* tut dem Körper gut!

- **Gluten.** Sie haben bestimmt schon davon gehört, dass das in Weizen vorkommende »Klebereiweiß« Gluten bei vielen Menschen Verdauungsbeschwerden verursacht. Schätzungsweise 3 Millionen Amerikaner leiden an einer Glutenunverträglichkeit (Zöliakie) und bis zu 18 Millionen unter einer Glutensensitivität. In Deutschland ist etwa jeder Hundertste von Zöliakie betroffen, allerdings liegt das Vollbild der Erkrankung nur bei 10 bis 20 Prozent vor (Quelle: Deutsche Zöliakie-Gesellschaft e. V.).

Aber Gluten betrifft uns alle. Wenn Sie glutenhaltige Nahrungsmittel zu sich nehmen (beispielsweise Brot, Nudeln oder Cerealien), wird Ihr Körper dazu angeregt, ein Protein namens Zonulin freizusetzen, das für die Kontrolle der Spalten zwischen den Zellen in der Darmschleimhaut verantwortlich ist.[49] Das Gluten sorgt für eine übermäßige Freisetzung von Zonulin, wodurch die Spalten zwischen den Zellen größer und durchlässiger werden und Krankheitserreger durch die Schutzbarriere Ihrer Darmschleimhaut gelangen können. Dies wiederum führt zu einer Erkrankung, die als Leaky-Gut-Syndrom bekannt ist. Das Ergebnis sind natürlich Entzündungen. Zudem verringert Gluten den Blutfluss ins Gehirn und stört die Schilddrüsenhormone,[50] die Sie zur Herstellung von ATP, zum Aufrechterhalten gesunden Myelins und für gesunde Mitochondrien benötigen. Das gilt für alle von uns (nicht nur die Glutenallergiker) und kann zu Lern-, Konzentrations- und Gedächtnisschwierigkeiten führen.

Wenn Sie bereits an einer mitochondrialen Dysfunktion leiden (wie 48 Prozent von uns), ist Gluten besonders problematisch. In Studien konnte nachgewiesen werden, dass eine mitochondriale Dysfunktion bei Tieren das Leaky-Gut-Syndrom verursachen kann[51] und mit chronisch-entzündlichen Darmerkrankungen in Zusammenhang steht.[52] Das Entzündungsfeuer erhält durch Gluten noch mehr Nahrung.

Als versierter Hobbykoch und Autor von *Das Bulletproof-Kochbuch* weiß ich, dass diese Neuigkeiten Ihnen nicht gefallen werden, denn glutenhaltige Lebensmittel schmecken gut und man kann so viele köstliche Dinge damit zaubern, aber die langfristigen Auswirkungen sind den kurzfristigen Genuss nicht wert. Im Leben geht es doch um dauerhaftes Wohlbefinden – nicht darum, wie köstlich ein paar Bissen schmecken. Also, lassen Sie Gluten weg und spüren Sie, wie viel besser es Ihnen geht! Und je länger Sie es weglassen, desto mehr Zeit hat Ihr Körper, um wieder stärker zu werden.

- **Pflanzenöle.** Raps-, Maiskeim-, Baumwollsamen-, Erdnuss-, Distel-, Soja-, Sonnenblumenöl und alle anderen Pflanzenöle sind entzündungsfördernd. Warum ist das so? Weil ihre Herstellungsart die meisten dieser Öle schädigt und sie so instabil sind, dass sie bei Kontakt mit Wärme, Licht oder Luft leicht oxidieren. Darüber hinaus enthalten sie zu viele mehrfach ungesättigte Omega-6-Fette. Sie erinnern sich, dass eine ausgeglichene Zufuhr an Omega-3- und Omega-6-Fetten erforderlich ist, um die Entzündungen in Schach zu halten (das perfekte Omega-3- zu Omega-6-Verhältnis liegt bei etwa 1:4). Da diese Öle jedoch in so vielen abgepackten und verarbeiteten Nahrungsmitteln enthalten sind, essen die meisten von uns mit der westlichen Ernährung mehr als 20-mal so viele Omega-6- wie Omega-3-Fette, und dieses Ungleichgewicht ist eine der Hauptursachen für Entzündungen. Das Hirntuning-Programm liefert Ihnen die richtige Menge an unbeschädigten Omega-6-Fetten.

Giftige Nahrungsmittel

In unserer Nahrung kommen zwei Arten von Giften vor: zum einen die von den Herstellern hinzugefügten Gifte wie Konservierungsmittel, Pestizide und künstliche Aromen und zum anderen natürliche Gifte, die von Pflanzen, Bakterien und Pilzen gebildet werden, um sich selbst vor dem Verzehr durch Tiere oder Insekten zu schützen. Sie können aus vielen unterschiedlichen Quellen stammen, aber beide schwächen Ihre Mitochondrien und verursachen Entzündungen, Brain Fog und vermindern die geistige Leistungsfähigkeit. Schauen wir uns die schlimmsten Gifte einmal genauer an.

Schimmelpilzgifte

Schimmelpilzgifte oder Mykotoxine kommen in vielen Nahrungsmitteln von Natur aus vor und gedeihen in vielen Umgebungen. Schimmel kann negative Auswirkungen auf Ihr Gehirn haben, egal, ob er sich in Ihrer Nahrung oder in Ihrem Haus befindet. Viele Schimmelpilzgifte sind direkte mitochondriale Gifte und ein großes Problem, über das aber kaum gesprochen wird. Als Kind lebte ich in einem Kellerraum mit Wasserschaden (aber wir wussten damals nichts von dem Schimmelbefall) und war ständig krank. Ich hatte chronische Nasennebenhöhlenentzündungen, Asthma und als Jugendlicher sogar Arthritis, war fettleibig und hatte ADHS. Erst nach Jahren wurde mir klar, dass insbesondere meine mentalen und emotionalen Symptome größtenteils durch den Kontakt mit Schimmelpilzgiften verursacht worden waren, weil meine Mitochondrien geschädigt wurden. Der Schimmel in meiner Umgebung hatte meinen Kopf schwach gemacht.

Auch heute noch reagiere ich sensibel auf Schimmel, obwohl ich mein Gehirn und meinen Körper schon seit Jahrzehnten wieder unter Kontrolle habe. So wurde ich auch auf die Gefahren von Schimmelpilzgiften in unserer Nahrung aufmerksam. Die Leiden, die ich als Kind und junger Erwachsener durchmachen musste, wünsche ich zwar niemandem, aber mittlerweile bin ich für meine Erfahrung mit Schimmel dankbar – denn ich verstehe daher genau, wie die mitochondriale Leistung selbst durch eine geringe Aufnahme von Schimmelpilzgiften gestört werden kann. Auch viele Studien zeigen, dass häufig in Nahrungsmitteln vorkommende Schimmelpilzgifte eine mitochondriale Dysfunktion verursachen.[53] Die meisten Menschen wissen allerdings nicht, dass sie Schimmelpilzen ausgesetzt sind oder waren und erkennen nicht, dass ein »schlechter« Tag ein Zeichen einer mitochondrialen Dysfunktion sein kann.

Aufgrund meiner besonderen Gene gehöre ich zu den 28 Prozent der Bevölkerung, die auf Schimmelpilze mit zusätzlichen Entzündungen reagieren. Bei dieser Anfälligkeit kann es Sie für den Rest des Tages aus der Spur bringen, wenn Sie einen schimmeligen Raum betreten oder morgens eine Tasse verschimmelten Kaffee trinken. Gehören Sie zu den restlichen 72 Prozent, fühlen Sie sich im Laufe des Tages vielleicht etwas benebelt, haben gegen Mittag Heißhunger oder sind reizbar. Die Auswirkungen der Schimmelpilzgifte sind bei den meisten Menschen so gering, dass sie als »schlechter Tag«, »bin knatschig« oder »habe nicht genug geschlafen« abgetan werden. Sie denken wahrscheinlich, das sei »normal«, aber die Schimmelpilze entziehen Ihnen langsam, aber sicher Energie. Und es handelt sich auch nicht um angeborene charakterliche Schwächen!

Da ich so sensibel auf Schimmelpilzgifte reagiere, bemerke ich normalerweise sofort, wenn ich auch nur eine kleine Menge davon zu mir genommen habe. Ich habe gelernt, sie (fast) vollständig zu meiden und konnte auch anderen Menschen dabei helfen, Schimmel aus ihrem Leben zu verbannen und ihr maximales Potenzial zu entfalten – auch wenn sie nicht wussten, dass sie vom Schimmel ausgebremst wurden. Zudem habe ich einen Dokumentarfilm über Schimmelpilzgifte mit dem Titel *Moldy* gedreht, der sich mit den gewaltigen Ausmaßen dieses Problems befasst und in dem zahlreiche Experten zu Wort kommen. Den Film können Sie unter moldy-movie.com/headstrong2017 ansehen.

Bei starkem Befall können Schimmelpilzgifte ernsthafte Erkrankungen wie Kardiomyopathie, Krebs, Bluthochdruck, Nierenerkrankungen und Hirnschäden verursachen, aber auch geringe Mengen an Schimmelpilzgiften, denen Sie ausgesetzt sind oder die Sie verzehren, können Sie träge und unkonzentriert machen. Unsere großen energiehungrigen Gehirne und unsere relativ langsamen Entgiftungsprozesse machen uns zu den für Schimmelpilzgifte anfälligsten Säugetieren der Erde.

Wenn man darüber nachdenkt ergibt das auch einen Sinn, denn den Krieg zwischen Bakterien und Pilzen gibt es schon seit Jahrmillionen, lange bevor die Säugetiere (geschweige denn die Menschen) auf den Plan traten. Schimmelpilze sind die Grundlage von Antibiotika – den Medikamenten, die Bakterien töten sollen. Und Bakterien versuchen, Pilze zu töten, wann immer sie können. Hunderte Millionen Jahre der Evolution haben die Pilze richtig gut darin gemacht, den Chemiewaffen der Bakterien zu trotzen. Wir

Menschen sind unter dem Strich riesige Bakterienhaufen. Fast jede Zelle unseres Körpers enthält mit Tausenden Mitochondrien Bakterien, die unsere Zellen unterstützen. Ist es also überraschend, dass Pilze, der Urfeind der Bakterien, dazu fähig sind, die Kraftwerke in unseren Zellen zu schädigen und Chaos im Gehirn anzurichten? Von unseren Darmbakterien ganz zu schweigen.

Sie sind möglicherweise versucht, das alles abzutun und davon auszugehen, dass Sie keinen Kontakt mit Schimmelpilzgiften haben. Laut der Experten in *Moldy* bestehen jedoch bei etwa der Hälfte der Gebäude in den Vereinigten Staaten Probleme durch Wasserschäden. In Europa wird es vermutlich nicht viel besser aussehen. Und auch unsere Nahrungsmittel sind erstaunlich oft mit Schimmelpilzgiften verunreinigt. Zum Glück haben Regierungen in aller Welt endlich damit begonnen, sich diesem kaum bekannten Problem zu widmen.

Das insbesondere in polyphenolreichen Lebensmitteln wie Kaffee, Schokolade, Wein, Getreide und Bier vorkommende Schimmelpilzgift Ochratoxin A (OTA) ist für die Mitochondrien reinstes Kryptonit. Vielen Studien zufolge stört OTA die Apoptose, schädigt die Mitochondrien, verursacht oxidativen Stress und macht die Membranen der Mitochondrien durchlässiger.[54] Zudem beeinträchtigt es die Abwehr der Zellen durch Antioxidantien, was sie noch empfänglicher für den durch OTA verursachten oxidativen Stress macht. Dadurch wird die Energieproduktion verlangsamt und der Alterungsprozess beschleunigt, während gleichzeitig die gesunden Zellen getötet werden. OTA unterdrückt außerdem die normale Funktion des Immunsystems und macht uns anfälliger für Krebs und verschiedene Autoimmunerkrankungen.[55]

In einer Studie beispielsweise untersuchten Forscher die Auswirkungen von OTA auf die Lebermitochondrien von Ratten. Der Gedanke an Rattenleber ist zwar nicht gerade das Nonplusultra, aber die Ergebnisse der Studie waren ebenso faszinierend wie beängstigend: Nachdem die Mitochondrien isoliert und dem OTA ausgesetzt worden waren, fanden die Wissenschaftler heraus, dass die mitochondriale Funktion direkt proportional zur verwendeten OTA-Konzentration abnahm. Anfänglich verlangsamte das OTA nur die Energieproduktion, aber bei verstärktem Kontakt brach das gesamte Energieproduktionssystem schließlich zusammen.[56] Das Beängstigende daran ist, dass Ratten OTA besser ausscheiden können als Menschen. Wir gehören zu den wenigen Kreaturen, die ihre relativ schwachen Nieren für die Ausscheidung von OTA verwenden. Ratten und die meisten anderen Tiere hingegen nutzen dafür ihre sehr viel stärkere Leber. Trotz dieses Unterschieds ist OTA selbst für Ratten schädlich, wenn auch nicht so sehr wie für Menschen.

OTA verursacht darüber hinaus *permanente* Veränderungen in der Mitochondrienstruktur. Eine weitere Studie zeigte, dass es OTA ausgesetzten Mitochondrien schlechter geht und sie anschwellen, während ihre Energieproduktion nachlässt.[57] Und eine andere besorgniserregende Studie ergab, dass OTA bei schwangeren Mäusen die embryonale Entwicklung hemmt, indem es die Apoptose (den Zelltod) zu stark ankurbelt.[58]

Mittlerweile sind auch einige Wissenschaftler der Meinung, dass die von Mykotoxinen (insbesondere OTA) verursachten mitochondrialen Schäden eine der Hauptursachen für das Chronische Erschöpfungssyndrom sein können. In einer Studie, in der die Ärzte den Urin von Patienten mit dem Chronischen Erschöpfungssyndrom untersuchten, fanden sich bei 93 Prozent Mykotoxine darin, wohingegen es bei der gesunden Kontrollgruppe 0 Prozent waren. OTA war das am häufigsten vorhandene Mykotoxin und wurde bei 83 Prozent der Patienten festgestellt.[59] Nein, wir erkranken nicht alle am Chronischen Erschöpfungssyndrom – aber was ist mit leichter Müdigkeit, Brain Fog, Vergesslichkeit und allgemeinem Unwohlsein? Auch diese Symptome können durch den Kontakt mit OTA verursacht werden. Auf der Bulletproof-Website finden Sie über 900 Studien über die Auswirkungen von OTA auf den Menschen.

Leider ist es insbesondere in den USA schwierig, den Verzehr von OTA und anderen Mykotoxinen zu vermeiden, da die Regierung die OTA-Konzentration nicht gesetzlich regelt, wie in vielen anderen Ländern. Aber auch in Europa, wo es gesetzliche Regelungen gibt, sind die erlaubten Grenzwerte meiner Meinung nach zu hoch. Die als »sicher« geltenden Grenzwerte der Regierungen für Schimmelpilzgifte sorgen nicht dafür, dass wir uns großartig fühlen, sondern schützen die Lebensmittelproduzenten vor Verlusten durch zu schnell als schlecht geltende Lebensmittel.

OTA ist nur eines der etwa 200 verschiedenen bekannten Schimmelpilzgifte. Die Gifte verstärken einander, weshalb eine von einer Regierung als »sicher« eingestufte OTA-Menge nicht mehr sicher sein kann, wenn sie mit anderen häufig vorkommenden Giften aufgenommen wird, für die es keine gesetzlichen Vorgaben gibt. Während ich dies schreibe, gibt es weltweit keine gesetzliche Regelung über Multi-Mykotoxinwerte, obwohl eine klare Notwendigkeit dafür besteht. Deshalb lasse ich die von mir hergestellten Produkte auf über 20 weitverbreitete Schimmelpilzgifte untersuchen.

Die gute Nachricht ist, dass Sie Nahrungsmittel, die häufig Schimmelpilzgifte enthalten, nicht *vollständig* weglassen müssen, aber ihren Verzehr zu verringern, ist ein wichtiger Faktor, um das Gehirn wieder voll aufladen zu können. Sie sollten also lernen, wie sich die Auswirkungen von Schimmelpilzgiften bei Ihnen äußern. Wenn Sie das tun, können Sie den Unterschied zwischen einem großartigen Tag und einem furchtbaren Tag verstehen lernen, warum Sie nach einer Mahlzeit in eine Fressnarkose fallen und sich nach einer anderen Mahlzeit mit den gleichen Zutaten energetisiert fühlen oder warum Sie sich nach dem Besuch eines Freundes, in dessen Wohnung sich Wasserflecken an der Decke befanden, mies fühlen.

Im Folgenden finden Sie die häufigsten Herde dieser mitochondrialen Gifte.

Cerealien und Getreide

Im Jahr 2016 wurden über 8000 Getreideproben untersucht – in 96 Prozent dieser Proben wurden mindestens zehn Arten von Mykotoxinen gefunden.[60] Eine andere Studie ergab, dass mindestens 25 Prozent der Getreideernte weltweit mit OTA verunreinigt sind.[61] Getreide muss nach der Ernte ordentlich gelagert werden, damit keine weiteren Schimmelpilze entstehen, und natürlich ist die Lagerung meist alles andere als ordentlich. Anstatt das Getreide nach der Ernte schnell zu trocknen und vor weiterer Feuchtigkeit zu schützen, wird es häufig unter alles andere als idealen Bedingungen gelagert, unter denen sich Feuchtigkeit ansammeln und Schimmel entstehen kann. Landet das Getreide endlich in Ihrer Müslischale, beträgt die Wahrscheinlichkeit, dass Ihre Frühstückscerealien OTA enthalten, satte 42 Prozent.

Ein weiteres Problem beim Getreide ist der unsachgemäße Umgang mit den Maschinen zwischen den Ernten. Wird eine Ernte mit denselben Maschinen eingefahren, die bei einer mit Schimmel befallenen Ernte verwendet wurden, wird sie ebenfalls kontaminiert. Das Problem ist derart groß, dass Viehzüchter weltweit das Vorkommen verschiedener Schimmelpilzgifte im Getreide überwachen, weil das befallene Getreide die Tiere krank macht und den Gewinn verringert. Die Viehzüchter haben erkannt, dass das Füttern von verschimmeltem Getreide oder Heu die Tiere unfruchtbar macht und Erkrankungen des reproduktiven Systems, Herzerkrankungen und neurologische Erkrankungen verursacht. Daher tun sie das, was man von der Massentierhaltung erwartet: Das saubere, schimmelfreie Getreide wird an junge oder trächtige Tiere verfüttert, während das billigere, schimmelige Getreide während der letzten Monate vor der Schlachtung an die Tiere verfüttert wird. Dadurch werden die Tiere nicht allzu schwer krank, bevor sie geschlachtet werden und wir sie aufessen – und die Viehzüchter sparen Geld.

Aus diesem Grund reicht es nicht, lediglich Getreide zu vermeiden, auch wenn das schon mal ein guter Anfang ist. Vermeiden sollten Sie ebenfalls alles, was Getreide frisst. Schimmelpilzgifte sammeln sich nämlich auch in der Milch von Kühen an, die verunreinigtes Getreide fressen.[62] Tatsächlich ist es sogar wahrscheinlicher, dass Produkte von Tieren aus Getreidefütterung Schimmelpilze enthalten, als dass das Getreide selbst welche enthält, weil sich die Schimmelpilzgifte im Fett der Tiere ansammeln. Die Wahrscheinlichkeit, OTA zu enthalten, ist bei Produkten von Schwein und Pute aus konventioneller Haltung besonders hoch. Das ist einer der Gründe, warum ich Rindfleisch aus Weidehaltung Geflügel vorziehe und Produkte vom Schwein nur von alten Rassen aus Weidehaltung esse. Ich möchte nicht bei jeder Mahlzeit eine Dosis mitochondriales Gift zu mir nehmen, so gering sie auch sein mag.

Kaffee

Um es vorweg zu sagen: Ich bin CEO eines Kaffeeunternehmens, das nicht mit Schimmel belastete Kaffeebohnen verkauft. Sie können die Informationen im folgenden Absatz aus diesen Gründen ablehnen oder aber zu der Erkenntnis gelangen, dass ich so sehr an diese Untersuchungen glaube, dass ich viele Jahre meines Lebens und den Großteil meiner Ersparnisse in die Entwicklung eines Produkts gesteckt habe, das jedem eine sichere Alternative bietet. Die Entscheidung liegt bei Ihnen, aber ich hoffe, dass Sie weiterlesen, denn die Informationen sind wichtig und können Ihnen helfen – auch wenn Sie nie eines meiner Produkte probieren.

Kaffee hat ein echtes Problem mit Schimmelpilzgiften.[63] Eine Studie aus dem Jahr 2003 ergab, dass über 90 Prozent der grünen Kaffeebohnen vor der Verarbeitung mit Schimmel belastet waren,[64] während eine frühere Studie aufzeigte, dass fast 50 Prozent des gekochten Kaffees verschimmelt waren.[65] Diese Ergebnisse waren derart alarmierend, dass viele Länder schnell Grenzwerte für die erlaubten OTA-Mengen in Kaffee einführten. *In den Vereinigten Staaten gibt es allerdings keine Vorgaben für Kaffee.* Sie hinken damit hinter der EU, Südkorea, Singapur und China her, die alle wirtschaftlich zu bewältigende Grenzwerte eingeführt haben. Der von diesen Ländern abgelehnte Kaffee wird tatsächlich in die Vereinigten Staaten geschickt, wo ihn nichtsahnende Menschen trinken. In einem auf Video aufgezeichneten Interview erzählte mir ein ehemaliger Präsident der Specialty Coffee Association of America sogar, dass er dabei war, als ein japanischer Handelsminister 1000 Container mit afrikanischem Kaffee zurückwies. Ich fragte ihn, was anschließend mit dem Kaffee geschehen sei, und er antwortete: »Er wurde in die USA geschickt.«

Entkoffeinierter Kaffee enthält durchschnittlich noch mehr Schimmelpilzgifte als koffeinhaltiger, zum Teil, weil die Produzenten für den entkoffeinierten Kaffee Bohnen geringerer Qualität verwenden. Zudem ist Koffein ein natürlicher pilzhemmender Verteidigungsmechanismus der Pflanze, der Schimmelpilze und andere Organismen davon abhält, auf den Bohnen zu wachsen. Wird das Koffein entfernt, sind die Bohnen bei unsachgemäßer Lagerung nach dem Rösten der Schimmelbildung schutzlos ausgeliefert.

Die Schimmelpilze im Kaffee können sich deshalb bilden, weil die Kaffeebranche Geld spart, indem sie die Kaffeekirschen nach der Ernte mehrere Tage lang in ungefiltertem Wasser schwimmen lässt, damit das Fruchtfleisch um den Kern herum aufweicht. Während dieser Zeit kommt es zu einer unkontrollierten Fermentation, in der sich die Schimmelpilzgifte bilden. Die gute Nachricht ist, dass durch diese Methode der »nassen« Aufbereitung (der Kaffee wird auch als »gewaschener Kaffee« bezeichnet) tatsächlich weniger Schimmelpilze entstehen als bei der alten »trockenen« Verarbeitung. Dennoch entsteht mehr Schimmelpilzgift, als Sie Ihren Mitochondrien zumuten möchten. Man sollte meinen, dass der Schimmel durch das Rösten abgetötet wird – und das wird er auch; nicht aber das OTA, das der Schimmel bereits gebildet hat![66]

Für Sie bedeutet das, dass es entscheidend ist, welche Kaffeebohnen Sie kaufen. Günstigere Kaffeesorten kosten weniger, weil sie Bohnen geringerer Qualität enthalten, doch hier ist die Wahrscheinlichkeit höher, dass sie schimmelig sind. Aber auch die tollen Biokaffees, von denen man denken könnte, sie seien schimmelfrei, werden mit der »nassen« Aufbereitungsmethode verarbeitet, bei der sich die Gifte bilden. Aus diesem Grund werden die Kaffeebohnen des Bulletproof Coffee ohne Fermentierung verarbeitet, und ich lasse sie zudem auf 27 unterschiedliche Giftstoffe untersuchen, bevor sie als sicher für den Verzehr eingestuft werden.

Unglaublich viele Menschen haben mir erzählt, sie könnten die meisten Kaffees gar nicht trinken, weil sie sie nervös, unruhig oder müde machen, aber mit meinem hätten sie keine Probleme. Mir geht es genauso. Bremsen OTA und andere Schimmelpilzgifte in Ihrem Kaffee Ihre Energieproduktion, fühlen Sie sich aller Wahrscheinlichkeit nach furchtbar. Versorgt Ihr Kaffee Sie hingegen mit mitochondrienfreundlichen Polyphenolen, ohne Ihnen gleichzeitig eine Ladung mitochondrienschädlicher Schimmelpilzgifte zu verpassen, erhalten Ihre Mitochondrien ein Upgrade!

Wenn Sie keinen laborgeprüften Kaffee bekommen können, können Sie mit den folgenden Tipps das Risiko von Schimmelpilzgiften in Ihrem Kaffee senken.

1. Halten Sie nach sogenannten Single Estate Coffees Ausschau. Diese Bezeichnung bedeutet, dass die Bohnen nur von einer Farm oder Farmgemeinschaft stammen – haben Sie das Glück, auf diese Weise an schimmelfreie Kaffeebohnen heranzukommen, brauchen Sie sich zumindest keine Gedanken mehr darüber zu machen, dass sie mit anderen, schimmeligen Bohnen vermischt wurden. Aus diesem Grund sind sogenannte Blends, also Kaffeemischungen, nicht empfehlenswert, auch wenn sie Ihnen gut schmecken.

2. Wählen Sie nass aufbereiteten beziehungsweise gewaschenen Kaffee. Dieser ist besser als trocken aufbereiteter Kaffee, den Sie am besten komplett meiden sollten.

3. Wählen Sie Kaffee aus Mittelamerika, denn dieser ist oftmals besser als jener aus anderen Regionen.

4. Achten Sie auf die Anbauhöhe, da die Pflanzen des Hochlandkaffees robuster sind und das den Schimmelbefall verringern kann.

Denken Sie daran: Eine Biokennzeichnung ist nicht aussagekräftig. Zum einen stammen viele der besten Kaffees von kleinen Plantagen, die sich keine Biozertifizierung leisten können, weil die Kosten dafür ihre Einnahmen auffressen würden. Zum anderen kann Biokaffee genauso in dreckigem

Wasser schwimmen und ebenso Schimmelpilzgifte bilden wie konventioneller Kaffee.

Wenn Sie sich an diese Tipps halten, werden Sie wahrscheinlich um die 19 Euro für ein Pfund hochwertigen Kaffee hinblättern müssen – doch selbst dann können Sie sich immer noch nicht sicher sein, dass er wenig Schimmel enthält. Nachdem ich viel zu viel teuren Kaffee wegwerfen musste, weil ich ihn schlichtweg nicht trinken konnte, habe ich das Bulletproof-Verfahren entwickelt. Die gute Nachricht ist: Wenn Sie ein sauberes Pfund Kaffee gekauft haben, verbrauchen Sie es nicht so schnell, wenn Sie wie oben beschrieben Weidebutter und Brain-Octane-Öl hinzufügen. Man trinkt von Natur aus weniger Kaffee, wenn er keine Milch und dafür gute Fette enthält, also sparen Sie dennoch Geld, indem Sie weniger Kaffee trinken. Da Sie aber mehr Geld für den guten Kaffee ausgeben, gleicht es sich am Ende aus, und da ist noch nicht einmal das eingerechnet, was Sie sich alles ersparen, wenn Sie Ihr Frühstück durch Bulletproof Coffee ersetzen!

Trockenfrüchte

Trockenfrüchte enthalten pro Gramm sogar mehr Zucker als die normale Frucht und durch den Trocknungsprozess entstehen häufig hohe Konzentrationen an Schimmelpilzgiften. Im Allgemeinen haben Rosinen, getrocknete Feigen, Datteln und Pflaumen den höchsten Schimmelgehalt. Sollten Sie nach dem Verzehr bestimmter Trockenfrüchte Kopfschmerzen bekommen, müde werden oder Heißhunger auf Süßes haben, kennen Sie nun einen der Gründe dafür: Die Früchte bekommen Ihren Mitochondrien nicht. Manche Trockenfrüchte sind außerdem mit Chemikalien wie Sulfiten (Schwefel) behandelt, die ebenfalls die Mitochondrien schädigen. Bei manchen Menschen können Sulfite die Energieproduktion in Lunge und Leber beeinträchtigen und ihnen Glutathion entziehen, insbesondere wenn sie bereits giftige Metalle wie Quecksilber in ihrem System haben.

Wein und Bier

Es tut mir leid, es Ihnen erneut mitteilen zu müssen, aber diese Getränke sind nicht förderlich für das Gehirn. 50 Prozent der Weine aus dem Mittelmeerraum sind mit OTA verunreinigt.[67] Die Weintrauben werden während des Maischens kontaminiert und die Giftstoffe gelangen in den Wein. Beim Bier stammt das OTA natürlich aus dem Getreide. Durch die Fermentation wird der OTA-Gehalt im Bier zwar verringert, aber nicht vollständig beseitigt. In Europa hergestellte Weine enthalten wegen der strengeren gesetzlichen Vorgaben oft weniger Gift als in den Vereinigten Staaten produzierte. Halten Sie nach nahezu zucker- und kohlenhydratfreien Weinen mit geringem Sulfitgehalt und aus Trockenanbau Ausschau. Aufgrund der Getreiderückstände und der Verunreinigung mit Gluten muss Bier leider völlig außen vor bleiben.

Schokolade

Dunkle Schokolade ist wie Kaffee ein zweischneidiges Schwert: Einerseits ist sie reich an Polyphenolen, andererseits kann sie auch viel Schimmelpilzgift enthalten. Im Rahmen einer Studie konnte bei 98 Prozent der Schokoladenproben OTA festgestellt werden, wobei sich die größten Konzentrationen in Bitterschokolade und Kakaopulver befanden.[68] Wie Sie in Kapitel 5 gelesen haben, ziehe ich europäische Schokolade vor, da sie strengeren Vorgaben unterliegt als in den Vereinigten Staaten produzierte. Die für meine eigenen Produkte verwendete Schokolade lasse ich noch über die europäischen Standards hinaus untersuchen. Wenn Sie sich nach dem Verzehr von Schokolade merkwürdig fühlen, könnte es sein, dass Ihre Mitochondrien Ihnen etwas über Schimmel mitteilen möchten. Vorausgesetzt, Sie haben Bitterschokolade mit mindestens 85 Prozent Kakaogehalt gegessen. Ansonsten möchten Ihre Mitochondrien Ihnen wahrscheinlich sagen, dass Sie keine Schokolade mit derart viel Zucker mehr essen sollen!

Nüsse

Alle Nüsse, insbesondere Erdnüsse (die aber streng genommen Hülsenfrüchte sind), sind eine mögliche Quelle für Schimmelpilzgifte. Das geringste Risiko einer Verunreinigung mit Schimmelpilzgiften haben Sie, wenn Sie Nüsse mit Schale kaufen – aber wer hat schon die Zeit, andauernd Nüsse zu knacken? Ich empfehle daher, ganze Nüsse ohne Schale, aber noch mit Haut zu kaufen, denn die Hersteller verwenden beschädigte Nüsse, bei denen das Vorkommen von Schimmelpilzgiften wahrscheinlicher ist, um Nusssplitter, gehackte oder gemahlene Nüsse, Nussmuse, Nussmehle und sogar Nussdrinks zu produzieren. Einen Extrapunkt gibt es, wenn die Nüsse im Geschäft kühl gelagert werden.

Mais

Eine Studie, in der 275 Proben von Mais, Reis und Maisprodukten untersucht wurden, ergab, dass mehr als ein Viertel der Maisproben OTA-Mengen enthielt, die über dem europäischen Grenzwert lagen.[69] Für uns Amerikaner ist das besonders problematisch, denn Mais ist einer der beliebtesten Bestandteile unserer Ernährung und befindet sich in fast allem, von künstlichen Süßungsmitteln bis hin zu Aspirin. Außerdem wird er in der Massentierhaltung an fast alle Tiere verfüttert, in deren Fett sich dann die Schimmelpilzgifte ansammeln.

Der am häufigsten im Mais vorkommende Pilz heißt Fusarium und er bildet ein Gift, das die mitochondriale Funktion hemmt.[70] Da unser Boden dank der industriellen Landwirtschaft jahrelang durch die Behandlung der Pflanzen mit pilzhemmenden Chemikalien stark belastet wurde, lebt dieser Pilz nun auf den Wurzeln der Maispflanzen und nicht mehr auf den Maiskörnern, weshalb man ihn nicht mehr mit bloßem Auge sehen kann. Dieser Schimmelpilz spritzt seine Gifte buchstäblich in die Pflanzenwurzeln und vergiftet somit die gesamte Pflanze – einschließlich des Teils, den wir essen. Während des Hirntuning-Programms reduzieren wir die Mais-menge in Ihrer Ernährung, um Ihre Mitochondrien vor diesen Giften zu schützen.

Mais war einmal eine gute glutenfreie Alternative. Dann allerdings be-gannen wir damit, unseren Boden mit dem Unkrautvernichtungsmittel Glyphosat zu vergiften, wodurch die Maispilze in der Erde hyperaggressiv wurden. Und nun zahlen wir den Preis dafür, denn unser Popcorngenuss birgt ein Giftrisiko.

Künstliche Süßungsmittel, Aromen und Zusatzstoffe

Verarbeiteten Nahrungsmitteln werden alle möglichen chemischen Stoffe hinzugefügt, um sie länger haltbar und schmackhafter zu machen. Diese Stoffe befinden sich häufig in Produkten, die bereits von sich aus entzün-dungsfördernd wirken, aber sie haben auch ihre eigenen schädlichen Aus-wirkungen auf das Gehirn, was die Wahrscheinlichkeit verdoppelt, dass diese Produkte Entzündungen, Brain Fog und den Abbau kognitiver Fä-higkeiten verursachen. Sie sollten sie unbedingt vermeiden, weil sie Ihre Leistungsfähigkeit insgesamt senken.

Mononatriumglutamat (E621 oder MNG)

Mononatriumglutamat kann von allen Giftstoffen, die die Hersteller den Nahrungsmitteln zufügen, die größten Auswirkungen auf Ihre kognitiven Leistungen haben. Das in MNG enthaltene Glutamat ist ein erregender Neurotransmitter, das heißt, er erhöht die Wahrscheinlichkeit, dass die Nervenzellen feuern. Erhalten die Nervenzellen zu viel Glutamat aus MNG, feuern sie ohne Grund weiter. Das wird Exzitotoxizität genannt und führt dazu, dass den Nervenzellen die mitochondriale Energie ausgeht, sie freie Radikale bilden und dann sterben.

Viele Menschen leiden nach dem Verzehr von MNG an Kopfschmerzen, Brain Fog und sogar Migräne. Sind das nicht alles Symptome mitochondrialer Probleme? Aber sicher! Seit Jahren ist bekannt, dass MNG die Mitochondrien schädigt. In einer Studie aus dem Jahr 2003 entdeckten die Forscher, dass MNG bei Ratten oxidativen Stress in anfälligen Hirnregionen verursachte. Dieser Stress führte zu einer beeinträchtigten Funktion der Mitochondrien, die die Wissenschaftler als wichtigen Mechanismus der chronischen Neurodegeneration ausmachten.[71] Einfach gesagt macht Mononatriumglutamat Sie schwach und dumm – genau das Gegenteil dessen, was wir mit Hirntuning erreichen wollen.

In den Vereinigten Staaten müssen Zutaten, die weniger als 75 Prozent MNG enthalten, auf dem Etikett nicht als Mononatriumglutamat angegeben werden, und in Europa muss ein hoher natürlicher Glutamatgehalt von Zusatzstoffen nicht angegeben werden. Die Lebensmittelhersteller behelfen sich mit Bezeichnungen wie »Würzmittel«, »Hefeextrakt« oder »pflanzliches Eiweiß«, denn auch hier ist MNG enthalten, aber die Bezeichnungen klingen harmlos. Sollten Sie bei einer Zutat unsicher sein, geben Sie ihren Namen gemeinsam mit Mononatriumglutamat in eine Suchmaschine ein, und das Internet verrät Ihnen sofort, ob der Hersteller versucht, Sie auszutricksen.

Aspartam

Der künstliche Süßstoff Aspartam wird aus zwei Aminosäuren oder Proteinbausteinen hergestellt. Einer davon, das Phenylalanin, wird chemisch verändert und bildet so freies Methanol (Holzalkohol), das neurotoxisch ist und in der Leber in Formaldehyd umgewandelt wird.[72] Formaldehyd wiederum ist ein mitochondriales Gift. Eine Studie aus dem Jahr 2005 wies nach, dass es oxidativen Stress verursacht, die zelluläre Energieproduktion stark verringert und schließlich zur Apoptose (Zelltod) führt.[73]

Aspartam ist ebenfalls als erregendes Neurotoxin bekannt, weil es die Synapsen dazu anregt, wiederholt zu feuern. In Kapitel 3 haben Sie gelernt, dass Ihre Nervenzellen voller Mitochondrien sind, weil das Feuern so viel Energie verbraucht. Wenn Ihre Nervenzellen nun unablässig feuern, weil Sie eine menschengemachte Chemikalie zu sich genommen haben, werden Ihre Mitochondrien nicht nur über Gebühr belastet, sondern gleichzeitig noch vergiftet.

Vor Kurzem sprach ich mit dem Neurologen Dr. David Perlmutter in einem Interview darüber, wie Aspartam und andere Süßstoffe die Darmbakterien schädigen können und so Entzündungen im Gehirn verursachen. Die Chemiehersteller sind leider nicht dazu verpflichtet zu untersuchen, was ihr Gebräu mit den Darmbakterien anrichtet, auch wenn das starke Auswirkungen auf Ihr Gehirn hat.

Sojasoße

Unser allerliebstes Sushi-Würzmittel wird mithilfe eines bestimmten Pilzes namens Aspergillus fermentiert. Viele Aspergillus-Arten bilden Citrinin, ein die Apoptose auslösendes Schimmelpilzgift.[74] Zudem enthält Sojasoße den erregenden Neurotransmitter Tyramin, der oxidativen Stress, Exzitotoxizität und Schädigungen der Mitochondrien verursacht.[75] Noch schlimmer ist jedoch, dass Sojasoße viel Histamin enthält – einen erregenden Neurotransmitter, der ebenfalls systemische Entzündungen und ein Verlangsamen der Mitochondrien verursachen kann. Darüber hinaus ist auch natürlich vorkommendes MNG in Sojasoße enthalten, das in Verbindung mit Tyramin häufig die Ursache für Migräne, Brain Fog und Heißhunger ist. Zu guter Letzt enthält sie noch Gluten und selbst bei der glutenfreien Variante besteht nach wie vor das Problem mit Tyramin und Histamin.

Der steigende Histamingehalt ist für einige Menschen allgemein problematisch. Ein Mitglied der von mir geleiteten gemeinnützigen Anti-Aging-Organisation hörte einen meiner Vorträge über dieses Problem und aß keine Sojasoße mehr. Innerhalb einer Woche verschwanden ihre chronische Nesselsucht und ihre Allergien!

Ich empfehle Ihnen, die leckeren Lachs-Sashimi nicht mehr in Sojasoße zu tunken, sondern lieber mit einer Prise Salz zu würzen. Probieren Sie es einmal aus und schauen Sie, wie Sie sich fühlen. Möglicherweise können Sie Histamin und Tyramin so weit tolerieren, dass Sie gelegentlich Sojasoße zu sich nehmen können, ohne anschließend Heißhunger zu bekommen. Vielleicht sind Sie aber auch überrascht, wie gut Sie sich ohne Sojasoße fühlen.

Neurotoxine

Diese Stoffe sind reines Kryptonit für die Mitochondrien und können sogar in sehr geringen Mengen Ihre Leistungsfähigkeit einbrechen lassen. Schätzungen von Dr. David Bellinger, Professor für Neurologie an der Harvard Medical School, zufolge haben die Amerikaner allein durch die Aufnahme von Neurotoxinen zusammen 41 Millionen IQ-Punkte verloren.[76] Im Folgenden erfahren Sie, welches die häufigsten Quellen dieser Hirngifte sind.

Fluorid

Für die Behauptung, dass der Zusatz von Fluorid im Trinkwasser in den Vereinigten Staaten oder die Einnahme von Fluorid als Nahrungsergänzung sicher sei, gibt es keine wissenschaftlichen Nachweise. Bis in die 1950er-Jahre hinein verschrieben Ärzte Fluorid zur Verringerung der Schilddrüsenfunktion. Und es stimmt: Fluorid senkt die Schilddrüsenhormone, die Ihre Mitochondrien für ihre Funktion und Ihre Nervenzellen zum Erhalt einer gesunden Myelinschicht benötigen. Gerade einmal 2 Milligramm Fluorid täglich reichen aus, um die Schilddrüsenfunktion zu senken. Menschen, die fluoridiertes Wasser trinken, nehmen aber durchschnittlich 1,6 bis 6,6 Milligramm Fluorid täglich zu sich. Eine Studie aus dem Jahr 2015 kam zu dem nicht überraschenden Ergebnis, dass die Wahrscheinlichkeit, an einer

Hypothyreose (Schilddrüsenunterfunktion) zu leiden, bei Menschen, die in einer Region mit fluoridiertem Trinkwasser leben, um 50 Prozent höher war als bei Menschen in einer nicht fluoridierten Region.[77]

Behalten Sie im Hinterkopf: Bei einer Schilddrüsenunterfunktion verändert sich die Form der Mitochondrien und sie werden weniger leistungsfähig. Finden Sie heraus, ob das Leitungswasser in Ihrem Land oder Ihrer Region mit Fluorid versetzt wird – was in Deutschland nicht der Fall ist. Wenn Sie anderswo kein fluoridiertes Trinkwasser zu sich nehmen möchten, können Sie es filtern. Da aber nicht alle Filter Fluorid wirksam entfernen, sollten Sie ein Filtersystem auswählen, das insbesondere dafür geeignet ist.

Der zwischen Karies und Fluorid hergestellte Zusammenhang ist mehr als fraglich. Selbst wenn Fluorid das beste Mittel der Welt zur Vorbeugung gegen Karies wäre (was es nicht ist), würde ich lieber ein paar Löcher riskieren, um quietschfidele Mitochondrien zu haben, die meinen Energiebedarf zuverlässig mehr als decken!

Gentechnisch veränderte Organismen (GVO)

Es gibt viele Umweltgründe, aus denen der Verzehr gentechnisch veränderter Nahrungsmittel vermieden werden sollte, aber in diesem Buch konzentriere ich mich auf ihre neurotoxische Wirkung. Genpflanzen werden fast alle mit Roundup behandelt, das zu einer als Organophosphate bekannten Art der Unkrautvernichtungsmittel gehört. Bei der Umweltschutzbehörde der Vereinigten Staaten (EPA) werden Organophosphate für Bienen, die Tier- und Pflanzenwelt sowie Menschen als *akut giftig* eingestuft. Bereits ein geringer Kontakt mit diesen Stoffen steht mit nachteiligen Auswirkungen auf die neurologische Entwicklung von Föten und Kindern in Verbindung. Sind Babys im Mutterleib diesen Pestiziden auch nur in geringem Maße ausgesetzt, haben sie einen geringeren IQ und leiden ihr Leben lang unter Lern- und Gedächtnisproblemen.[78] Warum zum Teufel wird so etwas also während des Wachstums und kurz vor der Ernte auf unsere Nahrung gesprüht?

Im Körper deaktivieren Organophosphate unwiderruflich ein Enzym, das den Neurotransmitter Acetylcholin aufbricht. Wie Sie in Kapitel 5 erfahren haben, benötigen Sie etwas Acetylcholin zur Stimulierung der Muskeln und für den REM-Schlaf. Das Problem mit den Organophosphaten ist, dass sie die Fähigkeit des Körpers zerstören, konstant für eine angemessene Menge dieses Neurotransmitters sorgen zu können. Kann der Körper überschüssiges Acetylcholin nicht loswerden, kommt es zu Anspannungen in den Muskeln und einer Überlastung der Synapsen. Darüber hinaus wirken die Organophosphate auf die Mitochondrien extrem zerstörerisch. Sie verändern alle fünf Komplexe der mitochondrialen Elektronentransportkette, verringern die ATP-Produktion, stören die Verteidigung der Zellen mit Antioxidantien und fördern den Zelltod.[79]

Wie lassen sich gentechnisch verändertes Obst und Gemüse vermeiden? Am sichersten ist es, Bioprodukte zu kaufen oder sich bei Bauern in der Region zu informieren und direkt dort einzukaufen. Auch im Internet können Sie viel über Obst- und Gemüsesorten erfahren, die nicht gentechnisch verändert sind, wie eine meiner Lieblingsfrüchte, die Avocado. In Europa sind alle Obst- und Gemüsesorten gentechnikfrei. Es mag manchmal etwas aufwendiger und auch teurer sein, gentechnikfreies Obst und Gemüse zu finden. Denken Sie aber daran, dass jedes von Ihnen verzehrte gentechnisch veränderte Nahrungsmittel eine geringe Dosis Organophosphate enthält. Ich denke, es ist es allemal wert, die eigenen Mitochondrien nicht täglich zu vergiften!

Quecksilber

Quecksilber ist ein Schwermetall und eines der giftigsten seiner Art. Es verbraucht Antioxidantien, die Ihre Mitochondrien eigentlich zur Bekämpfung von oxidativem Stress benötigen,[80] was Entzündungen, Zellschäden und mitochondriale Dysfunktion zur Folge hat. Außerdem konnte eine Verbindung zwischen Quecksilber und einem geringeren IQ nachgewiesen werden.[81] Aufgrund der Wasserverschmutzung ist Quecksilber häufig in Fisch und Meeresfrüchten zu finden. Es sammelt sich im Gewebe der Fische an, weshalb die Wahrscheinlichkeit eines gefährlich hohen Quecksilbergehalts bei Fischen am oberen Ende der Nahrungskette größer ist. Den höchsten Quecksilbergehalt haben Barsche, Schwertfische, Haie und Makrelen. Diese Fische kommen beim Hirntuning nicht auf den Teller. Es gibt zwar einige Nachweise dafür, dass das in Fisch und Meeresfrüchten enthaltene Selen dabei helfen kann, dem Quecksilber entgegenzuwirken, aber dennoch ist es sicherer, die am stärksten mit Quecksilber belasteten Fische zu vermeiden.

Zucker

Ja, Sie lesen richtig: In den üblicherweise verzehrten Mengen halte ich Zucker für ein Nervengift. Es trägt zu fast jeder degenerativen Erkrankung bei, einschließlich (und insbesondere) Alzheimer, und zwar in dem Maße, dass Alzheimer von einigen Ärzten bereits als »Diabetes Typ 3« bezeichnet wird.

Seit 1927 ist in der Wissenschaft bekannt, dass Zucker schlecht für das Gehirn ist, denn damals entdeckte der Biochemiker Herbert Crabtree, dass erhöhte Glucosewerte die mitochondriale Funktion beeinträchtigen. Dies wird auch als Crabtree- oder Glucose-Effekt bezeichnet. Auch heute wissen wir noch nicht alles darüber, wie Zucker sich genau auf unser Gehirn auswirkt. Ein Artikel im *New England Journal of Medicine* aus dem Jahr 2013 beschreibt, dass auch leichte Erhöhungen des Blutzuckerspiegels bei Diabetikern in starkem Zusammenhang mit der Entwicklung von Alzheimer stehen.[82]

Auch zwischen Insulinresistenz und Alzheimer gibt es eine Verbindung. Bei einer Insulinresistenz (manchmal auch Prädiabetes genannt) reagiert der Körper weniger empfindlich auf das Vorhandensein des Hormons Insulin. Wie Sie vermutlich wissen, wird Insulin von der Bauchspeicheldrüse produziert, um die Verstoffwechselung von Zucker zu unterstützen. Befindet sich zu viel Zucker im Blut (das Ergebnis eines starken Zuckerkonsums), wird als Reaktion darauf zu viel Insulin produziert. Mit der Zeit macht diese Insulinüberschwemmung den Körper unempfindlicher gegenüber kleineren Insulinmengen, weshalb die Bauchspeicheldrüse immer größere Mengen an Insulin ausschüttet, auch wenn Sie nur geringe Mengen Zucker zu sich nehmen.

Was hat das nun mit Ihrem Gehirn zu tun? Insulin erleichtert die Kommunikation zwischen den Nervenzellen, doch bei einer Insulinresistenz schießt das überschüssige Insulin ins Gehirn und in diesem Strom gehen wichtige Botschaften verloren. Eine Studie aus dem Jahr 2015 ergab, dass insulinresistente Menschen (die jedoch nicht an Alzheimer oder Diabetes erkrankt waren) bei Gedächtnistests schlechter abschnitten als nicht insulinresistente Teilnehmer. Bei einer anderen Studie aus demselben Jahr, die an der UCLA durchgeführt wurde, wiesen Ratten, die sechs Wochen lang eine zuckerreiche Ernährung erhielten, einen Rückgang der Fähigkeit auf, aus einem Labyrinth herauszufinden. Außerdem zeigten sie eine geringere Aktivität der Synapsen als Ratten, die keinen Zucker erhielten. Die Nervenzellen der Ratten konnten buchstäblich nicht miteinander kommunizieren und die Tiere konnten nicht mehr klar denken oder Aufgaben bewältigen, die sie sechs Wochen vorher gemeistert hatten.[83]

Beim Menschen ist nachgewiesen worden, dass Zucker uns launisch und wütend macht, weil er unsere Neurotransmitter durcheinanderbringt und die Anzahl der Dopaminrezeptoren im Gehirn verringert. Dadurch wird es schwieriger, die Auswirkungen von Dopamin zu spüren, und es entsteht eine Dopaminresistenz – die gleiche neurologische Reaktion, die auch bei Drogenabhängigen beobachtet wird. Die Auswirkungen von Zucker auf das Gehirn sind also ebenso stark wie die von Drogen!

Die wahrscheinlich größten Schäden, die Zucker im Gehirn anrichtet, sind jedoch die Entzündungen, denn wie Sie in Kapitel 4 gelesen haben, setzt der Körper bei einem hohen Blutzucker- und Insulinspiegel entzündungsfördernde Zytokine frei. Dadurch kann ein Teufelskreis entstehen, da das Insulin Entzündungen verursacht und Entzündungen eine stärkere Insulinresistenz zur Folge haben. Im Ergebnis steigt der Blutzuckerspiegel immer weiter, während sich bei Ihnen immer mehr Entzündungen bilden, Sie sich benebelt fühlen, vergesslich werden und müde sind.

Für Ihr Gehirn sind alle Arten von Zucker schädlich, aber die in Obst, Glucose-Fructose-Sirup und Agavendicksaft vorkommende Fructose ist am schlimmsten von allen. Fructose sorgt für oxidativen Stress[84] und füttert die schlechten Bakterien in Ihrem Darm, was zu noch mehr Entzündungen führt. Fructose wird mit einer Schädigung der Mitochondrien in den Zellen der Skelettmuskulatur sowie der Membran der Mitochondrien und einer Beeinträchtigung von Zellatmung und Energiestoffwechsel in Verbindung gebracht.[85]

Ihr Gehirn wird nicht allzu stark darunter leiden, wenn Sie mäßige Mengen *ganzer* saisonaler Früchte essen, aber den Verzehr zu großer Mengen an Fructose sollten Sie vermeiden und Fruchtsäfte sowie Glucose-Fructose-Sirup und Agavendicksaft enthaltende Lebensmittel ganz weglassen. Für maximale kognitive Leistung empfehle ich nicht mehr als 20 Gramm Fructose täglich, egal welcher Herkunft.

Alkohol

Alkohol ist auf vielerlei Weise schlecht für das Gehirn, zudem verursacht er aber in den Mitochondrien oxidativen Stress und senkt gleichzeitig deren Abwehrkraft. Das ist in etwa so, als würden »die Guten« geschwächt, sodass sie »die Bösen« nicht mehr bekämpfen können, und gleichzeitig kommen noch mehr »Böse« dazu! Das Ergebnis ist ein Teufelskreis aus immer mehr Zellschäden.[86] Durch diesen zusätzlichen oxidativen Stress werden Ihre Zellen anfälliger für die Apoptose, also ihren Tod. Im Grunde genommen verlangsamt Alkohol die Energieproduktion in den Zellen, schwächt sie und erhöht damit ihre Wahrscheinlichkeit zu sterben. Mit Freunden ein oder zwei Bierchen zu trinken, macht natürlich Spaß, aber es gibt noch andere Möglichkeiten, Spaß zu haben, ohne dabei die eigenen Gehirnzellen umzubringen.

Viele aromatisierte alkoholische Getränke (und Mixgetränke) enthalten zudem Glucose-Fructose-Sirup, der auch ohne den Alkohol schlecht für die Mitochondrien ist. Da Bier und Wein weder gefiltert und noch destilliert werden, enthalten sie außerdem noch alle Nebenprodukte der Fermentation, darunter auch Schimmelpilzgifte wie OTA.

Ich empfehle Ihnen, während des zweiwöchigen Hirntuning-Programms komplett auf Alkohol zu verzichten. Danach sollten Sie destillierte klare Spirituosen (kein Bier) trinken oder Wein mit geringem Giftgehalt (zucker- und kohlenhydratfrei, mit geringem Sulfitgehalt und aus Trockenanbau), wenn Sie ihn vertragen. Um Ihren Mitochondrien dabei zu helfen, ein paar Drinks zu überleben, können Sie etwas Vitamin C und Glutathion als Nahrungsergänzungsmittel einnehmen.

Ist Kokosöl wirklich so gut wie sein Ruf?

Aufgrund seines außergewöhnlich hohen Gehalts an gesättigtem Fett hatte Kokosöl (wie Butter) früher einen schlechten Ruf. Glücklicherweise ist mittlerweile bekannt, dass es keine Verbindung zwischen Kokosöl und Herzerkrankungen gibt. Ich selbst mag Kokosöl, weil es ein fast überall erhältliches, gutes gesättigtes Fett ist, das bei hohen Temperaturen relativ stabil ist (deshalb ist es gut zum Kochen geeignet) und das – in manchen Gerichten – gut schmeckt. In der jüngsten Zeit ist Kokosöl die Eigenschaft zugeschrieben worden, gut für das Gehirn zu sein. Ist es also Junk- oder ein Superfood? Die Wahrheit liegt, wie so oft, dazwischen.

Kokosöl enthält von Natur aus unterschiedliche Fettarten, von denen jede sich im Körper anders auswirkt. Von diesen Fettarten gelten nur vier als mittelkettige Triglyceride, mit wiederum sehr unterschiedlichen Auswirkungen auf den Stoffwechsel. Das bekannteste (und billigste) Fett ist Laurinsäure. Laurinsäure wird deshalb fachlich als MCT (mittelkettiges Triglycerid) betrachtet, weil das von einem Chemiker so entschieden wurde — lange bevor bekannt war, wie sie tatsächlich vom Körper verstoffwechselt wird. Das Problem ist, dass der Körper Laurinsäure wie eine langkettige Fettsäure verstoffwechselt (Sie erinnern sich: je kürzer das Fett, desto besser). Daher erhöht sie nicht die Ketone im Blut, wie es andere echte biologische MCTs tun, und es gibt starke Argumente dafür, dass Laurinsäure nicht mehr als MCT eingestuft werden sollte.

Kokosöl besteht zu etwa 50 Prozent aus Laurinsäure. Diese Tatsache ist ein wenig beunruhigend, denn vor Kurzem fand eine Studie heraus, dass Laurinsäure die T-Zellen des Immunsystems dazu bringen kann, mehr Entzündungen zu verursachen, und dass sie bei Mäusen die neurodegenerative Erkrankung Multiple Sklerose verschlimmert.[87] Das soll nicht heißen, dass Sie kein Kokosöl mehr zu sich nehmen sollten, sondern dass Sie es nur mäßig (zwei bis drei Esslöffel täglich) und mit Gemüse verzehren sollten. Laurinsäure sollte der Ernährung niemals zusätzlich hinzugefügt werden, auch wenn sie als MCT-Öl angepriesen wird.

Die anderen drei in Kokosöl vorkommenden MCTs sind Capronsäure, Caprylsäure und Caprinsäure. Capronsäure ist nur in geringen Mengen in Kokosöl enthalten — sie schmeckt nicht gut und schlägt häufig auf den Magen, aber sie lässt die Ketone ansteigen. Verwenden Sie ein gewöhnliches MCT-Öl, das nicht dreifach destilliert wurde, sind Spuren von Capronsäure enthalten, die sich in Form eines Brennens in der Speiseröhre (und später Durchfall) bemerkbar machen. Caprylsäure hat an den MCTs in Kokosöl mit nur 4 bis 6 Prozent des Fetts den geringsten Anteil. Sie wirkt stark antimikrobiell, unterstützt so einen gesunden Darm und liefert ihrem Gehirn mehr Ketone als jedes andere Öl. Caprinsäure macht etwa 9 Prozent des Fetts in Kokosöl aus. Es dauert etwas länger, bis sie im Gehirn als Energie genutzt werden kann, und die Ketone steigen nicht so stark an, aber sie ist günstiger und besser erhältlich als Caprylsäure.

Jedes der MCTs in Kokosöl kann zu einzelnen Ölen destilliert werden, die entweder separat oder als Mischungen abgefüllt werden. Einige dieser gewöhnlichen MCT-Öle lassen die Ketone schneller ansteigen als das Kokosöl an sich, allerdings besteht bei vielen dieser Öle die Gefahr, dass durch kostengünstige Destillationsverfahren Spuren von Capronsäure übrig bleiben, die zu Durchfall führen können. Ein weiteres großes Problem bei gewöhnlichen MCT-Ölen ist, dass sie wie Kokosöl einen hohen Laurinsäureanteil enthalten, der wiederum mit Entzündungen in Verbindung gebracht wird. Dadurch wird die Wirkung der anderen im Öl enthaltenen MCTs geschwächt und sie lassen die Ketone nicht so effektiv ansteigen. Es gibt sogar Unternehmen, die das dem unwissenden Verbraucher als Vorteil verkaufen.

Um dieses Problem zu lösen, habe ich zwei Öle entwickelt: Das in Kapitel 5 erwähnte Brain-Octane-Öl und das XCT-Öl. Beide werden in den Vereinigten Staaten mit für die Lebensmittelproduktion zugelassenen Maschinen dreifach destilliert und es wird ausschließlich Kokosöl als Rohstoff verwendet, ohne jegliche Lösungsmittel.

Gewöhnliches MCT-Öl wird häufig im Ausland hergestellt, einfach destilliert und aus mithilfe von Lösungsmitteln extrahiertem Palmöl hergestellt. Dadurch enthält es mehr Verunreinigungen – und die Verwendung von Palmöl zerstört Regenwälder und tötet Orang-Utans. Das XCT-Öl ist durch die Destillation in seiner Wirkung sechsmal stärker als Kokosöl und als Mischung aus Caprinsäure und Caprylsäure recht günstig. Allerdings lässt es die Ketone nicht so stark ansteigen wie das Brain-Octane-Öl, und Sie können es nur in bestimmten Mengen zu sich nehmen, weil es sonst Magen-Darm-Probleme verursacht. Dafür unterstützt XCT-Öl die Darmflora und senkt die Entzündungswerte, was wiederum Heißhunger und Brain Fog minimieren kann. Brain-Octane-Öl wird aus sorgfältig gefilterter Caprylsäure hergestellt und sorgt als wirkungsvollste Form der MCTs für einen starken und schnellen Anstieg der Ketone – weit besser als jedes andere in Kokosöl oder anderen

Nahrungsmitteln vorkommende Fett. Da Caprylsäure im Kokosöl wie schon erwähnt nur 4 bis 6 Prozent des Fetts ausmacht, müssten Sie über ein Dutzend Esslöffel Kokosöl essen, um die in einem Esslöffel Brain-Octane-Öl enthaltene Menge an Caprylsäure zu erhalten. Für seine Herstellung wird daher auch sehr viel Kokosöl benötigt, aber es ist um einiges wirkungsvoller als XCT-Öl, herkömmliches MCT-Öl oder Kokosöl, und die meisten Menschen profitieren von ihm stärker – ohne die Verdauungsprobleme von herkömmlichem MCT-Öl.

In einer wegweisenden Studie wurden kürzlich die Auswirkungen von intermittierendem Fasten mit Kokosöl mit denen von intermittierendem Fasten mit zwei Unterarten der MCTs (die sich in XCT-Öl befinden) verglichen. Als die fastenden Testpersonen Kokosöl verzehrten, bewegte sich ihr Ketonspiegel nicht weiter, das heißt, das Kokosöl ließ ihre Ketonwerte im Vergleich mit dem Fasten nicht ansteigen. Als die fastenden Testpersonen eine Mischung aus Kokosöl und anderen MCTs verzehrten, stiegen ihre Ketonwerte leicht an. Den größten Anstieg der Ketonwerte verzeichneten sie aber, als sie fasteten und Brain-Octane-Öl zu sich nahmen.

Das wichtigste Merkmal des Brain-Octane-Öls ist jedoch, dass es auch dann Ihre Ketonwerte ansteigen lässt, wenn Sie Kohlenhydrate essen. Bislang hätten Sie vier Tage lang eine kohlenhydratarme Diät einhalten müssen, um dieselbe Ketonenergie zu erhalten, wie wenn Sie einfach Brain-Octane-Öl über Ihr Essen (oder in Ihren Kaffee) geben.

Fallen Sie also nicht auf den Marketingtrick herein, Kokosöl sei eine gute MCT-Quelle, denn das ist es nicht. Aber es ist eine gute Quelle gesättigter Fette. Viele Menschen sparen bei ihrem Bulletproof Coffee, indem sie Kokosöl oder herkömmliche MCT-Öle dazugeben, und ich verurteile sie deshalb nicht. Wenn Sie das auch tun, sollte Ihnen aber bewusst sein, dass Sie so nicht den gleichen Nutzen für den Ketonspiegel und Ihr Gehirn erreichen, den Brain-Octane-Öl bietet. Und außerdem kann das MCT-Öl bekanntermaßen zu Durchfall führen – die Entscheidung liegt ganz bei Ihnen!

Wie aus guten Fetten schlechte Fette werden

Selbst wenn Sie sorgfältig alle Nahrungsmittel vermeiden, von denen Sie in diesem Kapitel bislang gelesen haben, ist es durchaus wahrscheinlich, dass Sie mit einem häufig gemachten Fehler Ihre gesunden, mit Bedacht ausgewählten Nahrungsmittel in Mahlzeiten verwandeln, die Ihre Mitochondrien verlangsamen. Dieser Fehler ist die Garmethode.

Beim Räuchern, Braten oder Grillen von Fleisch entstehen zwei Karzinogene: heterozyklische aromatische Amine (HAA) und polyzyklische aromatische Kohlenwasserstoffe (PAK). Allerdings können diese Stoffe mehr, als nur Krebs verursachen. HAA sind neurotoxisch und können Zittern (Tremor) hervorrufen. Eine Studie mit unter Essenziellem Tremor leidenden Patienten (einer häufigen neurodegenerativen Erkrankung) ergab, dass diese Testpersonen 50 Prozent mehr HAA in ihrem Blut aufwiesen als Testpersonen ohne Tremor.[88]

Sowohl von HAA als auch von PAK ist bekannt, dass sie die Funktion der Mitochondrien hemmen. Bei Affen, denen HAA injiziert wurden, kam es zu einer Verkümmerung der Mitochondrien.[89] Ratten, denen HAA verabreicht wurden, wiesen mutierte und vergrößerte Mitochondrien auf.[90] Und wie Sie wissen, ist bei den Mitochondrien größer nicht gleich besser. Die Verabreichung von PAK verursachte oxidativen Stress, Fehler in der Funktion der Mitochondrien und mitochondriale Schäden.[91] Es kommt aber noch schlimmer: Als menschliche Bronchialzellen nur vier Stunden lang mit PAK behandelt wurden, hinderten die PAK bei der von den Mitochondrien ausgelösten Apoptose die Zellen daran, zu sterben.[92]

Die Apoptose ist zugegebenermaßen eine merkwürdige Sache: Keiner möchte, dass seine gesunden Zellen sterben, aber bei kranken Zellen *möchten* wir, dass sie sterben. Werden Zellen durch oxidativen Stress geschädigt und weigern sich dann, während der Apoptose zu sterben, vervielfältigen sich diese kaputten Zellen häufig und verursachen so noch mehr Schäden. Mittlerweile sind viele Wissenschaftler der Ansicht, dass dies einer der stärksten Mechanismen des Krebswachstums ist und einer der Gründe, weshalb PAK derart krebserregend sind.

Bei einigen Garmethoden (die unten ausführlich beschrieben sind) besteht außerdem die Gefahr, dass wichtige Proteine geschädigt werden. Wird ein Protein geschädigt, wird es als »durch Hitze denaturiert« bezeichnet. Denaturierte Proteine sind nicht notwendigerweise giftig (auch beim Verdauen von Nahrung denaturieren sie), aber sie können dann ihre Arbeit nicht mehr richtig erledigen. Molkenprotein beispielsweise kurbelt in den Mitochondrien die Produktion von Glutathion an, einem sehr wichtigen Antioxidans, aber es kann diese bedeutende Aufgabe nicht mehr so gut durchführen, wenn es denaturiert ist.[93] Viele Rezepte für getreidefreie Backwaren enthalten Molkenprotein, weshalb ich diese Backwaren meide.

Das Schlimmste, was Sie jedoch in Bezug auf das Garen Ihrer Nahrung tun können, ist, die darin enthaltenen Fette durch Oxidation zu schädigen. Fette sind sehr empfindlich (insbesondere ungesättigte Fette) und nehmen durch Hitze und Licht leicht Schaden, wie bereits erwähnt. Ich gehe später auf die Garmethoden ein, die diese Probleme verursachen, aber zunächst schauen wir uns einmal an, was diese beschädigten Fette Ihrem Körper antun.

Essen Sie beschädigte Fette, verwendet Ihr Körper sie trotzdem zur Bildung von Zellmembranen. Wie Sie bereits wissen, besteht Ihr Gehirn überwiegend aus Fett, ebenso wie Ihr Myelin und Ihre Hormone, und Ihre Mitochondrien benötigen ebenfalls Fett, um zu funktionieren. Werden die Zellmembranen im Gehirn und dem restlichen Körper aus beschädigten Fetten gebildet, sind sie weniger flexibel und weniger funktionsfähig. Dadurch können die Nervenzellen Botschaften nicht so effizient senden und empfangen und die Mitochondrien werden schwächer. Darüber hinaus stören oxidierte Fette die Signalübertragung von Hormonen und Neurotransmittern, zum Beispiel indem sie zu hohe Mengen an Glutamat produzieren – den gleichen erregenden Neurotransmitter aus Mononatriumglutamat, der Nervenzellen durch Exzitotoxizität sterben lässt.

Das größte Problem der oxidierten Fette ist jedoch, dass sie stark entzündungsfördernd sind. Jedes Mal wenn ein beschädigtes Fettmolekül im Körper als Baustein verwendet wird, erzeugt das oxidativen Stress. In Kapitel 5 haben Sie gelesen, dass mehrfach ungesättigte Fette die Fettarten sind, die am anfälligsten für Schäden sind. Werden diese Fette erhitzt, produzieren sie Dicarbonylverbindungen, die für das Gehirn besonders toxisch sind. Sie schädigen die Mitochondrien, verursachen oxidativen Stress[94] und sind außerdem die Vorstufen glykierter Reaktionsprodukte (AGE), die (wie in Kapitel 4 beschrieben) Entzündungen und weiteren oxidativen Stress verursachen.[95]

Das ist wahrscheinlich einer der Hauptgründe, weshalb ich mich plötzlich so elend fühlte, nachdem ich mit einer kohlenhydratarmen, fettreichen, ketogenen Ernährung fast 23 Kilogramm abgenommen hatte. Damals aß ich den ganzen Tag lang Schweineschwarten und nahm giftige Chemikalien wie Aspartam zu mir und verursachte so, während ich abnahm und in der Ketose blieb, jede Menge Entzündungen in meinem Körper, ohne es zu wissen. Bei ketogenen Ernährungsweisen, die entzündungsfördernde Nahrungsmittel und Chemikalien erlauben, habe ich das anschließend immer wieder beobachten können. Die *Art* des Fetts macht den Unterschied!

Glücklicherweise ersetzen wir alle zwei Jahre die Hälfte des Fetts in unseren Zellen. Die beschädigten Fette sind also schon lange nicht mehr in meinen Zellmembranen enthalten und den Unterschied spüre ich in meinem Gehirn. Ich esse zwar immer noch jede Menge Fett, aber ich verwende es nicht mehr zum Garen bei hohen Temperaturen. Wenn ich zum Garen Fett verwende, dann nur bei niedrigen Temperaturen, oder ich gare in Wasser oder mit Wasserdampf und gebe reichlich antioxidative Gewürze hinzu, um dem oxidativen Stress entgegenzuwirken. Letzteres wird vielfach vergessen, aber es kann sich sehr positiv auf die tägliche Leistungsfähigkeit auswirken.

Welches die schlimmsten Fehler beim Garen mit Fett sind, erfahren Sie im Folgenden.

Frittieren

Ob Pommes frites, in Fett ausgebackene Hähnchenteile, Fisch oder Backwaren – sie alle stecken voller beschädigter Fette. Beim Frittieren baden Sie Ihre Nahrung in oxidierten Fetten und denaturierten Proteinen, und die hohen Temperaturen verstärken die Giftigkeit der Nahrung dadurch, dass PAK und HAA entstehen. Dass frittiertes Essen schlecht für die Figur ist, wissen Sie bereits, aber jetzt haben Sie noch einen anderen Grund, um ihm aus dem Weg zu gehen: Es ist schlecht für Ihr Gehirn! Frittierte Nahrungsmittel aus Restaurants sind noch schlimmer, weil das Öl dort viel länger verwendet und im Laufe der Zeit immer mehr beschädigt wird.

Distel- und Sonnenblumenöl

Distelöl wird bei seiner Herstellung sehr stark erhitzt, um das Öl zu isolieren, wodurch die darin enthaltenen empfindlichen Verbindungen oxidieren. Dasselbe gilt für Sonnenblumenöl, allerdings ist dieses noch anfälliger für Oxidation und hat einen geringeren Rauchpunkt. Das ist schon fast eine Garantie dafür, dass das Sonnenblumenöl bereits oxidiert ist, bevor Sie damit kochen. Beide Öle sollten Sie meiden.

Pflanzenöle, Sojaöl, Maiskeimöl und Transfette

Sie wissen bereits, dass Sie um diese Arten von Fett einen großen Bogen machen sollten – und dass sie leicht oxidieren, ist nur ein Grund mehr. Sojaöl aktiviert die Entzündungsgene und stört die Funktion der Mitochondrien.[96] Bei Ratten hemmt Maiskeimöl die Mitochondrien und wird mit Darmkrebs in Verbindung gebracht.[97] Verwenden Sie stattdessen lieber Weidebutter!

Grillfleisch

Das Gefühl des geistigen Benebeltseins und den Kater nach dem letzten Grillabend haben Sie vermutlich eher den konsumierten alkoholischen Getränken zugeschrieben. Kommen aber die Fette im Fleisch mit der offenen Flamme in Berührung, verwandeln sie sich in karzinogene und entzündungsfördernde HAA und PAK. Außerdem stecken die meisten Grillsoßen voller Zucker. Im nächsten Sommer sind Sie leistungsfähiger, wenn Sie verkohltes Fleisch meiden und Ihr Fleisch in Alufolie wickeln, bevor Sie es auf den Grill legen.

Vegetarische Omega-3-Fette – gesund oder ungesund?

Ich habe nichts gegen Veganer oder Vegetarier, denn ich war selbst eine Zeit lang Rohveganer. Nachdem ich mich eine Weile so ernährt hatte, begann jedoch meine Hirnfunktion zu leiden. Ein Grund dafür war vermutlich ein Mangel an ausreichend EPA und DHA, den zwei Omega-3-Fettsäuren, die das Gehirn am meisten braucht.

EPA und DHA kommen ausschließlich in Fisch, Meeresfrüchten und Meeresalgen vor. Viele Vegetarier versuchen, ihren Omega-3-Bedarf durch eine Nahrungsergänzung mit Alpha-Linolensäure (ALA) zu decken, denn ALA wird als Vorstufe für EPA und DHA vom Körper zur Herstellung dieser Omega-3-Fettsäuren verwendet. ALA ist in vielen Samen enthalten, darunter Leinsamen, Hanfsamen und Kürbiskernen, weshalb viele Vegetarier Leinöl zur Nahrungsergänzung zu sich nehmen.

Problematisch dabei ist, dass der Körper nicht sehr gut darin ist, ALA zur Herstellung von EPA oder DHA zu verwenden. Weniger als 5 Prozent der verzehrten Alpha-Linolensäure werden in EPA umgewandelt, noch weniger in DHA (nur 0,5 Prozent). Schlimmer noch: Für die Umwandlung von ALA in diese geringen Mengen EPA und DHA benötigt der Körper Eisen, von dem gerade Vegetarier und Veganer wenig haben. Ihre Eisenreserven werden also zusätzlich verringert. Die Nahrungsergänzung mit ALA an sich ist vermutlich nicht schädlich, aber da die Umwandlungsrate so gering ist und so viel kostbare Energie und Eisenreserven dafür verbraucht werden, ist sie den Aufwand schlicht nicht wert.

Die Informationen in diesem Kapitel sollen Ihnen keine Angst einjagen, aber Sie sollen verstehen, welche enormen Auswirkungen Nahrung auf Ihr Gehirn haben kann. Das verleiht Ihnen Macht, denn Sie kontrollieren, was Sie essen. Sie können entscheiden, wie viele entzündungsfördernde, toxische Nahrungsmittel Sie Ihren Mitochondrien zumuten und wie gut (oder schlecht) Sie sich fühlen.

Sie müssen nicht jeden einzelnen Tag bei jeder Mahlzeit die perfekte Nahrungsauswahl treffen. Manchmal ist es auch in Ordnung, etwas zu essen, von dem Sie wissen, dass es zu leichten Entzündungen führt. Wichtig ist, dass Sie entscheiden können, wann Sie dieses Risiko eingehen wollen. Wenn Sie am nächsten Tag ein wichtiges Gespräch haben oder eine Präsentation halten müssen, ist es unglaublich erhebend zu wissen, dass Sie Ihre geistige Leistung allein durch eine kluge Wahl beim Abendessen positiv beeinflussen können. Die Auswahl entzündungshemmender Nahrungsmittel, die nicht durch chemische oder natürlich vorkommende Giftstoffe belastet sind, führt zu einer sofort spürbaren Veränderung Ihrer geistigen Leistungsfähigkeit und Klarheit. Dies ist einer der wichtigsten Schritte für einen starken Kopf durch Hirntuning.

Hirntuning-Fakten:
Denken Sie immer an die folgenden drei Dinge!

- Milchprotein, Gluten, Transfette und Pflanzenöle verursachen bei jedem Menschen Entzündungen.
- Für die Mitochondrien sind Schimmelpilzgifte besonders toxisch. Diese kommen häufig in Getreide, Kaffee, Trockenfrüchten, Wein, Bier, Schokolade, Nüssen und Mais vor.
- Gesunde Fette können durch starkes Erhitzen beschädigt und dadurch toxisch werden.

Vorsprung durch Hirntuning:
Tun Sie diese drei Dinge sofort!

- Verzichten Sie auf künstliche Süßungsmittel, denn sie sind selbst in geringen Mengen toxisch für die Mitochondrien. Schränken Sie außerdem Ihren Zuckerkonsum ein, insbesondere Fructose in Form von Fruchtsäften und Glucose-Fructose-Sirup.
- Hände weg von allem, was frittiert wurde! Das Frittieren beschädigt die Fette und macht sie toxisch.
- Kaufen Sie möglichst Bioprodukte, denn genveränderte Pflanzen werden meist mit giftigen Pestiziden behandelt.

GIFTE VERMEIDEN, ENTGIFTUNG FÖRDERN

Das Thema Entgiftung (neudeutsch »Detox«) ist seit einigen Jahren in Gesundheit und Wellness allgegenwärtig und taucht meist in Verbindung mit einer Vielzahl an (teilweise bizarren) Diäten auf, die tolle Ergebnisse versprechen. Was aber ist »Entgiften« oder »Detoxing« und welche Gifte befinden sich überhaupt in unserem Körper?

Es gibt viele Möglichkeiten der Entgiftung und richtiges Entgiften sollte einfach zum Leben dazugehören. Besonders wichtig ist es für eine optimale Hirnleistung, weil Gifte große Auswirkungen auf unser Gehirn haben. Der Körper verfügt zwar über ein angeborenes Entgiftungssystem und kann einige Gifte selbst loswerden, allerdings wäre es naiv zu glauben, dass unser Körper alle Chemikalien, denen er täglich ausgesetzt ist, allein verarbeiten und vollständig loswerden könnte.

Wir werden tagtäglich von zahlreichen gefährlichen Substanzen angegriffen – viel mehr, als unser Körper halbwegs bewältigen kann, darunter
natürlich vorkommende Umweltgifte wie Schimmelpilze oder Lösungsmittel aus Farben und Lacken. Leider ist es nicht so einfach, diese Gifte wieder
aus dem Körper herauszubekommen, wie es ist, die in Kapitel 6 genannten
Nahrungsmittel zu vermeiden, denn der Körper wird über die Nahrungsmittel hinaus täglich auch in seiner Umgebung einer Dosis Gift ausgesetzt –
in der Luft, in allen Winkeln Ihres Zuhauses und sogar in Ihrem Medizin-
schränkchen. Sie wissen wahrscheinlich gar nicht, dass diese Gifte da sind,
aber Ihr Gehirn bemerkt es, weil sie Stress für Ihre Mitochondrien bedeuten.

Natürlich gibt es in jedem Bereich des Lebens guten und schlechten
Stress. Manchmal stimmt das Sprichwort »Was mich nicht umbringt,
macht mich stärker«, denn durch geistigen Stress lernen wir und unsere
Muskeln wachsen, wenn wir sie dem richtigen Stress aussetzen. Auf das Gehirn bezogen, kann der richtige Stress dabei helfen, die Mitochondrien zu
stärken, ihr Wachstum anzukurbeln und nicht mehr nützliche, beschädigte
Mitochondrien abzutöten. Werden die Mitochondrien jedoch durch Gifte
falsch gestresst, entsteht daraus nichts Gutes. Toxischer Stress führt nicht zu
Wachstum oder Erneuerung, sondern nur zum Gegenteil. Er schädigt oder
tötet gesunde Mitochondrien.

Wie Sie wissen, hängen Ihre Nervenzellen von der Energie der Mitochondrien ab, weshalb dysfunktionale Mitochondrien zu dysfunktionalen
Nervenzellen führen. Diesen Teufelskreis können Sie durchbrechen, indem
Sie Giftstoffe vermeiden und Ihrem Körper dabei helfen, sich von den Stoffen zu entgiften, die Ihrem Gehirn bereits Schaden zufügen.

Schimmelpilze

In diesem Buch haben Sie bereits gelernt, dass Mitochondrien mikroskopisch kleine Bakterien sind, die die menschlichen Zellen antreiben und die
beeinflussen, wie wir auf unsere Umgebung reagieren. In Kapitel 6 haben

Sie erfahren, dass sich Bakterien und Schimmelpilze seit Anbeginn der Zeit in einem tödlichen Kampf befinden, in dem beide Seiten Giftstoffe produzieren, die die jeweils andere Seite schwächen. Es ist also nicht weiter verwunderlich, dass Schimmelpilze und die von ihnen produzierten Giftstoffe die Funktion der Mitochondrien hemmen können.[98]

Schimmelpilze produzieren toxische Chemikalien (Mykotoxine) in Mengen, die normalerweise zu gering sind, um sie riechen oder schmecken zu können. Doch selbst wenn wir sie weder riechen noch schmecken können, gelangen sie über die Lunge und die Haut sowie über Nahrung und Wasser in unseren Körper. Besorgniserregend ist zudem, dass einige Schimmelpilzarten verschiedene synergistisch wirkende Toxine produzieren, die also ihre Wirkungen gegenseitig verstärken. Einem wichtigen Forschungsbericht über Schimmelpilze und Mitochondrien zufolge gibt es »bei Mykotoxinen keine sicheren Werte«.[99] Dem stimme ich zu und muss gleichzeitig einräumen, dass es unmöglich ist, Mykotoxine gänzlich zu vermeiden, wenn Sie nicht von der Außenwelt abgeschottet leben. Ich selbst arbeite daran, meinen Kontakt mit Schimmelpilzen so gering wie möglich zu halten, und akzeptiere sie dann, wenn es nicht anders geht oder mein Sekundärgewinn mich dafür entschädigt. Denn Paranoia ist auch eine Form von Stress und somit ebenfalls schlecht für die Mitochondrien!

Welche Auswirkungen Mykotoxine auf Ihre Gesundheit haben, hängt von mehreren Faktoren ab: der Art und Menge des Mykotoxins, dem Sie ausgesetzt sind, der Dauer des Kontakts, den anderen in Ihrer Umgebung vorkommenden Giften und Ihrem persönlichen Gesundheitsprofil (Alter, Geschlecht, genetische Veranlagung etc.). Auch die Ernährung spielt eine Rolle dabei, wie empfindlich Sie auf diese Gifte reagieren. Wenn Ihnen bestimmte Vitamine fehlen, Sie nicht genug essen oder zu viel Alkohol trinken,[100] sind Ihre Mitochondrien bereits geschwächt und dadurch anfälliger. Bekommen Sie dann auch noch von Mykotoxinen einen Schlag verpasst, können Sie sich ziemlich elend fühlen.

Etwa 25 Prozent der Bevölkerung reagieren genetisch bedingt sensibel auf Schimmelpilze. Bei diesen Menschen kann der Kontakt mit Mykotoxinen verschiedene Symptome hervorrufen, darunter Brain Fog, kognitive Probleme, Erschöpfung, Gelenkschmerzen, Übelkeit, Gewichtszunahme, chronische Nasennebenhöhlenentzündung und Asthma. Zu diesen Menschen gehöre auch ich. Sie haben ja bereits erfahren, dass ich in einem Haus mit einem Wasserschaden im Keller aufwuchs, in dem sich, versteckt hinter der Holzvertäfelung (typisch für die 1970er-Jahre), Schimmel ausbreitete. Als Kind hatte ich jeden Monat eine Halsentzündung, zehnmal am Tag Nasenbluten, Hautausschläge, Asthma, blaue Flecken, war übergewichtig und hatte mit 14 Jahren Arthritis. Allergietests blieben jedoch stets ohne Befund. Als ich 16 Jahre alt war, wurden mir dann die Mandeln entfernt, damit die Halsentzündungen bei mir aufhörten. Eine Woche darauf bekam ich die erste Nasennebenhöhlenentzündung.

Ich weiß noch, dass ich dem Arzt einmal sagte: »Ich fühle mich, als würde ich vergiftet werden.« Es kam aber keiner auf die Idee, in meiner Umgebung nach der Quelle dieses Gifts zu suchen – lieber wurden mir Antibiotika verschrieben, die selbst aus Schimmelpilzgiften gewonnen werden. Kein Wunder, dass ich mich beschissen fühlte! Ich brauchte etwas, um meine Mitochondrien zu unterstützen und nicht noch mehr Gift, um sie plattzumachen.

Auch wenn Sie zu den 75 Prozent der Menschen gehören, die weniger sensibel auf Mykotoxine reagieren, sind Sie nicht sicher. Mykotoxine zerstören nicht nur die mitochondriale Funktion, sie lösen auch eine entzündungsfördernde Immunantwort aus. Je öfter Sie Kontakt mit Schimmel haben, desto stärker leiden Sie vermutlich an chronischen Entzündungen. Ihr Immunsystem reagiert dann irgendwann hypersensibel auf die Bedrohung und reagiert demzufolge selbst auf winzige Mengen an Schimmelpilzgiften sofort. Eine typische allergische Reaktion.

Schimmelpilzgifte lösen aber nicht nur eine Entzündungsreaktion im gesamten Körper aus, sondern sorgen auch dafür, dass der Raum zwischen den Zellen größer wird. Dadurch werden die Zellmembranen und die Blut-Hirn-Schranke durchlässiger, was alles andere als wünschenswert ist! Werden die Zellschichten durchlässig, können Flüssigkeiten, Plasma und andere fremde Partikel ungehindert in Körperteile gelangen, in denen sie nichts zu suchen haben, beispielsweise ins Gehirn.[101]

Auf ähnliche Weise, wie die Blut-Hirn-Schranke das Gehirn schützt, wird auch die Darmschleimhaut durch eine Reihe dicht verschlossener zellulärer Nahtstellen geschützt. In Kapitel 6 haben Sie erfahren, dass diese Verbindungsstellen locker werden, wenn Sie Kontakt mit Schimmelpilzgiften haben, wodurch Fremdpartikel (etwa teilweise verdaute Nahrung) aus dem Darm austreten und in den Blutstrom gelangen können. Der Körper sieht diese Eindringlinge natürlich als Gefahr an und löst »Entzündungsalarm« aus, um sie zu bekämpfen.

Diese Entzündungsantwort wird im Laufe der Zeit automatisch. Der Körper hat das Gefühl, ständig angegriffen zu werden, und startet eine Gegenoffensive gegen Substanzen und Nahrungsmittel, die Ihnen nie zuvor Probleme bereitet haben. Bislang konnten Sie Gluten oder Milchprodukte problemlos vertragen, aber auf einmal fühlen Sie sich schrecklich, auch wenn Sie nur eine kleine Menge davon gegessen haben. Das liegt daran, dass Sie aufgrund der Durchlässigkeit Ihres Darms, durch die Partikel dieser Nahrungsmittel aus dem Darm austreten konnten, und der ständigen Attacken Ihres Körpers gegen diese Nahrungsmittel eine Allergie entwickelt haben.

Jenes Viertel der Menschen, die wie ich auf Schimmelpilzgifte sehr sensibel reagieren, ist für alle anderen wie die Kanarienvögel im Bergbau. Der Kontakt mit Schimmelpilzen hat für uns heftigere Auswirkungen — aber wenn wir darunter leiden, ist es wahrscheinlich, dass auch die anderen darunter leiden werden. Lassen Sie mich Ihnen ein Beispiel geben: Vor nicht allzu langer Zeit nahm ich an einer Fachkonferenz in San Diego teil. An einem Abend sollte es eine Bootstour mit Abendessen entlang der Küste geben. Als ich das Boot betrat, bemerkte ich sofort, dass es wie ein Wischmopp roch — ein sicheres Zeichen für Schimmelpilze in der Luft. Ich überlegte kurz, wieder von Bord zu gehen, aber ich wollte gern Zeit mit den anderen Konferenzteilnehmern verbringen, also ging ich das Risiko für meine Mitochondrien ein. Sie wissen ja, dass Sie das Ausmaß des Kontakts mit Schimmelpilzen weitgehend selbst in der Hand haben, wenn Sie über die Auswirkungen auf Ihr Gehirn Bescheid wissen. In diesem Fall war ich der Meinung, dass die Vorteile des Abends das Risiko aufwiegen würden.

Am nächsten Konferenztag suchte ich jedoch bei meinem Vortrag immer wieder nach den richtigen Worten. Mit diesem Problem hatte ich früher tagtäglich zu kämpfen gehabt und war mir dabei immer blöd vorgekommen. Doch nach jahrelangem Hacken meiner Mitochondrien und dem Tunen meines Gehirns trat es *überhaupt nicht mehr* auf. Ich kann mich darauf verlassen, dass mein Gehirn konstant Leistung auf hohem Niveau bringt. Diese plötzliche Unfähigkeit, mich an Wörter zu erinnern, war also auffällig und für mich peinlich. (Ganz nebenbei bemerkt: Wortfindungsstörungen sind für *niemanden* »normal«. Sie sind ein Symptom einer beeinträchtigten Hirnfunktion.)

Am darauffolgenden Konferenztag war ich dann völlig erschöpft, hatte Magenkrämpfe, Heißhunger auf Süßes und Verstopfung. Einen weiteren Tag später bekam ich Pickel im Gesicht, Aphten im Mund und hatte das erste Mal seit Jahren Nasenbluten. In der Nacht schlief ich dann zwölf Stunden (normalerweise schlafe ich nur fünf oder sechs) und doch fehlte mir am nächsten Tag immer noch Energie. Ich fühlte mich einfach mies und hatte durch die Entzündungen außerdem Fettpölsterchen an den Hüften bekommen. An diesem Tag bekam ich dann die Möglichkeit, mich mit Marshall Goldsmith zu unterhalten, einem erfolgreichen Autor für Managementliteratur, den ich schon lange bewunderte, und wir ließen uns zusammen fotografieren. Das Foto postete ich dann online und erhielt von einem meiner Follower einen entzückenden Kommentar über meine neuen Männerbrüste, die sich durch die Entzündungen gebildet hatten …

Die Reaktion meines Körpers auf Schimmel mag zwar extremer sein als die Ihres Körpers, aber die meisten Menschen erleben diese oder ähnliche Symptome, ohne dass sie deren Ursache kennen. Der Kontakt mit Schimmelpilzgiften schädigt zuerst die Mitochondrien im Gehirn, dann den Darm und anschließend die Haut und kann währenddessen die Leistungsfähigkeit erheblich beeinträchtigen. Nach der Bootstour bei der Konferenz war ich aber nicht der einzige Teilnehmer, der sich am Tag danach erschöpft fühlte. Einige erzählten, sie hätten einen Allergieschub bekommen, und andere meinten, sie wären durch den Alkohol müde und träge (auch wenn sie sehr wenig getrunken hatten).

Betrachten Sie diese Geschichte als Warnung: Ist Ihre Leistung nicht gut oder fühlen Sie sich, als würden Sie neben sich stehen, gibt es dafür immer einen Grund! Als ich mit Dr. Daniel Amen, Spezialist für Hirnstörungen und Bestsellerautor, ein Interview über die Auswirkungen des Kontakts mit Schimmelpilzgiften führte, erklärte er mir, dass beeinträchtigte kognitive Funktionen niemals normal seien. Wenn Sie sich plötzlich nicht mehr an Dinge erinnern können, sollten Sie das nicht als Symptom des Älterwerdens abtun. Achten Sie stattdessen auf die Signale Ihres Körpers, auch wenn sie noch so gering sind, denn sie könnten ein Zeichen für aufkommende Probleme sein.

Dr. Amen wies auch darauf hin, dass der Kontakt mit Schimmelpilzen das Gehirn so stark beeinträchtigen kann, dass das Ergebnis bei einem Intelligenztest nach dem Schimmelpilzkontakt 15 Punkte geringer ausfallen kann als bei einem vorher absolvierten Test. Denken Sie an die Tage zurück, an denen Sie »einfach nicht zu gebrauchen« waren und Ihre mangelnde Konzentration darauf schoben, dass Sie sich nicht genug angestrengt hatten. Vielleicht war nicht mangelnde Bemühung, sondern der Kontakt mit Giften die Ursache für Ihre beeinträchtigte Leistung?

Dank der SPECT-Untersuchung des Gehirns kann Dr. Amen feststellen, wie Schimmelpilzgifte sich auf physischer Ebene auf das Gehirn auswirken. Auf den Bildern, die er gesehen hat, führte der Kontakt mit Schimmelpilzgiften zu sichtbaren Schäden an der Amygdala – dem Teil des Gehirns, der an impulsiven, reaktiven Emotionen wie Angst und Wut beteiligt ist. Eine beschädigte Amygdala könnte die Ursache dafür sein, dass Sie plötzlich scheinbar grundlos wütend werden. Das beeinträchtigt nicht nur Ihre Leistung, sondern auch Ihre Beziehungen. Dr. Amen erklärt, dass Menschen, deren Hirnaufnahmen zeigen, dass sie mit Schimmelpilzgiften in Kontakt gekommen sind, sich häufig selbst hassen, weil sie nicht wissen, warum sie ihre Gefühle nicht unter Kontrolle haben. Die Aufnahmen ihres sichtbar geschädigten Hirns zeigen dann, warum das so ist.

Sie mögen vielleicht denken: »Ja, das ist alles schlimm, aber das kann mir doch nicht passieren, ohne dass ich es bemerke!« Dann stimmen Sie die folgenden Zahlen eventuell um: Fast 50 Prozent der Gebäude in den Vereinigten Staaten haben Wasserschäden, und das zum Großteil, weil wir in den 1970er-Jahren damit begonnen haben, Gipskartonplatten zu verarbeiten, die Feuchtigkeit aufnehmen. Dadurch entsteht die perfekte Umgebung für Schimmelpilzwachstum. Um dem entgegenzuwirken, wurden die Farben mit pilzhemmenden Mitteln versetzt, um den Schimmel in Schach zu halten. Leider war der Schimmelpilz schlauer als wir, denn er mutierte und entwickelte gegen Fungizide resistente Arten, die noch mehr Schimmelpilzgifte produzieren.

Wissenswert ist außerdem, dass bei Ihnen zu Hause (oder im Büro oder in der Schule) vorhandener Schimmel sich schnell auf alles in der Umgebung ausbreitet und es kontaminiert: Kleidung, Möbel und all Ihre Habseligkeiten. Insbesondere Teppiche nehmen giftigen Schimmel leicht auf. Selbst wenn Sie also Ihre Sachen packen und ein schimmeliges Haus verlassen, reist Ihr Problem einfach mit, wenn Sie nicht alles vernichten.

Trotz all der Beweise für die Schädlichkeit von giftigem Schimmel (insbesondere für das Gehirn) wird den meisten Ärzten während ihres Studiums nichts über Schimmelpilze beigebracht, weshalb sie Erkrankungen durch Mykotoxine bei ihren Patienten nicht erkennen können. Das führt dazu, dass viele Menschen, die unter solchen Symptomen leiden, von ihren Ärzten fortgeschickt werden, Fehldiagnosen erhalten oder gegen psychische Erkrankungen behandelt werden statt gegen ihre reale körperliche Erkrankung.

Einer meiner weiteren Interviewpartner zu diesem Thema war Dr. Scott McMahon, ein führender Experte für das chronische inflammatorische Response-Syndrom (Chronic Inflammatory Response Syndrome, CIRS), das häufig durch den Kontakt mit Mykotoxinen verursacht wird. Dr. McMahon schätzt, dass mindestens der Hälfte seiner Patienten von anderen Ärzten gesagt wurde, sie wären entweder verrückt oder würden sich ihre Symptome nur einbilden. Vielen von ihnen wurde Zoloft verschrieben (ein Medikament gegen Depressionen und Angststörungen), andere hingegen wurden einfach wieder nach Hause geschickt. Verständlicherweise bekamen viele von ihnen Depressionen und wurden sogar suizidgefährdet.

Aus diesem Grund ist es so wichtig, dass Sie auf Ihren Körper hören und wissen, wie Sie sich selbst (und Ihr Gehirn) vor dem Kontakt mit Mykotoxinen schützen können. Natürlich ist das manchmal leichter gesagt als getan. Die folgenden Tipps können dabei helfen, Schimmel zu vermeiden und sich von seiner giftigen Wirkung zu erholen, falls Sie ihm doch ausgesetzt waren.

- **Meiden Sie Gebäude mit Wasserschäden.** Mit Wasser vollgesogene Baustoffe sind der ideale Nährboden für Schimmelpilze. Vermeiden Sie es, in Gebäuden zu wohnen, zu arbeiten oder zu lernen, die Wasserschäden durch Überschwemmung, Wasserrohrbrüche, Kondensation oder Wasserlecks jeglicher Art aufweisen, bis ein zertifizierter Fachmann für Schimmel das Gebäude saniert hat. Wasserflecken an den Wänden oder Decken oder ein merkwürdiger Geruch sind ein Zeichen dafür, dass Sie sich in einem Gebäude nicht aufhalten sollten. Betreten Sie in einem Hotel ein Zimmer, in dem es modrig riecht, lassen Sie sich ein anderes Zimmer geben. In Schulen, Regierungsgebäuden und anderen älteren Bauten ist das Risiko für Schimmelpilze besonders hoch, weil sie meistens nicht gut gepflegt werden. In den USA ist die Zahl der Schulgebäude, die aufgrund von Schimmel die Lernfähigkeit der Kinder beeinträchtigen, alarmierend.

- **Beugen Sie Wasserlecks vor und lassen Sie sie reparieren.** Sorgen Sie dafür, dass Abflüsse, Toiletten und Rohre in Ihrem Zuhause funktionsfähig sind, um Überschwemmungen zu vermeiden. Lassen Sie die Rohre von einem Fachmann auf Lecks untersuchen. Häufig verstecken sich Lecks in Mauern oder hinter Schränken, weshalb man sie mit dem bloßen Auge nur schwer entdecken kann. Sie können jedoch von Fachleuten mithilfe von Infrarotkameras aufgespürt werden. Sollten Sie ein Leck entdecken, lassen Sie es sofort reparieren und lassen Sie den Bereich ordentlich durchtrocknen. Als ich vor Kurzem in meinem Arbeitszimmer ein Wasserleck fand, trocknete ich den Bereich sofort gründlich ab und besprühte ihn mit Homebiotic, einem Spray mit probiotischen Bakterien, die gegen giftigen Schimmel wirken. Es ist besser, als vorbeugende Maßnahme das Gleichgewicht wiederherzustellen, als zu warten, bis ein Schaden sichtbar wird, um ihn dann mit Chemikalien zu behandeln. Überprüfen Sie Fußleisten, Decken und Wände auf weiche Stellen, Flecken oder andere Anzeichen eines Wasserschadens. Achten Sie auch darauf, dass Ihr Dach dicht ist. Das hält Sie nicht nur von oben trocken, sondern beugt auch einer teuren Schimmelsanierung vor.

- **Achten Sie auf einen guten Zustand und gute Baustoffe.** Steht bei Ihnen der Kauf oder das Mieten eines neuen Zuhauses an, achten Sie auf die Baumaterialien und den Zustand des Gebäudes und überprüfen Sie (oder lassen Sie überprüfen), ob die Feuchtigkeitssperre in den Wänden in Ordnung ist. Sie mögen glauben, dass neuere Häuser sicher sind, aber tatsächlich ist zumindest in den Vereinigten Staaten häufig das Gegenteil der Fall, da die seit den 1970er-Jahren verwendeten Baumaterialien besonders anfällig für Schimmel sind. Versuchen Sie vor Unterzeichnung des Kauf- oder Mietvertrags mindestens einen halben Tag im Gebäude zu verbringen. Schauen Sie dann, wie Sie in der folgenden Nacht schlafen und wie Sie sich am nächsten Morgen fühlen. Schlafen Sie schlechter als üblich oder bemerken Sie Symptome eines kognitiven Abbaus, ist das ein Alarmsignal, und Sie sollten das Haus oder die Wohnung gründlich auf Schimmel untersuchen lassen, bevor Sie einziehen.

- **Sorgen Sie für eine gute Belüftung.** In über einen längeren Zeitraum leerstehenden Gebäuden ist die Luft häufig feucht und »steht«. Eine feuchte Umgebung mit unzureichendem Luftaustausch ist ideal für das Schimmelwachstum. Achten Sie zu Hause, im Büro oder in der Schule auf eine gute Belüftung. Schlecht gewartete Klimaanlagen sind nicht nur in Regionen mit heißem, feuchtem Klima ein Risiko. Lassen Sie sie sorgfältig überprüfen. Kommen die kühlen Leitungen von Klimaanlagen mit feuchter Luft in Kontakt, kann das zur Kondensation führen, und auf diesem Kondenswasser kann in der Folge Schimmel wachsen.

- **Lassen Sie Ihr Zuhause professionell untersuchen.** Wenn Sie beabsichtigen, ein Haus oder eine Wohnung zu kaufen oder zu mieten, suchen Sie sich einen Schimmelfachmann, der die Raumluft untersucht, beispielsweise mit einem ERMI-Test (Environmental Relative Moldiness Index). Dieser Test untersucht das mögliche Risiko eines Schimmelpilzwachstums im Raum und der gesundheitlichen Auswirkungen. Es gibt auch Unternehmen, die eine vollständige Untersuchung des Gebäudes von innen und außen durchführen.
  Auch wenn Sie schon lange in Ihrem jetzigen Zuhause leben, kann es sinnvoll sein, es auf Schimmelpilze untersuchen zu lassen, sollten Sie unter ähnlichen nicht erklärbaren Symptomen leiden wie in diesem Kapitel beschrieben.

- **Schimmelentfernung und Sanierung.** Ergeben die Untersuchungen, dass sich giftige Schimmelpilze in Ihrer Umgebung befinden, verlassen Sie dieses Umfeld, suchen Sie sich einen Spezialisten für Schimmelpilzsanierungen und arbeiten Sie mit ihm gemeinsam an einem Sanierungsplan. Bei unsachgemäßer Entfernung von Schimmelpilzen können Sporen in der Luft freigesetzt werden. Diese können für die Mitochondrien noch gefährlicher sein als Asbest oder blei- oder lösungsmittelhaltige Farbe, da ihre Auswirkungen schneller und ernsthafter sind. Ich selbst habe von vielen Menschen mit überschaubaren Symptomen durch Schimmelpilzbefall gehört, die erst dann ernsthaft krank wurden, als die Schimmelpilzsanierung in ihrem Zuhause begann.

Egal, wie stark Ihre Mitochondrien sind: Es gibt keine bessere Strategie zur Vermeidung der toxischen Wirkungen von Schimmel als die völlige Vermeidung! Bemerken Sie Symptome einer Erkrankung durch Schimmelpilzgifte, sprechen Sie mit Ihrem Arzt oder Heilpraktiker darüber. Auch wenn nur eine Person in Ihrem Haushalt die Symptome zeigt, ist es für alle wichtig, Vorsichtsmaßnahmen zu ergreifen, denn Schimmel ist für jeden giftig – nur die Auswirkungen äußern sich nicht bei allen gleich schlimm.

- **Entgiften Sie Ihre Ernährung.** Das Hirntuning-Programm hilft Ihnen dabei, jene Nahrungsmittel zu vermeiden, die am wahrscheinlichsten schimmelbelastet sind, und dafür diejenigen zu essen, die Ihrem Körper beim Entgiften helfen. Eine zuckerarme Ernährung mit reichlich Antioxidantien und Polyphenolen, hochwertigen Fetten, Proteinen aus Weidehaltung und Bioprodukten aus nachhaltigem Anbau ist die beste Strategie, um Schimmelpilze in der Nahrung zu vermeiden und von ihnen zu entgiften. Auch wenn eine Entgiftung von Mykotoxinen bei Ihnen nicht notwendig ist, sorgt diese Art der Ernährung dafür, dass Ihre Mitochondrien wieder voll aufgeladen werden und Sie sich fantastisch fühlen.

- **Entgiften mit Nahrungsergänzungsmitteln.** Die Nahrungsergänzungsmittel des Hirntuning-Programms steigern die Leistung der Mitochondrien und sorgen für mehr Energie, aber die Schimmelpilzgifte sollten Sie dennoch so schnell wie möglich aus Ihrem Körper entfernen. Das erreichen Sie durch die Nahrungsergänzung mit Aktivkohle und bentonithaltiger Heilerde, denn beides unterstützt die Entgiftung.

- **Candida-Entgiftung.** Die Aufnahme von Schimmelpilzen kann zu einem übermäßigen Hefepilzwachstum im Körper führen. Hefepilze sind zwar immer im Körper vorhanden und auch gesund, nimmt aber die Gattung Candida überhand, kann sie autoimmune Reaktionen, Verdauungsprobleme und kognitive Schwierigkeiten verursachen und schlimme Schäden anrichten. Antimykotische Medikamente und Kräuter können gegen Candida wahre Wunder wirken. Traubenkernextrakt, Oregano, Berberin, Kokosöl und die regelmäßige Einnahme von Brain-Octane-Öl helfen Ihnen dabei, das übermäßige Hefepilzwachstum unter Kontrolle zu bringen. Gute Probiotika sind ebenfalls hilfreich.

Schwermetalle

Auf Schwermetalle wie Blei, Quecksilber, Nickel, Uran, Arsen und Cadmium reagieren unsere Mitochondrien sehr sensibel. Selbst der kurze Kontakt mit einer geringen Menge dieser Gifte reicht aus, um die Energieproduktion der Mitochondrien zu beeinträchtigen und sie vermehrt sterben zu lassen.[102] Schon ein dreistündiger Kontakt mit Schwermetallen führte in einer Studie zu erheblicher mitochondrialer Dysfunktion und ein 48-stündiger Schwermetallkontakt führte zu einem Rückgang der Energieproduktion um 50 Prozent.[103] Außerdem wurde die Mitochondrienmembran durch den Kontakt mit Schwermetallen durchlässiger.

Wahrscheinlich ist Ihnen gar nicht bewusst, wie vielen Schwermetallen Sie tagtäglich ausgesetzt sind – und wie viele sich gerade in Ihrem Körper befinden. Jedes Jahr gelangen etwa 2,7 Millionen Kilogramm Quecksilber in die Umwelt. Unsere Luft, unser Wasser, unsere Nahrung, Medikamente und Industrieerzeugnisse enthalten nachweisbare Konzentrationen von Blei, Arsen und Cadmium. Sie sind diesen Schwermetallen ausgesetzt, egal, wo Sie leben.

Wie auch bei Schimmelpilzgiften und giftigen Nahrungsmitteln reagieren manche Menschen sensibler auf Schwermetalle als andere. Einige Menschen werden schon bei geringen Quecksilbermengen sehr krank, andere hingegen können jeden Tag stark quecksilberhaltigen Fisch essen und zeigen kaum Symptome. Doch selbst wenn Sie keine Symptome aufweisen, halten die Schwermetalle in Ihrem Körper Sie aller Wahrscheinlichkeit davon ab, so viel Energie zu produzieren, wie eigentlich möglich wäre – und somit halten Sie sie davon ab, Ihr Bestes zu leisten. Es ist an der Zeit, beides zu ändern und endlich Ihr volles Potenzial zu entfalten!

Im Folgenden finden Sie einen Überblick über die häufigsten und schädlichsten Schwermetalle, die alle für die Mitochondrien gefährlich sind und letztlich alle die kognitiven Funktionen beeinträchtigen.

- **Arsen.** Dieses Schwermetall ist überall. Es wird zur Herstellung vieler Pestizide, Herbizide, Insektizide, Fungizide und Nagetierbekämpfungsmittel verwendet, weshalb es in der Nahrung und im Grundwasser enthalten sein kann. Auch verunreinigtes Wasser kann Arsen enthalten, wodurch es in Fisch, Meeresfrüchten und Algen vorkommen kann. In Ihrem Zuhause oder am Arbeitsplatz kann es in Form vieler Farben, Emaille, Glas und Metallen vorhanden sein, da das in Arsen enthaltene Gas zu deren Herstellung verwendet wird. Eine weitere Arsenquelle, die Sie wohl nicht vermutet hätten, ist Naturreis. Jede Reissorte enthält von Natur aus etwas Arsen, aber der Arsengehalt in Naturreis ist achtmal höher als in weißem Reis. Nun haben Sie endlich die Erlaubnis, den schmackhafteren Reis zu essen!
  Arsen ist nicht nur als krebserregender Stoff bekannt, sondern auch als Nervengift. Es verringert die mitochondriale Funktion und verursacht neurologische Probleme, darunter Hirnschäden, Nervenerkrankungen, Entzündungen motorischer Nerven und Demyelinisierung. Das macht Sie langsamer und senkt Ihre Energieproduktion.

- **Cadmium.** Cadmium ist ein Nebenprodukt der Zinkgewinnung. Es wurde lange Zeit als Beschichtung von Stahl verwendet, zur Stabilisierung von Kunststoffen sowie als Pigment in Glas. In jüngster Zeit wurde Cadmium aufgrund seiner Giftigkeit immer weniger verwendet, aber es kommt auch in Nahrungsmitteln wie beispielsweise Getreide vor. Haben die Mitochondrien nur drei Stunden lang Kontakt mit Cadmium, erzeugen sie mehr freie Radikale, werden durchlässiger und verringern ihre Energieproduktion.[104]

- **Blei.** Bis zum Verbot seiner Verwendung 1978 wurde dieses Schwermetall in den Vereinigten Staaten üblicherweise Farben beigemischt. Daher besteht bei älteren Gebäuden die hohe Wahrscheinlichkeit, dass sie mit bleihaltigen Farben gestrichen worden sind. In Deutschland ist Blei in Beschichtungen generell seit 1989 verboten. Solange die Farbschicht noch intakt ist, verursacht sie meist keine Probleme, allerdings kann abplatzende oder abblätternde Farbe leicht aufgenommen werden (besonders von Kleinkindern). Wenn Sie also in einem Haus leben, das vor 1978 beziehungsweise 1989 erbaut wurde, überprüfen Sie, ob die Farbe an Fenstern, Türen oder in anderen Bereichen abplatzt oder abblättert. Falls ja, sollten Sie die Farbe von einem Fachmann entfernen lassen.

  Blei ist ein Gift mit weitreichenden Auswirkungen. Bei Ratten, die im Rahmen einer Studie Kontakt mit geringen Bleimengen hatten, konnte in jedem Teil ihrer Gehirne eine verringerte mitochondriale Funktion nachgewiesen werden.[105] Darüber hinaus führte der Bleikontakt zu Beeinträchtigungen ihrer kognitiven Funktionen und ihres Verhaltens. Bei Schweinen sorgte der Bleikontakt für die Bildung kleiner Strukturen in den Mitochondrien, die wiederum die Mitochondrien vergrößerten und zu Dysfunktionen und dem Verfall der Mitochondrien führten.[106] Kinder und Erwachsene, die Kontakt mit Blei hatten, können unter beeinträchtigter Bewegungskoordination, Hirnschäden, Krampfanfällen und Zuckungen sowie Lern- und Verhaltensproblemen leiden.

  Durch das früher übliche Verlegen von Wasserrohren aus Blei ist es auch möglich, es auf diesem Wege unbewusst aufzunehmen. Haben Sie den Verdacht, dass Ihr Trinkwasser mit Blei kontaminiert sein könnte, besorgen Sie sich im Internet oder in der Apotheke einen entsprechenden Trinkwassertest.

- **Quecksilber.** Wie Sie bereits in Kapitel 6 erfahren haben, ist Quecksilber nicht nur eines der giftigsten Schwermetalle, sondern auch eines der am häufigsten vorkommenden. Da es sich in unseren Meeren befindet, ist es häufig in Fisch und Meeresfrüchten enthalten, aber auch in Farben und einigen Fungiziden sowie in Thermometern, Zahnfüllungen und einigen Batterien. In Europa ist der Vertrieb von Quecksilberthermometern zwar seit 2009 eingeschränkt und für den Quecksilbergehalt in Batterien wurde ein Grenzwert eingeführt – dafür ist das Schwermetall in den meisten Haushalten nun in Form von Energiesparlampen zu finden.

Die ersten Anzeichen einer Quecksilbervergiftung sind Erschöpfung, Depressionen, Trägheit, Reizbarkeit, mangelnde Konzentrationsfähigkeit, Gedächtnisverlust und Kopfschmerzen und sie kann letztlich zur Degeneration von Nerven, zu Tremoren, Krampfanfällen und dauerhaften Hirnschäden führen. Im 17. Jahrhundert litten beispielsweise Hutmacher in Frankreich unter Zittern und krankhaften Wutanfällen, die durch den andauernden Kontakt mit Quecksilber während der Herstellung der Hüte hervorgerufen wurden.

Auch ich selbst habe die Auswirkungen von Quecksilber spüren »dürfen«. Als ich vor über zehn Jahren mit dem Yoga begann, war mein übliches Mittagspausenprogramm, Sushi zu essen und dann Yoga zu praktizieren. Irgendwann fiel mir auf, dass ich in einigen Positionen mein Gleichgewicht nicht so gut halten konnte, wenn ich zuvor Sushi gegessen hatte. Als ich das Sushi wegließ, wurde auch meine Balance besser. Ob meine Probleme tatsächlich auf ein Schwermetall zurückzuführen waren, probierte ich dann mit einem quecksilberbindenden Medikament aus, das ich gemeinsam mit dem Sushi zu mir nahm. Und tatsächlich verschwand das Problem. Es wäre ein Leichtes gewesen, meine Gleichgewichtsprobleme auf einen »schlechten« Tag zu schieben, aber ich halte es für wichtig, den vom Körper gesendeten Signalen Aufmerksamkeit zu schenken. In diesem Fall löste mein Nervensystem Alarm aus, weil Quecksilber meine Leistung beeinträchtigte.

Durch das in Energiesparlampen und Leuchtstoffröhren enthaltene Quecksilber besteht auch hier die Gefahr eines Kontakts mit dem Schwermetall. In diesen Lampen ist Quecksilberdampf enthalten, der bei Beschädigung der Lampen eine erhebliche Gefahr darstellt. Ich habe meinen Kindern beigebracht, sofort aus dem Zimmer zu laufen, wenn eine solche Lampe kaputtgeht – und Sie sollten dasselbe tun.

Medikamente

Es mag überraschend sein, dass die US-amerikanische Behörde für Arzneimittelzulassung (FDA) und auch die Europäische Arzneimittel-Agentur für die Zulassung eines Medikaments von den Pharmaunternehmen keine Informationen darüber verlangen, ob es die Mitochondrien schädigen kann. Eine Überprüfung von über 550 unterschiedlichen Medikamenten ergab nämlich, dass 34 Prozent der Medikamente genau dies tun.[107] Der von diesen Arzneien verursachte Schaden hängt zwar von der verschriebenen Dosis sowie der genetischen Prädisposition des Patienten ab, doch die Untersuchung macht deutlich, dass eine erhebliche Anzahl von Medikamenten große Auswirkungen auf die Leistung haben kann.

Einige dieser Medikamente sind direkt giftig für die Mitochondrien, das heißt, sie beeinträchtigen deren Energieproduktion. Andere sind indirekt giftig, denn sie erhöhen die Menge der zellschädigenden freien Radikale und senken gleichzeitig die Menge der Antioxidantien, mit denen die freien Radikale bekämpft werden. Einige Medikamente sind sowohl direkt als auch indirekt giftig.

Die Mitochondrien reagieren auf die Wirkung von Medikamenten sensibler als jeder andere Bestandteil der Zellen. Gelangt ein Medikament in die Zellen, wird es dort nicht gleichmäßig verteilt, denn die Mitochondrien ziehen es in ihr Inneres, wo es sich ansammelt. Bei der Entwicklung von Medikamenten achten die Forscher zwar darauf, wie sich das Medikament auf die verschiedenen Systeme des Körpers auswirkt, aber die Auswirkungen auf das Gehirn werden häufig nicht vollständig berücksichtigt. So können die Medikamente, die Sie eigentlich gesünder machen sollen, Ihre Leistungsfähigkeit beeinträchtigen.

Aus meiner Sicht ist dieser Ansatz schizophren. Wenn beispielsweise der Akku Ihres Smartphones zu schnell an Leistung verliert, ist klar: Das Gerät hat Energieprobleme. Doch statt den Akku aufzuladen, laden Sie nun jede Menge Apps auf Ihr Smartphone, um das Problem zu lösen. Diese Apps sorgen vielleicht vorübergehend für einen Energieschub, leeren den Akku gleichzeitig aber noch mehr. Genau das machen viele Medikamente mit Ihrem Gehirn. Was wäre, wenn Sie viele Ihrer medizinischen Probleme schlichtweg durch stärkere und effizienter Energie produzierende Mitochondrien lösen könnten?

Verstehen Sie mich bitte nicht falsch: Sie sollen nicht alle vom Arzt verschriebenen Medikamente wegwerfen! Manche Medikamente können Menschen das Leben retten und es verbessern. Es ist allerdings wichtig zu wissen, was genau diese Arzneien im Gehirn anrichten, damit Sie die Vor- und Nachteile selbst abwägen können.

Im Folgenden erfahren Sie, welche Medikamente Ihre Mitochondrien beeinflussen. Hat Ihr Arzt Ihnen bereits eines oder mehrere davon verschrieben, fragen Sie nach, inwieweit Sie diese Medikamente wirklich benötigen, und klären Sie, welche anderen Auswirkungen sie haben können.

* **Antibiotika.** Bei den meisten Antibiotika, einschließlich Tetracyclin, ist mittlerweile nachgewiesen worden, dass sie eine mitochondriale Dysfunktion verursachen.[108] Denn die Mitochondrien haben sich schließlich aus Bakterien entwickelt, und Antibiotika dienen dazu, Bakterien zu bekämpfen. Als gute Neuigkeit können aber darauf hinweisende Untersuchungen gewertet werden, dass das Antioxidans Glutathion oder seine Vorstufe Cystein die Mitochondrien schützen kann,[109] falls die Einnahme von Antibiotika erforderlich ist. Das bedeutet, dass Ihr Körper tatsächlich über einen natürlichen Schutzme-

chanismus verfügt, den Sie aber bei notwendiger Antibiotikaeinnahme meiner Meinung nach gern durch eine Nahrungsergänzung mit Glutathion unterstützen können.

- **Antikonvulsiva (beispielsweise Orfiril).** Diese Medikamente verlangsamen den Citratzyklus, wodurch die Mitochondrien weniger effizient Energie produzieren können.

- **Antidepressiva und Neuroleptika.** Medikamente wie Saroten, Fluoxetin, Cipramil, Chlorpromazin, Lyogen, Haldol und Risperdal verursachen allesamt mitochondriale Dysfunktion und den Tod der Mitochondrien.

- **Barbiturate.** Phenobarbital verringert die Anzahl und Größe der Mitochondrien.

- **Cholesterinsenker.** Statine senken die im Körper vorkommende Menge des natürlichen Antioxidans Coenzym Q_{10}, das die Mitochondrien zur Energieproduktion benötigen. Dies kann eine Erkrankung des Muskelgewebes (Myopathie) verursachen. Resorptionshemmer (Colestyramine) können den Citratzyklus beeinträchtigen, aber da sie Schimmelpilzgifte binden, kann ihre Einnahme kurzfristig dennoch nützlich sein. Lipidsenker wie Ciprofibrat beeinträchtigen ebenfalls den Citratzyklus und erschweren den Mitochondrien die Energieproduktion.

- **Entzündungshemmer.** Aspirin beeinträchtigt den Citratzyklus und verringert die Anziehungskraft der Elektronen und Protonen in den Mitochondrien. Paracetamol erhöht den oxidativen Stress, der die Mitochondrien schädigt.

- **Antiarrhythmika.** Der gegen Herzrhythmusstörungen eingesetzte Arzneistoff Amiodaron hemmt die mitochondriale Funktion.

- **Virostatika (Interferone).** Eine Interferonbehandlung führt zu einer Verringerung der ATP-Menge in den Zellen und zu einer funktionellen Beeinträchtigung der Mitochondrien.

- **Krebsmedikamente.** Doxorubicin, Cisplatin und Tamoxifen beeinträchtigen alle die Funktion der Mitochondrien.

- **Diabetesmedikamente.** Metformin lässt die Zellen energieineffizient werden.

- **Betablocker.** Diese Arzneien verursachen oxidativen Stress, der die Mitochondrien schädigt.

Sollten Sie eines oder mehrere dieser Medikamente einnehmen müssen, ist das trotzdem kein Grund, den Kopf in den Sand zu stecken. Das Hirntuning-Programm hilft Ihnen dabei, Ihre Mitochondrien vor den Auswirkungen der Medikamente zu schützen. Lesen Sie den folgenden Abschnitt aufmerksam durch, damit Sie den durch die Medikamente entstandenen Schäden entgegenwirken können.

Entgiften

Keine Panik – auch wenn Sie bereits allen in diesem Kapitel erwähnten Giften ausgesetzt waren, müssen weder Sie noch Ihre Mitochondrien langfristig leiden. Ihr Körper verfügt über ein natürliches Entgiftungssystem, das Gifte verarbeitet und beseitigt. Dieses hochentwickelte biochemische System ist unglaublich wichtig und komplex und ohne es würden wir nicht lange überleben.

Unser natürliches Entgiftungssystem ist individuell unterschiedlich, was es wahnsinnig interessant macht. In einem Interview erklärte mir Dr. Jeffrey Bland, der Vater der modernen Funktionellen Medizin, dass das Entgiftungssystem unserer Leber sehr viel variabler ist als jedes andere System in unserem Körper. Das bedeutet, dass Ihre natürliche Fähigkeit der Medikamentenentgiftung – abhängig von Ihrer genetischen Prädisposition – sehr viel besser oder schlechter als meine sein kann. Dr. Bland zufolge kann es bei einem Menschen mit einem schnellen Entgiftungssystem, der eine bestimmte Dosis eines Medikaments erhält, möglicherweise zu gar keiner Wirkung kommen, während eine andere Person mit langsamem Entgiftungssystem durch dieselbe Dosis ums Leben kommen könnte.

Zum Glück gibt es sehr einfache Methoden, um die natürlichen Entgiftungssysteme des Körpers anzukurbeln. Die erste ist sicherzustellen, dass Ihr Körper die richtigen Materialien erhält, die er für eine effiziente Funktion dieser Systeme benötigt. Kann der Körper Gifte nicht effizient ausscheiden, sammeln sie sich im Fett an – auch im Fett im Gehirn, wo sie für vermehrte Entzündungen sorgen und eine Neurodegeneration verursachen. Erhält der Körper aber die richtigen Nährstoffe und Enzyme, kann dies seine Entgiftungsfähigkeit erhöhen. Der im Hirntuning-Programm enthaltene Ernährungsplan und die Nahrungsergänzungsmittel helfen Ihnen dabei, Ihr natürliches Entgiftungssystem zu maximieren.

Eine zweite wichtige Methode zur Verbesserung der Entgiftungsfähigkeit des Körpers ist, ihn bei seinen natürlichen Entgiftungsprozessen, beispielsweise dem Schwitzen, zu unterstützen und das Aufbrechen von Fettzellen zu fördern. Wie erwähnt werden die Giftstoffe im Fett eingelagert und folglich freigesetzt, wenn die Fettzellen aufgebrochen werden. Sobald sie aus den Fettzellen freigesetzt werden, müssen sie von Leber und Nieren verarbeitet werden. Der im Hirntuning-Programm enthaltene Ernährungsplan und die Nahrungsergänzungsmittel unterstützen Ihre Leber und Nieren beim wirksamen Abbau von Giften.

Mit den folgenden Methoden können Sie Ihre natürlichen Entgiftungssysteme ankurbeln.

- **Schwitzen in der Sauna.** Ihr Körper schwitzt nicht nur, um sich herunterzukühlen, sondern auch, um eine erhebliche Menge an Giftstoffen auszuscheiden. Ein Review aus dem Jahr 2012 untersuchte 50 Studien und ergab, dass das Schwitzen insbesondere bei Menschen mit starker Schwermetallbelastung Blei, Cadmium, Arsen und Quecksilber abbaut.[110]

  Alles, was Sie ins Schwitzen bringt, hilft Ihnen beim natürlichen Entgiften. Sport ist natürlich eine Möglichkeit (mehr dazu gleich), aber noch schneller werden Sie Gifte durch das Saunieren los. Für das Entgiften sind sowohl die traditionelle Sauna als auch die Infrarotsauna geeignet,[111] aber ich bevorzuge die Infrarotsauna, denn sie ist nicht so heiß wie die normale Sauna. In der traditionellen Sauna wird die Umgebungsluft erwärmt, wohingegen das Infrarotlicht der Infrarotsauna direkt in das Gewebe des Körpers eindringt und es erwärmt. In diesen Saunen kann man sich sehr viel länger aufhalten, ohne das Gefühl zu haben, ohnmächtig zu werden. Auch für die Mitochondrien ist das Infrarotlicht von Vorteil (mehr dazu in Kapitel 8).

  Denken Sie daran, dass Sie beim Schwitzen auch Elektrolyte und Spurenelemente ausschwitzen, weshalb Sie beim Saunieren zur Entgiftung reichlich trinken und Salz zu sich nehmen sollten (vorzugsweise Himalayasalz oder ein anderes natürliches mineralreiches Salz).

- **Fettverbrennung durch Sport.** Sport bringt den Körper zum Schwitzen und steigert die Lipolyse (das Aufspalten von Fettgewebe), was das Freisetzen der im Fettgewebe gespeicherten Gifte unterstützt. Allerdings ist es nicht zwangsläufig gut, diese Gifte zu mobilisieren, insbesondere wenn der Körper sie nicht loswerden kann. Durch Sport wird dieses Problem zumindest ansatzweise gelöst: Er verbessert den Blutkreislauf, wodurch mehr Sauerstoff in Leber und Nieren gelangt und diese Gifte besser herausgefiltert werden. Sollten Sie sich nach dem Sport etwas benebelt fühlen, kann Ihnen die Einnahme eines giftbindenden Präparats wie Aktivkohle helfen.

- **Chelat-Therapie.** Wenn Sie einer großen Menge an Schwermetallen ausgesetzt waren, kann eine Chelat-Therapie hilfreich sein, da sie die wirkungsvollste Methode zum Entgiften von Schwermetallen ist. Bei dieser Behandlung werden als Chelate bezeichnete Verbindungen intravenös injiziert und binden die Gifte im Blut, sodass sie auf normalem Wege ausgeschieden werden können. Die Chelat-Therapie ist bei der Entgiftung von Blei, Quecksilber, Aluminium, Arsen, Eisen und Kupfer wirkungsvoll, sie kann aber auch gefährlich werden. Sind Ihre Leber und Nieren durch die Schwermetallvergiftung bereits geschädigt und können die Schwermetalle nicht verarbeiten, kann die Behandlung Sie sehr krank machen. Ziehen Sie also unbedingt Ihren Arzt zu Rate, bevor Sie diese Therapie ausprobieren!

- **Chlorella**. Chlorella ist eine Algenart, die Gifte sehr gut binden und aus dem Körper entfernen kann. Sie ist gut für das Entgiften von Schwermetallen geeignet. Ich habe immer Chlorella bei mir und nehme jedes Mal, wenn ich Thunfisch oder einen anderen schwermetallhaltigen Fisch esse, eine Handvoll Presslinge ein.

Gifte sind ziemlich beängstigend, denn sie befinden sich überall um uns herum, sie sind heimtückisch und können jede Menge Schäden anrichten, wenn wir sie in unserer Umgebung nicht aktiv vermeiden und sie aus unserem Körper entfernen. Die gute Nachricht ist, dass Ihr Körper Sie umso besser vor diesen das Gehirn zerstörenden Giften schützen kann, je stärker Sie unter anderem im Kopf werden – mit gesunden, funktionierenden Mitochondrien und weniger Entzündungen. Das Hirntuning-Programm sorgt für eine schnelle Entgiftung von Kopf bis Fuß, eine effiziente Energieproduktion und voll aufgeladene mentale Leistungsfähigkeit.

Hirntuning-Fakten:
Denken Sie immer an die folgenden drei Dinge!

- Etwa 25 Prozent der Menschen reagieren aufgrund ihrer genetischen Prädisposition sensibel auf Schimmelpilze und werden durch den Kontakt sehr krank. Alle anderen zeigen nur leichte Symptome, die leicht als schlechter Tag durchgehen können.
- Schimmelpilzgifte, Schwermetalle und einige Arzneimittel sind für die Mitochondrien direkt giftig.
- Der Körper lagert die Gifte im Fett ein, weshalb alles beim Entgiften hilft, was das Fett im Körper aufspaltet.

Vorsprung durch Hirntuning:
Tun Sie diese drei Dinge sofort

- Überprüfen Sie Ihr Zuhause und Ihren Arbeitsplatz auf Wasserlecks und kümmern Sie sich sofort um mögliche Schimmelquellen und -stellen.
- Achten Sie darauf, wie Sie sich in unterschiedlichen Umgebungen fühlen. So können Sie feststellen, ob Gifte an einem oder mehreren Orten vorhanden sind, an denen Sie viel Zeit verbringen.
- Sprechen Sie mit Ihrem Arzt darüber, inwieweit verschreibungspflichtige Medikamente Ihre Mitochondrien beeinträchtigen können.

8

DIE AUSWIRKUNGEN VON LICHT, LUFT UND KÄLTE AUF DAS GEHIRN

Biohacking ist die Kunst, seine Umgebung und sein Inneres so zu verändern, dass man die völlige Kontrolle über seinen Körper (und sein Gehirn) erlangt. Einer der wichtigsten Faktoren in Ihrer Umgebung ist etwas, dem Sie vermutlich eher wenig Beachtung schenken: Licht. Die Forschung zeigt, dass Licht ein Nährstoff ist und als solcher eine entscheidende Rolle dabei spielt, den Mitochondrien Signale zu geben. Es sagt den Mitochondrien, was sie tun sollen und wann sie es tun sollen, und unterschiedliche Lichtfrequenzen senden unterschiedliche Botschaften. Licht ist in Wahrheit noch mehr als ein Nährstoff, denn es wird seit 100 Jahren in der Medizin angewendet – man könnte also sagen, es ist eine Medizin.

Die höchste Mitochondrienkonzentration in Ihrem Körper befindet sich nach dem Gehirn und dem Herzen (und den Eierstöcken, wenn Sie eine Frau sind) in Ihren Augen. Daher reagieren die Augen sehr sensibel auf alles, was die Energieproduktion in den Mitochondrien beeinträchtigen kann. Und es gibt einige Lichtfrequenzen, die genau das tun.

Sie fragen sich jetzt möglicherweise: »Warum brauchen meine Augen so viele Mitochondrien? Sie sind doch so klein!« Die Antwort darauf ist simpel: Das liegt an der Energieversorgung und der Energienachfrage. Das visuelle System benötigt etwa 15 Prozent des gesamten Energiehaushalts.[112] Für die visuelle Verarbeitung muss Ihr Körper also eine riesige Energiemenge aufwenden. Ist die Energiezufuhr für die Mitochondrien in den Augen unbeständig oder haben Sie im Allgemeinen eine schlechte mitochondriale Leistungsfähigkeit, können Sie unter Brain Fog und Kopfschmerzen leiden und sogar Ihre Fähigkeit verlieren, zarte Grautöne wahrzunehmen. Eine veränderte Wahrnehmung von Grautönen (von denen es über 50 gibt) kann sogar zur Diagnose verwendet werden, ob Sie mit mitochondrialen Giften in Kontakt gekommen sind.

Die Augen nehmen in jedem Augenblick Unmengen an Informationen über die Welt um Sie herum auf, und Ihr Gehirn benötigt reichlich Energie, um diese Informationen zu verarbeiten und zu verstehen. Müssen Ihre Augen in unnatürlichen Licht- oder Farbspektren arbeiten, stresst das Ihre Mitochondrien, verlangsamt die Energieproduktion, erhöht die Produktion freier Radikale und kann die Mitochondrien schädigen. Das führt dazu, dass es für Ihr Gehirn schwieriger wird, die von Ihren Augen aufgenommene Lichtinformation zu verarbeiten, und das kann die mentale Leistungsfähigkeit stark beeinträchtigen. Da die Mitochondrien miteinander kommunizieren,[113] kann sich der Stress der Mitochondrien in den Augen negativ auf die Mitochondrien im Gehirn, im Herzen und an allen anderen Stellen auswirken.

Glücklicherweise haben Sie die Lichtverhältnisse in Ihrer Umgebung häufig selbst unter Kontrolle, und die Funktion der Mitochondrien kann auf vielerlei Weise verbessert werden, wenn sie buchstäblich ins rechte Licht gerückt werden.

Ungesundes Licht ist ebenso schlecht wie ungesundes Essen

Wir sind heutzutage mehr unnatürlichen Lichtspektren ausgesetzt als je zuvor. Unsere Gesundheit haben wir aus Versehen ruiniert, als wir in die Natur eingegriffen und unsere Nahrungszufuhr mit ungesundem Essen verhunzt haben – und jetzt ruinieren wir unsere biologischen Prozesse, indem wir natürliche Lichtquellen verändern und durch ungesundes Licht ersetzen, in dem unsere Mitochondrien mehr schlecht als recht überleben, weil sie sich unter anderen Bedingungen entwickelt haben.

Möglicherweise hören Sie zum ersten Mal davon, dass Licht ungesund sein kann, aber es gibt ein paar Menschen, die sich seit Jahren darum bemühen, dieses Thema allgemein bekannt zu machen. Die Gefahren bestimmter Lichtfrequenzen wurden bereits 1961 von dem Forscher John Ott entdeckt, der seitdem davor warnt. Auch die Bestsellerautorin T. S. Wiley warnte uns bereits vor etwa 16 Jahren in ihrem Buch *Lights Out* vor den gesundheitlichen Folgen schlechten Lichts. Ich bekam von ihr direkt nach Erscheinen des Buchs eine Ausgabe und es hat mich total umgehauen. Doch aus irgendeinem Grund haben diese Informationen die Allgemeinheit noch nicht erreicht.

Mit dem Thema Lichtfrequenzen und deren Auswirkungen auf die biologischen Prozesse war ich allerdings schon viele Jahre zuvor in Berührung gekommen: Als Jugendlicher hatte ich einen Leguan namens Skippy als Haustier und lernte, dass er sterben würde, wenn ich ihm nicht das erforderliche besondere Lichtspektrum zur Verfügung stellte. Natürliches Sonnenlicht bekam ihm blendend, aber im Haus musste er ein spezielles ultraviolettes Licht für Reptilien haben. Ich habe mich schon damals gewundert, dass Menschen in Bezug auf Licht so anders als Leguane sind, und mich gefragt, warum Licht für uns nicht so eine große Bedeutung hat. Letztlich schrieb ich es schlicht der Tatsache zu, dass wir so viel weiter entwickelt sind als Leguane. Tatsächlich sind wir aber doch nicht anders als Skippy, außer dass wir *denken* können und somit meinen, wir wären weiter entwickelt! Denn Licht spielt auch für uns eine große Rolle, aber bis vor etwa fünf Jahren war kaum bekannt, wie groß diese Bedeutung ist oder dass sie sich auf unsere Mitochondrien bezieht.

In unserer Entwicklung haben wir stets Sonnenlicht in unsere Zellen und Mitochondrien gelassen, aber durch unser gut gemeintes Bestreben, Energie zu sparen, haben wir leider eine Mischung aus Lichtfrequenzen für künstliches Licht erschaffen, mit der unser Körper nichts anfangen kann. Das Infrarotlicht, dessen Wellenlänge knapp hinter dem roten Ende des sichtbaren Lichtspektrums liegt (dem elektromagnetischen Lichtspektrum, das für das menschliche Auge sichtbar ist), haben wir beseitigt. Wir können die Infrarotstrahlung nicht sehen, aber spüren und als Wärme wahrnehmen. Sie ist der unsichtbare Teil des Sonnenspektrums und für die meisten Lebewesen notwendig, einschließlich unserer Mitochondrien.

In den letzten 30 Jahren haben wir zum ersten Mal in der Menschheitsgeschichte damit begonnen, ultraviolettes Licht in Form von UV-A- und UV-B-Strahlen komplett zu vermeiden. Beide Frequenzen kommen in der Sonnenstrahlung vor und haben Auswirkungen auf unsere biologischen Prozesse – aber nun halten allerorten Fenster, Windschutzscheiben und Sonnenbrillen mit UV-Schutz diese Frequenzen von unseren Augen fern und Sonnencremes lassen sie nicht mehr zu unserer Haut vordringen. Das hat Auswirkungen auf den ganzen Körper, denn nicht nur die Augen nehmen Licht auf. Auch unser größtes Organ, die Haut, nimmt Licht in ihre Zellen und Mitochondrien auf. Unsere Großeltern hatten keine Fensterscheiben mit UV-Schutz, trugen als Kinder so gut wie nie Sonnenbrillen, cremten sich nicht mit Sonnencremes ein und hatten weniger Hautkrebs und bessere Mitochondrien als wir heutzutage.

Natürlich gibt es gute Gründe, geringe Mengen von UV-A- und UV-B-Strahlen auszufiltern, denn ultraviolettes Licht ist sehr kraftvoll und seine Verbindung mit Krebs ist beunruhigend. Ein übermäßiger Kontakt unserer Haut mit UV-Strahlen kann Sonnenbrand verursachen, der wiederum zu Krebs führen kann, und unsere Augen können durch übermäßigen

UV-Kontakt dauerhaft geschädigt werden. Sie haben wahrscheinlich selbst schon einmal festgestellt, dass UV-Licht Möbel und Bilder ausbleichen kann, selbst wenn sie sich in der Wohnung befinden.

Man kann also leicht nachvollziehen, dass wir UV-Licht komplett meiden sollten, weil zu viel davon schädlich ist – und das haben wir auch größtenteils getan. Fakt ist aber, dass unser Körper *etwas* UV-Licht benötigt, um richtig arbeiten zu können: UV-B-Licht ist unentbehrlich, um Vitamin D im Körper zu aktivieren und unsere innere Uhr einzustellen, die uns sagt, wann wir schlafen und wann wir aufwachen sollen. Dr. Stephanie Seneff, Forschungsleiterin am Massachusetts Institute of Technology (MIT), erklärte mir in einem Interview, dass UV-B-Licht Vitamin D in seine aktivierte, sulfatierte Form umwandelt, wenn es auf die Haut trifft. Deshalb reicht es nicht aus, einfach nur Vitamin D_3 als Nahrungsergänzung einzunehmen. Das Vitamin muss noch aktiviert werden, wofür echtes Sonnenlicht oder eine hochwertige UV-B-Lampe erforderlich ist.

Dem neueren künstlichen Lichtersatz, beispielsweise weißen Leuchtdioden (LEDs) und Kompaktleuchtstofflampen (Energiesparlampen), fehlen viele der von unserem Körper und unserem Gehirn benötigten Lichtfrequenzen der Sonne. Unser künstliches Licht enthält fast kein im Sonnenlicht enthaltenes infrarotes, rotes und violettes Licht, aber einen Anteil an blauem Licht, den wir über das von uns zu bewältigende Maß erhöht haben (gleich mehr dazu). Wir haben zwar große Fortschritte bei der Erschaffung von energieeffizientem und somit stromsparendem Licht gemacht, aber gerade diese Entwicklungen lösen in unseren Mitochondrien eine Energiekrise aus.

Das ist ungesundes Licht. Und wie ich anfangs erwähnte, passierte genau dasselbe schon in unserer Ernährung: Der Mythos des schlechten Fetts führte dazu, dass wir teure, gesunde Fette links liegen ließen und die Menge an billigem Zucker so erhöht haben, dass unser Körper sie nicht mehr bewältigen kann. Sie können zwar ungesundes Essen zu sich nehmen, aber es sorgt nicht dafür, dass Sie sich gut fühlen. Beim Licht haben wir einige der biologisch erforderlichen Frequenzen beseitigt, um Strom zu sparen, haben aber gleichzeitig andere uns stressende Frequenzen um das Zehnfache erhöht. Sie können zwar auch bei ungesundem Licht etwas sehen, aber es sorgt nicht dafür, dass Sie sich gut fühlen.

Eines der größten Probleme ungesunder Lichtquellen ist die Menge des von ihnen ausgestrahlten blauen Lichts. Leuchtstoffröhren und Energiesparlampen geben erheblich mehr blaues und weniger Infrarotlicht ab als Glühlampen oder als im Sonnenlicht enthalten ist – das ist auch der Grund, weshalb kein Mensch sich gern in einem von Leuchtstoffröhren beleuchteten Raum aufhält. Die neueren weißen LED-Lampen, die unsere Städte und Wohnungen erobert haben, scheinen zwar weiß zu leuchten, geben aber mindestens fünfmal mehr blaues Licht ab, als in der Natur vorkommt. Gleichzeitig enthalten sie gar kein Licht aus dem Infrarot- oder Rotspektrum, was immer Bestandteil des natürlichen Sonnenlichts ist.

Zur Verarbeitung des blauen Lichts aus den LED-Lampen müssen die Mitochondrien sehr viel zusätzliche Energie produzieren, wodurch in den Zellen der Augen Sauerstoff verbraucht wird und freie Radikale gebildet werden. Fühlen sich die Mitochondrien in Ihren Augen gestresst, können auch alle anderen Mitochondrien gestresst werden, einschließlich jene in Ihrem Gehirn.

Diese Verbindung zwischen blauem Licht und Zellschäden wird durch die Forschung untermauert. Eine Studie aus dem Jahr 2005 kam zu dem Ergebnis, dass blaues Licht »durch das Einwirken reaktiver Sauerstoffspezies auf die DNA zelluläre Dysfunktionen verursachen kann, was möglicherweise zur Zellalterung, altersbezogenen Erkrankungen und zur Tumorigenese [der Entstehung von Tumoren] beiträgt«.[114] Eine andere Studie ergab, dass blaues Licht die Form der Mitochondrien verändert und in den Augen für die Entstehung von Stressproteinen verantwortlich ist, die möglicherweise mit der Makuladegeneration in Verbindung stehen (einer Schädigung des zentralen Bereichs der Netzhaut, die häufig zum Verlust des Sehvermögens führt).[115] In den Industrieländern ist die Makuladegeneration die führende Ursache von Erblindungen, von der über ein Drittel der Bevölkerung im Alter von über 75 Jahren betroffen ist. Diese Nebenwirkung ungesunden Lichts, unter der auch mein Vater leidet, finde ich besonders beunruhigend.

Ich bin der Meinung, dass die gewaltigen und noch nie dagewesenen Veränderungen unserer Innenraumbeleuchtung und die Displays von Smartphones eine riesige Welle an Fällen von Makuladegeneration in jüngerem Alter zur Folge haben werden als bislang. Es gibt bereits jetzt einige Studien, die die Makuladegeneration als direkte Folge des langfristigen Kontakts mit ungesundem Licht sehen.[116, 117, 118, 119]

Die Beleuchtungsentwickler sind schlichtweg nicht darin geschult, die biologischen Auswirkungen des Ersetzens von Straßenlaternen und der Innenraumbeleuchtung durch LED-Lampen zu berücksichtigen. Sie achten nur auf die Lebensdauer der Leuchten und ihren Energieverbrauch und treffen die wirtschaftlich kluge Entscheidung, die teureren Glühlampen mit ihrem natürlichen Lichtspektrum zu ersetzen – und wir zahlen mit der Zeit den biologischen Preis dafür.

Der Gerechtigkeit halber muss erwähnt werden, dass auch bei der Verarbeitung von hochwertigem Licht freie Radikale entstehen, aber es bestehen große Unterschiede bei den Nebenprodukten aus der Verarbeitung von hochwertigem Vollspektrumlicht und von ungesundem Licht.

Sind die Augen hochwertigem Vollspektrumlicht ausgesetzt, regen die entstehenden freien Radikale die Zelle dazu an, zusätzliche Antioxidantien zu produzieren, um die freien Radikale wieder zu beseitigen. Die Mitochondrien sind so konstruiert, dass sie ihren eigenen Müll entsorgen, solange er nicht zu viel wird. Das blaue Licht führt ebenfalls zu einer erhöhten Produktion freier Radikale, aber es löst das Aufräumsignal zur Steigerung der Produktion von Antioxidantien nicht aus. Anstatt in den Zellkern zu wandern, bleiben die überschüssigen freien Radikale an der Zellmembran, wo sie für eine Makuladegeneration und eine verringerte Energieproduktion sorgen. Darüber hinaus können sie um die Augen herum zu vorzeitiger Hautalterung führen. Lassen Sie sich das auf der Zunge zergehen: *Die hellen Leuchtdioden und Leuchtstoffröhren, unter denen Sie Ihren Arbeitstag verbringen, lassen Sie alt aussehen.*

Möchten Sie mit diesen »umweltfreundlichen« Leuchtdioden immer noch ein paar Euro Stromkosten sparen? Zu *Ihrer* Umwelt sind sie jedenfalls nicht freundlich. Wir Menschen haben uns eben nicht so entwickelt, dass wir dieses ungesunde Licht verarbeiten können, und bis vor wenigen Hundert Jahren konnten wir die Farbe Blau noch nicht einmal *sehen*.[120] Die Kulturen im Altertum kannten kein Wort für »blau«. Homer schreibt in seiner *Odyssee* vom Meer, es sei »weinfarben«, und in den meisten Sprachen, einschließlich Griechisch, Chinesisch, Japanisch und Hebräisch, tauchte die Farbe Blau als letzte auf. Es gibt Hinweise darauf, dass die Menschen Blau damals nicht so wahrnahmen, wie wir es heute tun, weshalb sie auch keine Bezeichnung dafür hatten. Blau ist eine moderne Erfindung und die für das Gehirn am schwersten zu interpretierende Farbe.

Wo also lauert dieses schädliche blaue Licht? Die Hauptquellen sind die technischen Geräte, auf die wir den ganzen Tag starren. Das ungesunde Licht unserer Smartphones, Tablets, Laptops und E-Book-Reader (sowie das der LED-Leuchten in unserer Umgebung) dringt direkt in unsere Augen und dann in unser Gehirn ein, wo es die Zellen schädigt und unsere Leistung verringert.

Darüber hinaus sorgen Leuchtstoffröhren und LED-Leuchten für eine Verringerung des NAD in den Mitochondrien in unseren Augen. In Kapitel 2 haben Sie erfahren, dass die Mitochondrien für den vollständigen Citratzyklus und dessen Energieproduktion NAD benötigen. Ein Rückgang des NAD verursacht all die Schwächen, die ihren Ursprung in einem Energiemangel in unseren Zellen haben. Auf lange Sicht kann das sogar Ihre Augenform verändern und zu Kurzsichtigkeit führen; kurzfristig kann diese Art von Stress für die Augen das Gehirn ermüden. Ungesundes Licht kann Ihre Augen so sehr schwächen, dass Sie eine Brille tragen müssen.

Licht steuert auch unsere innere Uhr, also den physiologischen Prozess, der uns sagt, wann wir schlafen und wann wir aufwachen sollen. Pflanzen, Tiere, Pilze und sogar Bakterien haben eine 24 Stunden umfassende circadiane Rhythmik (die Summe aller inneren Rhythmen). Die Augen enthalten spezielle Lichtsensoren, die unseren Schlaf steuern und bei einer Frequenz von 480 Nanometern aktiviert werden, die sich im Blauspektrum befindet. Ihr Smartphone, Ihr Fernseher, Ihr Laptop und jede LED-Lampe in Ihrem

Zuhause gibt diese Lichtfrequenz ab. Trifft sie auf die Augen, zahlt jedes einzelne der zehntausend Mitochondrien in Ihren Zellen den Preis dafür. Ihre Energieproduktion wird verlangsamt, sie produzieren mehr freie Radikale und die Struktur des in ihnen enthaltenen Wassers verändert sich. Das führt zu Entzündungen und beeinträchtigt Ihre Nachtruhe, indem es Sie davon abhält, schnell einschlafen und tief schlafen zu können. Dadurch wird jedes System Ihres Körpers gestresst, was wiederum zu noch mehr Entzündungen führt. Eine vertrackte, ermüdende und schlecht beleuchtete Situation.

Auch auf die nächtliche innere Uhr wirkt sich künstliches Licht negativ aus. Bei Kontakt mit Tageslicht produziert der Körper das »Wohlfühlhormon« Serotonin, das er in das schlaffördernde Hormon Melatonin umwandelt. Nehmen Sie am Tag nicht ausreichend natürliches Sonnenlicht auf, steht Ihnen nachts nicht genug Melatonin für einen guten Schlaf zur Verfügung. Es kann sein, dass Sie Probleme beim Einschlafen haben, aber wahrscheinlicher ist, dass Sie nicht in die erholsamen, tiefen Schlafphasen gelangen können. Ein geringer Melatoninspiegel ist außerdem dafür bekannt, im Zusammenhang mit Krebs zu stehen.

Weil sie um 23:00 Uhr ins Bett gehen und um 7:00 Uhr aufstehen, sind viele Menschen der Meinung, sie würden ausreichend schlafen. Schließlich sind das acht Stunden Schlaf – aber warum fühlen sie sich trotzdem nicht energiegeladen? Ganz einfach, weil die Schlaf*qualität* entscheidend ist, nicht die Schlafmenge. Der Kontakt mit künstlichem Licht nach Sonnenuntergang verlangsamt die Melatoninproduktion zusätzlich, wodurch die Schlafqualität schlechter wird und Sie an Gewicht zunehmen.[121] Sowohl Schlafmangel als auch Gewichtszunahme tragen zu einer Leistungsschwäche der Mitochondrien bei und ohne ausreichend Energie leidet das Gehirn. Einfach ausgedrückt sorgt ungesundes Licht für ungesunden Schlaf.

Um die schädlichen Auswirkungen von ungesundem Licht zu begrenzen, können Sie zwei Dinge tun, die wir in den folgenden Abschnitten genauer betrachten werden: erstens den Kontakt mit blauem Licht verringern und zweitens für mehr Kontakt mit hochwertigem Licht sorgen, um die zu große Blaulichtmenge auszugleichen. Am besten eignet sich Sonnenlicht, aber vermutlich können Sie nicht mehrere Stunden täglich draußen verbringen, wenn Sie in einem Büro arbeiten oder wie ich in einer regenreichen Region leben. Doch selbst wenn Sie die Sonne nicht so häufig genießen können, wie es erforderlich wäre, können Sie überleben und sich gut dabei fühlen – und das Hirntuning-Programm verrät Ihnen, wie das geht.

Rot ist gut

Überlegen Sie einmal, wie viele unterschiedliche Farben die Sonne den Tag über zeigt: Beim Sonnenaufgang leuchtet sie in einem rötlichen Pink. Zur Tagesmitte hin wird das Licht bläulich (mit sehr viel UV- und Infrarotlicht, um es auszugleichen) und vom Nachmittag bis zum Sonnenuntergang zeigt es sich in wunderschönen Orange- und Rottönen. Diesen Lichtrhythmus gibt es länger, als es Säugetiere auf diesem Planeten gibt. Und natürlich haben wir uns in Übereinstimmung mit diesem Rhythmus entwickelt und leben mit unserer inneren Uhr danach.

Die Bakterien, aus denen sich unsere Mitochondrien entwickelten, schwammen früher im Meer und badeten dort tagsüber permanent im Sonnenlicht. Da sie die Kontrolle über uns haben, ist ihre innere Uhr dieselbe wie unsere. Tagsüber sind sie wach, essen und produzieren Energie, wenn reichlich Nahrung vorhanden ist. Nachts schlafen sie, regenerieren und reparieren sich, wenn kein Sonnenlicht und keine Nahrung vorhanden sind.

Die Mitochondrien sind dafür ausgelegt, den ganzen Tag über rotes Licht zu bekommen, mit weniger Blauanteil zu Beginn und am Ende des Tages. Wenn wir uns draußen aufhalten, wie es für uns Menschen von der Natur vorgesehen ist, sind unsere Augen (und die darin enthaltenen Mitochondrien) permanent dem Vollspektrumlicht ausgesetzt. Heutzutage verbringen wir leider sehr wenig Zeit draußen, um Sonnenlicht aufzunehmen, wofür unsere Mitochondrien bezahlen. Drinnen werden wir mit

Unmengen an blauem Licht bestrahlt, ohne Rot- oder Infrarotanteil und ohne UV-Strahlen. Kein Wunder, dass die Mitochondrien verwirrt sind und nicht so gut arbeiten, wie sie sollten.

Dr. Gerald Pollack, Wasserfachmann und Professor für Bioengineering an der University of Washington, hat außerdem entdeckt, dass Infrarotlicht das Wasser in unserem Körper (und auch bei Pflanzen) in das biologisch wertvolle und die mitochondriale Funktion unterstützende EZ-Wasser verwandelt. In unseren Zellen sollte stets ein ausreichender Vorrat an EZ-Wasser vorhanden sein, aber leider verändern die durch Nahrung und über die Umgebung aufgenommenen Gifte sowie das ungesunde Licht die Struktur dieses Wassers. Das ruft Entzündungen hervor und führt zu Energieproblemen.

Dieses Problem ist nicht zu vernachlässigen, denn immerhin besteht der menschliche Körper zu 70 Prozent aus Wasser. Wenn Licht also die Kraft hat, dieses Wasser zu verändern, hat es auch die Kraft, *Sie* zu verändern. Wir Menschen wissen intuitiv, dass manches Wasser besser ist als anderes. Nach einer Saftkur fühlen sich die Menschen trotz des Zuckers gut, weil sie so viel EZ-Wasser aus den Pflanzen zu sich genommen haben. Aus demselben Grund erfrischt uns auch das Kokoswasser einer jungen Kokosnuss, und wir essen gerne Gurken, auch wenn sie fast keinen Nährwert besitzen. Nicht nur diese Nahrungsmittel sind tolle Quellen des biologisch wertvollen EZ-Wassers, auch durch die Aufnahme von Infrarotlicht können Sie Ihrem Körper dabei helfen, mehr EZ-Wasser zu produzieren. Ihren Zellen liefern Sie so Treibstoff und sich selbst mehr Energie.

All diese Gründe machen den Kontakt mit natürlichem Licht so entscheidend für eine angemessene Hirnfunktion. Es ist zwar frustrierend, dass wir uns den Zugang zu hochwertigem Licht versperrt und es durch ungesundes Licht ersetzt haben, aber es gibt viele neue Technologien, die uns dabei helfen können, den natürlichen Lichtzyklus nachzubilden. In den Bulletproof-Coffeeshops und im Hauptsitz von Bulletproof haben wir eine angepasste Beleuchtung eingebaut, damit sich Mitarbeiter und Kunden energiegeladener fühlen. Zu Hause nutze ich jeden Morgen etwa zehn

Minuten lang meine UV-Lampe, und über meinem Schreibtisch hängt eine Lichtleiste mit roten Leuchtdioden, die ich während der Arbeit verwende, um das von unseren technischen Geräten abgegebene überschüssige blaue Licht auszugleichen.

Sollten Sie auch in einem Büro sitzen, in dem Sie den ganzen Tag von ungesundem Licht umgeben sind, sollten Sie in einfache rote Leuchtdioden investieren und sie in Ihrer Umgebung einsetzen, wenn möglich zu Halogenlampen wechseln und mehrmals am Tag draußen im Freien das Tageslicht aufnehmen. Denken Sie daran, dass Ihre Haut direkten Kontakt mit dem Sonnenlicht haben muss, damit Sie davon profitieren können – rollen Sie also zumindest die Ärmel hoch. Da ich selbst von meinem Büro zu Hause aus arbeite, gehe ich noch einen Schritt weiter und stehe bei Telefongesprächen oft nackt vor meiner UV-Lampe (bis jetzt ohne dass mein Team davon weiß). Solange es keine Videokonferenz ist, geht das wunderbar!

Eine weitere Methode, um mehr gesundes Licht aufzunehmen, ist die Infrarotsauna. Wie schon erwähnt, hilft das Saunieren in einer Infrarotsauna dem Körper beim Entgiften (Kapitel 7). Ich selbst gehe schon seit Jahren in die Infrarotsauna, anfangs noch, um meinen Körper von Schimmelpilzgiften und Quecksilber zu entgiften. Da ich mittlerweile aber weiß, dass Infrarotlicht auch für meine Augen und die Produktion von EZ-Wasser vorteilhaft ist, gehe ich jeden Tag in meine Infrarotsauna. Allerdings kann auch einmal pro Woche schon etwas bewegen.

Die Haut und Licht

Zwischen Kollagen, dem wichtigsten Strukturprotein im menschlichen Körper, und den Mitochondrien besteht eine direkte Verbindung, die auch in Studien nachgewiesen werden konnte, da sich Veränderungen des Kollagens auf die

Mitochondrien auswirken.[122] Zu dieser Verbindung muss noch einiges erforscht werden, aber es scheint logisch zu sein, dass alles, was beim Aufbau neuen gesunden Kollagens hilft, auch den Mitochondrien zugutekommt.

In Bezug auf Licht ist belegt, dass rotes Licht für ein Wachstum von Kollagen und der Mitochondrien sorgt; genauer gesagt löst rotes Licht die Kollagensynthese aus, was für eine gesündere Haut fantastisch ist. Ich arbeite daran, 180 Jahre alt zu werden, aber ich möchte trotzdem nie so alt aussehen, weshalb ich zusätzlich ein Proteinpulver mit Kollagen in meinen Bulletproof Coffee gebe – so liefere ich meinem Körper Kollagenbausteine, die er nutzen kann, wenn ich rotes Licht tanke. Mein Kollagen und meine Mitochondrien lade ich außerdem im REDcharger wieder auf, einer Art Biohacking-Sonnenbank mit 40000 roten und infraroten Leuchtdioden. Einfache Methoden, die auch Sie zu Hause umsetzen können, verrate ich Ihnen im Hirntuning-Programm.

Visuelles Kryptonit

Eine geringere Aufnahme von ungesundem Licht und mehr hochwertiges Licht in Form von Rot- und Infrarotlicht sind zwei einfache Methoden, um mehr Energie zu bekommen und die geistige Leistungsfähigkeit zu fördern. Ein weiterer einfacher Tipp ist, die Menge an visuellem Kryptonit in Ihrer Umgebung zu verringern, denn weniger ungesundes Licht ist zwar gut, aber Sie können noch mehr tun. Bestimmte Arten der visuellen Stimulation sorgen dafür, dass Ihr Gehirn mehr als üblich arbeiten muss, um Informationen zu verarbeiten, beispielsweise ein starkes Blenden oder starke Kontraste, wie beim Autofahren im Dunkeln oder an besonders sonnigen Tagen. Diese Mehrarbeit bedeutet Stress für das Gehirn und führt zu Kopfschmerzen, Reizbarkeit und Konzentrationsschwäche. Sie ist auch ein Grund dafür, dass Sie mitten am Tag müde werden, obwohl Sie nachts zuvor gut geschlafen haben.

Um voll leistungsfähig zu sein, ist ein entspanntes Gehirn notwendig – das bedeutet, dass visuelles Kryptonit reduziert werden muss. Ich selbst lernte im Jahr 2009, als ich meinen Traumjob bekam, die Auswirkungen von visuellem Kryptonit auf die harte Tour kennen. Damals wurde ich Entrepreneur in Residence bei Trinity Ventures, einem erstklassigen Venture-Capital-Unternehmen in der berühmten Sand Hill Road im Silicon Valley. (Ein Entrepreneur in Residence durchläuft verschiedene Stationen in einem neu gegründeten Unternehmen, erhält Einblicke in verschiedene Bereiche und hat die Chance, das Unternehmen mit aufzubauen.) Einen Job wie diesen wollte ich bereits mit zwölf Jahren haben, als ich zum ersten Mal erfuhr, was Wagniskapitalgeber tun. Was könnte spannender sein, als in einem winzigen Start-up das nächste Facebook oder Google zu entdecken? Ich kam also zu meiner neuen Arbeitsstelle – voller Energie und bereit, die Welt aus den Angeln zu heben.

Da ich mich jedoch noch am unteren Ende der Karriereleiter in diesem Unternehmen befand, wurde ich leider in ein fensterloses Büro mit schlechter Beleuchtung durch Leuchtstoffröhren gesteckt. Man stellte mir zwar einen brandneuen Mac zur Verfügung, aber dieser hatte einen reflektierenden, glänzenden Bildschirm und ein LED-Backlight, das viel heller war als bei jedem anderen Computer, an dem ich zuvor gearbeitet hatte. Nach nur ein paar Tagen fühlte ich mich immer müder, und zwar immer zu der Tageszeit, zu der ich am produktivsten sein musste. Ich konnte regelrecht fühlen, wie mein Gehirn langsamer wurde, doch keiner meiner üblichen Biohacks schien zu wirken. Was mir allerdings half, war, jeden Tag eine halbe Stunde nach draußen zu gehen, um etwas Sonne zu tanken.

Nach einem Monat war mir klar, dass der Bildschirm meines Computers mich müde machte. Ich tauschte meinen glänzenden Bildschirm gegen einen entspiegelten – und meine Energie kehrte langsam, aber sicher zurück. Außerdem passte ich die Helligkeit und den Kontrast des Monitors an, installierte eine Software namens f.lux darauf, die dessen Farbgebung je nach Tageszeit steuerte, und setzte eine Sonnenbrille mit orangefarbenen Gläsern auf, die das blaue Licht abschirmen. Diese kleinen Veränderungen machten mich tagsüber psychisch um einiges widerstandsfähiger und gaben mir meine Energie zurück. Und dank der orangefarbenen Sonnenbrille wurde ich tatsächlich einmal für Bono von U2 gehalten.

Diese Sonnenbrille lässt mich nicht nur cool aussehen (zumindest halte ich mich selbst damit für cool), sondern sie schützt auch mein Gehirn. Meine Freundin Helen Irlen, eine weltweit renommierte Sehtrainerin und Forscherin, bekam vor über 20 Jahren einen Forschungszuschuss der US-Regierung, um Methoden zu untersuchen, die Kindern und Erwachsenen mit Lernschwierigkeiten helfen sollten. Bei ihrer Forschungsarbeit entdeckte sie, dass eine große Teilmenge der Bevölkerung mit Lernschwierigkeiten (laut Helens Schätzung 48 Prozent) unter einer visuellen Wahrnehmungsstörung leidet, die nun als Irlen-Syndrom bekannt ist.

Wenn Sie am Irlen-Syndrom leiden, haben Sie möglicherweise Schwierigkeiten, längere Zeit zu lesen, weil der Kontrast auf den Seiten überwältigend ist (sowohl auf gedruckten Seiten als auch bei E-Book-Readern), und wahrscheinlich macht Sie das Autofahren im Dunkeln aufgrund der blendenden Scheinwerfer des Gegenverkehrs müde. Diese normalen Tätigkeiten ermüden Sie, weil Sie viel Hirnleistung aufbringen müssen, um die Lichtfrequenzen auszufiltern, mit denen Ihr Gehirn nicht gut umgehen kann. Dadurch gerät Ihr Gehirn in einen chronischen Stresszustand, der die Konzentration erschwert und die Leistung beeinträchtigt. Zu den weiteren Symptomen des Irlen-Syndroms gehören Kopfschmerzen, Ermüdung der Augen, Schwierigkeiten beim Lesen, Erschöpfung, schlechte Tiefenwahrnehmung, Schwindel und Konzentrationsschwäche.

Helen Irlen empfiehlt individuell eingefärbte Brillengläser, um bestimmte, das Gehirn stressende Lichtfrequenzen abzuschirmen. Als bei mir das Irlen-Syndrom festgestellt wurde, ergaben die Untersuchungsergebnisse, dass bestimmte orangefarbene, rosafarbene und graue Farbtöne aus dem sichtbaren Lichtspektrum mein Gehirn besser arbeiten lassen. Nachdem ich damit begonnen hatte, meine maßgefertigte Sonnenbrille zu tragen, fühlte mein Gehirn sich an, als hätte jemand einen Schalter umgelegt. Ich konnte mich sofort besser konzentrieren und war auch in extrem ablenkenden Umgebungen leistungsfähiger, als ich mir je erträumt hatte.

Zu meiner Leistungsfähigkeit hat diese Sonnenbrille so viel beigetragen, dass ich sie auf jedem Flug trage (Flugzeuge sind einer der Orte mit dem ungesündesten Licht) oder in Räumen mit einer Beleuchtung durch Leuchtdioden oder Leuchtstoffröhren, die meine Augen stresst. Haben Sie den Verdacht, dass Sie am Irlen-Syndrom leiden könnten, suchen Sie sich einen Irlen-Screener in Ihrer Umgebung und lassen Sie sich untersuchen. Ich habe die Ausbildung zum Irlen-Screener auch selbst gemacht, damit ich Freunde und Klienten untersuchen kann. Wenn jemand erkennt, dass er oder sie aufgrund eines leichten Farbungleichgewichts sein oder ihr Gehirn überfordert hat, ist das lebensverändernd!

Auch wenn Sie nicht unter diesem Problem leiden, ist es ratsam, gelegentlich im Haus oder Büro eine Sonnenbrille mit Blaulichtfilter zu tragen, um den Stress für die Augen zu verringern und Erschöpfung zu verhindern, damit Sie sich besser konzentrieren können und leistungsfähiger sind. Denken Sie daran, dass etwa die Hälfte von uns unwissentlich unter dem Irlen-Syndrom leidet. Das Problem verschlimmert sich immer weiter, da die stark blauhaltige LED-Beleuchtung in Büros zum Standard wird und wir mehr Zeit als je zuvor vor den Bildschirmen unserer Computer verbringen. Mittlerweile tragen in Hollywood schon viele Menschen in Innenräumen farbige Sonnenbrillen – und zwar nicht nur als Modeaccessoire!

Die Luft, die wir atmen

Fakt ist, dass Sauerstoff für die Mitochondrien wichtig ist, weil sie ihn zur Energieproduktion benötigen. Dies ist auch einer der Gründe, weshalb wir ohne Sauerstoff ziemlich schnell sterben, und deshalb fühlen wir uns auch schlecht, wenn wir die Luft anhalten: Die Mitochondrien steuern uns, und daher sorgen sie dafür, dass uns die Gefahr auch *wirklich* bewusst wird, wenn wir zu wenig Sauerstoff bekommen.

Klar ist auch, dass wir durch das Einatmen an Sauerstoff kommen. Die meisten von uns nehmen den Vorgang des Atmens als selbstverständlich hin, aber in Wahrheit ist das Atmen eine einzigartige biologische Funktion, denn sie ist die einzige, die von Natur aus zum einen willentlich gesteuert werden kann, zum anderen aber auch unwillentlich abläuft: Wir müssen über das Atmen nicht nachdenken, es passiert automatisch, aber wir können unsere Atmung bewusst beeinflussen, indem wir schneller oder langsamer atmen oder ganz damit aufhören. Zum Biohacking eignet sich das Atmen sehr, weil das Upgraden der simpelsten biologischen Funktionen eine der einfachsten Möglichkeiten ist, um die Leistung zu steigern.

Betrachten Sie es einmal so: Bei vielen der Methoden, um einen normalen Verbrennungsmotor in den hochleistungsfähigen Motor eines Rennwagens zu verwandeln, werden Mechanismen verwendet, mit denen mehr Sauerstoff in den Motor gelangt. Turbolader und Kompressoren machen das über die Luftverdichtung, sodass für die Verbrennung von Benzin mit hoher Oktanzahl genügend Sauerstoff vorhanden ist. Für Ihren Körper ist eine höhere Verfügbarkeit von Sauerstoff für die Mitochondrien ebenfalls eine wichtige Maßnahme, um ihn von einer leistungsschwachen Maschine in ein hochleistungsfähiges Geschoss zu verwandeln. Leider ist für die Verwandlung des Körpers in einen Turbolader mehr erforderlich, als einfach nur mehr Sauerstoff einzuatmen. Eine der Möglichkeiten, die Sauerstoffmenge im Körper zu erhöhen, ist ironischerweise sogar, für kurze Zeit die Sauerstoffzufuhr einzuschränken. Denn dadurch werden die Mitochondrien vorübergehend gestresst (aber ein für sie positiver Stress), damit sie entweder stärker werden oder sterben. Die Überlebensregel für die Zellen lautet demnach: *Die Schwachen aussortieren, die Starken trainieren.*

Kurze Zeiträume mit geringer Sauerstoffzufuhr können Ihrem Körper zudem dabei helfen, Sauerstoff effizienter zu nutzen, wenn er vorhanden ist. Interessanterweise führt kurzzeitiger Sauerstoffmangel (auch Hypoxie genannt) zu einer Produktionssteigerung des so wichtigen Gehirnhormons

BDNF, das das Wachstum und die Entwicklung von Nervenzellen unterstützt.[123] Eine verbesserte Sauerstoffversorgung im Körper energetisiert die Zellen und macht Sie bei eingeschränkter Sauerstoffzufuhr, beispielsweise auf Reisen, bei Umweltveränderungen und Stress, widerstandsfähiger. Anders ausgedrückt kann die Fähigkeit des Körpers, Sauerstoff zu verwenden, trainiert werden – was ich selbst regelmäßig tue.

Die Steigerung der Sauerstoffeffizienz des Körpers ist eine wichtige Methode, um sich an die Veränderungen in unserer Umwelt anzupassen. Da unsere Atmosphäre heute sehr viel weniger Sauerstoff enthält als noch vor Jahrhunderten, bekommen wir allein durch das Atmen weniger Sauerstoff als unsere Vorfahren. Beunruhigend ist, dass der Sauerstoffgehalt seit 2003 in einem noch nie dagewesenen Ausmaß zurückgegangen ist – stärker, als der Gehalt an Kohlendioxid angestiegen ist.[124] In einer Innenstadt mit starkem Autoverkehr ist die schlechte Luftqualität spürbar, aber jüngste Forschungen haben ergeben, dass die Luftqualität auch in vielen Innenräumen häufig schlecht ist, beispielsweise im Fitnessstudio.

Die Luftqualität in Fitnessstudios wurde in einer Studie aus dem Jahr 2014[125] untersucht, und die Ergebnisse waren für mich so erschreckend, dass ich seitdem die Luftqualität überprüfe, bevor ich in einem Fitnessstudio Sport treibe. Neben Formaldehyd und anderen giftigen Verbindungen wurden bei der Studie unzumutbar hohe Kohlendioxidwerte in der Luft gefunden, was im Grunde nachvollziehbar ist: Treiben viele Menschen in einem Raum ohne ausreichende Belüftung Sport, fängt sich dort das von ihnen ausgeatmete Kohlendioxid und sammelt sich in der Luft an. Und das ist häufig der Fall, weil die Gebäudeeigentümer durch Wiederverwendung der Luft Geld sparen können und Frischluft von draußen nicht erwärmen oder herunterkühlen müssen – nicht ahnend, welche Auswirkungen das auf unseren Körper hat. Die Studie maß die höchsten Kohlendioxidwerte in einem Innenraum, der für Spinning genutzt wurde. Die Messwerte waren zwar nicht giftig, aber auch nicht völlig harmlos, da zu viel Kohlendioxid in der Luft das Atmen erschwert, einen schwerfällig werden lässt oder Schwindel verursachen kann. Und es gilt: Je mehr Kohlendioxid in einer Umgebung vorhanden ist, desto weniger Sauerstoff ist dort vorhanden. Alle Radfahrer dort atmen dieselbe Luft aus und kämpfen gleichzeitig um dieselbe eingeschränkte Sauerstoffmenge.

Das kommt jedoch nicht nur im Fitnessstudio vor. In jedem Innenraum, in dem sich viele Menschen aufhalten und in dem der Luftaustausch schlecht ist, befindet sich zu wenig Sauerstoff und zu viel Kohlendioxid. Sie können jedoch Ihre Leistungsfähigkeit in einer solchen Umgebung erhöhen, indem Sie Ihrem Körper beibringen, auch mit wenig Sauerstoff viel zu leisten. Diesen Hack kennen Profisportler schon seit Langem, weshalb sie und auch Olympiasportler ins Höhentraining gehen. Dabei arbeitet ihr Körper effizienter und ist deshalb leistungsfähiger, wenn sie wieder auf Normalnull zurückkehren. Wenn dieses Training bei einem Olympioniken darüber entscheiden kann, ob es für eine Gold- oder nur für eine Silbermedaille reicht, wie groß ist dann wohl der Effekt für Ihr Gehirn? Ein Gefühl des Benebeltseins im Gegensatz zu klarem, entscheidungsfreudigem Denken? Und das, ohne tatsächlich auf einem Berg leben zu müssen! Wenn der Körper ständig dazu bereit ist, auf 4500 Meter Höhe Leistung zu bringen, können Sie tagtäglich von morgens bis abends davon profitieren, auch wenn Sie nie über Normalnull emporsteigen.

Dieses Phänomen durfte ich am eigenen Leib erfahren, als ich von Albuquerque, wo ich auf einer Höhe von etwa 1500 Metern aufgewachsen war, in das auf Meeresniveau liegende Kalifornien zog. Nach meiner Ankunft in Kalifornien hatte ich anfangs das Gefühl, aufgrund der dicken Luft während des Radfahrens nicht tief einatmen zu können, aber gleichzeitig bemerkte ich, dass meine Leistungen besser waren als üblich. Etwa sechs Wochen später hatte sich mein Körper jedoch angepasst und ich hatte meinen Tempovorteil verloren.

Diesen Effekt kann man erreichen, indem man Zeit in großen Höhen verbringt – was aber für die meisten von uns nicht gerade praktikabel ist. Es ist aber durchaus möglich, die Vorteile des Höhentrainings ohne eine Reise in die Berge zu erlangen, beispielsweise durch eine Trainingsmethode, die sich intermittierendes Hypoxietraining nennt. Bei dieser Technik wechseln sich Intervalle mit dem Einatmen einer sauerstoffarmen Luft durch eine Sauerstoffmaske mit Intervallen ab, in denen normale Luft eingeatmet wird. Der Körper passt sich an die sauerstoffarme Luft an und wird dadurch effizienter bei der Sauerstoffversorgung durch das Blut. Das führt nicht nur zu einer erheblichen Steigerung der sportlichen Leistung, sondern sorgt auch für eine starke Widerstandsfähigkeit, da schwache Mitochondrien reduziert werden und stärkere entstehen können.

Im Hauptsitz von Bulletproof haben wir ein besonderes Ergometer, das mit einer großen Sauerstoffflasche verbunden ist – aber den Sauerstoff aus der Flasche bekommt man nur, wenn man 90 Sekunden lang Luft eingeatmet hat, die keinen Sauerstoff enthält. Diese Methode (intermittierendes Hypoxietraining unter Belastung) ist sehr effektiv, aber auch sehr teuer. (Allerdings immer noch günstiger, als in die Berge umzuziehen!) Glücklicherweise gibt es eine kostenlose Methode, mit der Sie zumindest ein wenig von den Vorteilen des intermittierenden Hypoxietrainings profitieren können, und dazu müssen Sie einfach nur atmen.

Der Niederländer Wim Hof hat nur mit kurzen Hosen und Schuhen bekleidet den Mount Everest und den Kilimandscharo bestiegen und 20 Weltrekorde im Aushalten extremer Temperaturen aufgestellt. Er ist auch als »Iceman« bekannt, und vielleicht haben Sie ihn schon mal im Fernsehen gesehen, als er ohne Neoprenanzug zwischen Eisschollen herumschwamm. Wim Hof hat eine Atemtechnik entwickelt, bei der die Zellen kurze Sauerstoffschübe erhalten und so darin trainiert werden, Sauerstoff effizienter zu nutzen.

Diese Technik funktioniert so: Setzen Sie sich bequem hin und schließen Sie die Augen. Achten Sie darauf, dass Ihre Sitzposition Ihrer Lunge ermöglicht, sich frei auszudehnen. Wim Hof empfiehlt, diese Übung direkt nach dem Aufwachen zu absolvieren, weil dann der Magen noch leer ist. Wärmen Sie sich auf, indem Sie tief und so lange einatmen, bis Sie einen leichten Druck spüren. Halten Sie dann die Luft einen Moment an, bevor Sie komplett ausatmen und so viel Luft herauspressen, wie Sie können. Halten Sie nach der Ausatmung dann die Luft so lange an, wie Sie können, und wiederholen Sie diese Ein- und Ausatmung 15-mal.

Im nächsten Schritt atmen Sie durch die Nase ein und durch den Mund in kurzen, kräftigen Schüben aus, wie beim Aufpusten eines Luftballons. Ziehen Sie den Bauch beim Ausatmen ein und lassen Sie ihn sich beim Einatmen nach außen wölben. Etwa 30-mal in einem gleichmäßigen Tempo wiederholen, bis Sie das Gefühl haben, dass Ihr Körper mit Sauerstoff gesättigt ist. Es kann sein, dass Sie sich etwas benommen oder kribbelig fühlen oder einen fast schon elektrisierenden Energieschub bekommen. Versuchen Sie zu erspüren, welche Teile Ihres Körpers mit Energie überschwemmt sind, in welchen Teilen Energie fehlt und wo Blockaden zwischen diesen beiden Extremen vorhanden sind. Schicken Sie beim Weiteratmen die Atemluft dann zu diesen Blockaden.

Atmen Sie zum Abschluss ein weiteres Mal tief ein und füllen Sie die Lunge bis zum Anschlag, atmen Sie noch einmal tief aus, bis keine Luft mehr vorhanden ist, und warten Sie dann so lange wie möglich bis zum nächsten Einatmen. Versuchen Sie dabei zu spüren, wie sich der Sauerstoff in Ihrem Körper verteilt. Können Sie die Luft nicht mehr anhalten, atmen Sie tief ein und spüren Sie, wie Ihr Brustkorb sich weitet. Dann die Luft wieder anhalten und die Energie dorthin schicken, wo der Körper sie benötigt.

Bonuspunkte gibt es für das, was Wim mich machen ließ, als wir diese Technik bei unserer Bulletproof-Konferenz auf der Bühne vorführten: Nach dem Ausatmen, wenn die Lunge leer ist und Sie die Luft anhalten, machen Sie Liegestütze und zählen, wie viele Sie schaffen, bevor Sie wieder einatmen müssen. Ich kam bis auf 20! Das scheint zunächst unmöglich zu schaffen zu sein, aber es ist möglich – und diese kurze Zeit mit wenig Sauerstoff zwingt Ihren Körper dazu, besser mit einer sauerstoffarmen Umgebung klarzukommen.

Suchen Sie doch einfach einmal im Internet nach Wim Hof und schauen Sie sich eines seiner zahlreichen Videos an, in denen er seine Atemtechnik vorführt. Ich denke nicht, dass sie so gut wie das mechanische Ausfiltern des Sauerstoffs aus der Atemluft funktioniert, aber seine Methode ist kostenlos, kann überall mit hingenommen werden und Wim Hof schafft Dinge, die ich nie tun könnte! Seine Atemmethode hilft Ihrem Körper dabei, sich an

Sauerstoffschübe anzupassen und bringt Sie in Einklang mit der Art und Weise, wie Ihr Körper den Atem zur Energieproduktion nutzt. Außerdem werden Sie dadurch widerstandsfähiger gegenüber Kälte – wobei es Nachweise dafür gibt, dass Kälte sogar gut für die Mitochondrien ist.

Gesunde Kälte

Die kalte Thermogenese ist eine Form der Kältetherapie, bei der kalte Temperaturen im Körper Wärme erzeugen sollen. Verschiedene Formen der Kältetherapie werden schon seit Jahrhunderten eingesetzt, beispielsweise bei den alten Römern, die Tauchbäder im sogenannten Frigidarium, einem Kaltwasserbad, nahmen, und den Skandinaviern, die immer noch das Eis zugefrorener Seen aufbrechen, um darin zu schwimmen. Auch das Kühlen schmerzender Muskeln ist eine Form der Kältetherapie, ebenso wie das 30-sekündige Abduschen mit kaltem Wasser zum Ende der morgendlichen Dusche.

Wenn Sie sich in kaltem Wasser aufhalten oder Ihre Körpertemperatur mit Kühlpacks verringern, wird Ihr Körper dazu gezwungen, Wärme zu produzieren. Bei diesem Thermogenese genannten Prozess wird Fett verbrannt und die Freisetzung von Proteinen angeregt, die Glykogen aus den Muskeln (die Hauptform, in der Glucose gespeichert wird) verbrennen. Ist dann kein Glykogen mehr in den Muskeln vorhanden, erhält der Körper ein Signal zur Steigerung der Produktion von Testosteron und Wachstumshormonen, was wiederum zu einer Reihe von positiven Auswirkungen führt: Die Entzündungswerte werden gesenkt, Ihre Insulinsensitivität erhöht sich, und die Autophagie wird angeregt, damit schwache und geschädigte Zellen sterben und Platz für neue, gesunde Zellen schaffen.

Darüber hinaus gibt es Hinweise darauf, dass die Kältetherapie die Schilddrüsenfunktion und die Funktion der Mitochondrien verbessern kann. Eine an Ratten durchgeführte Studie ergab, dass Kälte die Schilddrüsenfunktion verbesserte,[126] und bei Menschen erhöhte sie in einer anderen

Studie den Energieumsatz und half beim Abnehmen.[127] Die Kältetherapie regt auch die Freisetzung des Neurotransmitters Noradrenalin[128] an, der Schmerzen hemmt und dem Körper signalisiert, mehr Antioxidantien zu produzieren – insbesondere Glutathion, das wichtigste Antioxidans des Körpers.[129]

Vor einigen Jahren war es unter Biohackern der letzte Schrei, sich zur Kältetherapie beispielsweise in einen Bottich mit Eiswasser zu setzen. Mir persönlich hat ein falsches Vorgehen bei der Kältetherapie erstgradige Kälteverbrennungen von etwas mehr als 15 Prozent meines Körpers eingebracht (autsch!), dabei ist es in Wirklichkeit gar nicht notwendig, sich mit Eisbeuteln zu bedecken oder sich in Eiswasser zu setzen. Das Wasser muss gar nicht eisig sein, kaltes Wasser mit einer Temperatur von etwa 15 °C ist bereits ein toller Anreiz für die Mitochondrien. Das hört sich schon kalt genug an und das ist es 30 Sekunden lang auch. Aber anschließend fühlt man sich wirklich gut.

Mit der Kältetherapie lässt sich auch der Vagusnerv oder Nervus vagus fit halten.[130] Dieser »umherschweifende« Nerv (aus dem Lateinischen *vagari* für »umherschweifen« abgeleitet) beginnt am Hirnstamm und zieht sich durch den ganzen Körper, wodurch er das Gehirn mit dem Magen und dem Verdauungstrakt sowie mit Lunge, Herz, Milz, Darm, Leber und Nieren verbindet. Außerdem ist er mit Nerven verbunden, die am Sprechen, dem Augenkontakt, dem Gesichtsausdruck und dem Hören beteiligt sind.

Die Hauptaufgabe des Nervus vagus ist zu überwachen, was im Körper los ist, und diese Informationen an das Gehirn weiterzuleiten. Er ist ein wichtiger Bestandteil des parasympathischen Nervensystems, das für das Herunterfahren des Körpers zuständig ist, nachdem die Kampf-oder-Flucht-Reaktion alles in höchste Alarmbereitschaft versetzt hat. Die Stärke der Aktivität Ihres Nervus vagus wird als Vagotonus bezeichnet. Ein hoher Vagotonus sorgt dafür, dass Sie sich nach einer stressigen Situation schneller wieder entspannen können.

Dieser Aspekt ist für Ihre Leistungsfähigkeit von großer Bedeutung. Sie wissen bereits einiges darüber, wie sich Ihre Kampf-oder-Flucht-Reaktion auf Ihre Konzentrationsfähigkeit auswirkt – stellen Sie sich nun einmal den Unterschied vor, wie es wäre, wenn Sie sich nach jedem Aufreger Ihres inneren Labradors schneller wieder erholen könnten. Der erste Schritt ist natürlich, ihn daran zu hindern, sich überhaupt aufzuregen (woran wir in Teil III arbeiten werden), aber ihn schnell wieder zu beruhigen, ist ebenso wichtig. Die Erwartung, jeden Stressor im Leben ein für alle Mal beseitigen zu können, ist unrealistisch. Deshalb liegt der Schlüssel darin, die Antwort des Körpers auf die restlichen Stressoren zu hacken.

Der Vagotonus hat darüber hinaus noch weitere Auswirkungen auf Ihre Leistungsfähigkeit. Menschen mit einem hohen Vagotonus haben tendenziell gesündere Blutzuckerwerte und gleichmäßigere Energie,[131] wohingegen Menschen mit geringem Vagotonus mit höherer Wahrscheinlichkeit unter chronischen Entzündungen leiden. Der Nervus vagus beruhigt nicht nur den inneren Labrador, wenn er sich erschreckt hat, sondern schaltet auch die Produktion entzündungsfördernder Proteine aus, wenn das Immunsystem aktiviert wurde. Bei einem niedrigen Vagotonus werden die Entzündungen nicht so schnell ausgeschaltet, wodurch chronische Entzündungen entstehen können.

Bevor ich Ihnen ans Herz lege, die Kältetherapie selbst auszuprobieren, möchte ich Ihnen noch einen hilfreichen Tipp geben: Damit die Anwendung der kalten Thermogenese gesundheitsfördernd wirkt, wird der Kältekontakt mit der Zeit *schrittweise* erhöht. Beginnen Sie also damit, nur Ihr Gesicht ein paar Minuten lang kaltem Wasser auszusetzen, gehen Sie dann langsam zu Gel-Kühlpacks über (aber nicht so kalt, dass Sie Kälteverbrennungen erleiden!), bis Sie schließlich dazu in der Lage sind, bis zu einer Stunde in einem Eiswasserbad zu verbringen. Achten Sie dabei darauf, Ihren Körper nicht zu schnell zu überfordern, denn sonst geht die kalte Thermogenese nach hinten los! In der Traditionellen Chinesischen Medizin ist eine derartige Anwendung von Kälte übrigens nicht gern gesehen, da sie nach deren Auffassung den Körper mit der Zeit schwächen kann.

Mein erstes Thermogeneseprogramm sah so aus, dass ich anfangs nur mein Gesicht für 5 bis 10 Minuten in eine Schüssel mit Eiswasser tauchte (zwischendurch das Atmen nicht vergessen). Danach fühlte ich mich großartig und hatte spürbar mehr Energie. Diese Prozedur wollte ich eigentlich etwa 30 Tage lang durchführen, damit sich mein Körper an den Eiskontakt gewöhnen konnte, aber nach nur zwei Wochen ging ich direkt zum nächsten Schritt über: Ich wollte meinen mit einem Kompressionsshirt bekleideten Körper 30 bis 45 Minuten am Stück mit Eis bedecken. Das Shirt sollte dazu dienen, dass das Blut nach dem Entfernen des Eises nicht sofort in die Haut zurückströmt und blaue Flecken verursacht.

Als ich das zum ersten Mal ausprobierte, war ich gerade auf einer Konferenz in New York City und war in einem netten Hotel abgestiegen. Allerdings gab es in meinem Zimmer kein großes Waschbecken oder eine Badewanne, sondern nur ein flaches Edelstahlwaschbecken und eine bodengleiche Dusche. Für eine kalte Thermogenese war dieses Zimmer also eigentlich viel zu stylisch und mein Kompressionsshirt hatte ich auch nicht dabei – dennoch wollte ich mein Programm unbedingt durchziehen. Da es in dem Hotel keine Eiswürfelmaschine gab, bestellte ich an der Rezeption mehrere Eimer Eis auf mein Zimmer.

Das Eis packte ich dann in wasserdichte, wiederverschließbare Plastikbeutel, legte mich aufs Bett und platzierte die Eisbeutel auf Brustkorb, Bauch und Schultern – und versuchte anschließend, zu entspannen und nicht an die Kälte zu denken. Nach 5 Minuten fühlte ich mich fantastisch und zitterte überhaupt nicht. Da es allerdings schon sehr spät am Abend war, schlief ich aus Versehen ein. Etwa 45 Minuten später wachte ich auf, entfernte die Eisbeutel und ging ins Bett. Als ich dann am nächsten Morgen aufwachte, war mir sofort klar, dass etwas nicht stimmte, denn ich hatte Schmerzen: Teile meines Körpers fühlten sich an, als wäre ich mit einem Stock geschlagen worden. Beim Blick in den Spiegel sah ich, dass jeder Teil meines Körpers, der von dem Eis bedeckt gewesen war, rot und leicht geschwollen war – als hätte mir wirklich jemand Stockschläge verpasst. Ich hatte die Eisbeutel viel zu lange auf der Haut gelassen, und zwar so lange, dass ich (laut meiner Frau, die zum Glück Notfallmedizinerin ist) Kälteverbrennungen ersten Grades auf mehr als 15 Prozent meiner Körperoberfläche hatte.

Das war zwar nicht meine erste Biohacking-Verletzung und es wird sicherlich auch nicht meine letzte gewesen sein, aber lassen Sie sich meinen Fehler eine Warnung sein und gehen Sie vorsichtig vor! Häufig reicht es, sich morgens eine Minute lang kalt abzuduschen, um für eine kalte Thermogenese zu sorgen. Gleiches gilt für das Eiswasserbad des Gesichts, das ich länger hätte beibehalten sollen. Die Entzündungen im Körper gehen zurück, die Mitochondrien werden stärker und eventuell nehmen Sie sogar ab!

Licht, Luft und Temperatur sind wichtige Bestandteile des Lebens auf unserem Planeten Erde. Das Großartige am Biohacking ist, dass diese grundlegenden Dinge Möglichkeiten zur Leistungssteigerung und zum Wiederaufladen mit Energie und geistiger Stärke bieten. Durch sichere und wirksame Maßnahmen können Sie Ihren Kontakt mit ungesundem Licht minimieren und den Kontakt mit hochwertigem Licht erhöhen, für weniger visuelles Kryptonit sorgen, Ihre Sauerstoffeffizienz erhöhen und bei der Kältetherapie positive Zellveränderungen anregen, damit sich Ihre Schlafqualität verbessert und Sie mehr Energie bekommen als je zuvor. Und als Bonus gibt es noch Fettabnahme und ein besseres Hautbild obendrauf!

Hirntuning-Fakten: Denken Sie immer an diese drei Dinge!

- Leuchtdioden und Energiesparlampen enthalten zu viel blaues Licht, das Ihre Mitochondrien schädigt. Stromsparend, aber ungesund!
- Etwa die Hälfte von uns leidet am Irlen-Syndrom, wodurch wir Schwierigkeiten haben, bestimmte Lichtfrequenzen zu verarbeiten. Es kann der Grund dafür sein, weshalb Sie das Lesen oder Autofahren im Dunkeln anstrengt.
- Wenn Sie Ihren Zellen zeitweise weniger Sauerstoff zuführen als gewohnt, bringen Sie ihnen bei, Sauerstoff effizienter zu nutzen.

Vorsprung durch Hirntuning:
Tun Sie diese drei Dinge sofort!

- Kaufen Sie ein paar rote LED-Lampen, um das blaue Licht auszugleichen, dem Ihre Augen durch Bildschirme ausgesetzt sind.
- Tragen Sie in Innenräumen mit viel ungesundem Licht (beispielsweise einer Spielhalle oder einem Indoorpark) eine Sonnenbrille.
- Drehen Sie beim Duschen für die letzten 30 Sekunden den Hahn bis zum Anschlag auf kalt.

BESSER SCHLAFEN, BESSER MEDITIEREN UND WENIGER SPORT TREIBEN

Vielleicht wirkt es ein bisschen abschreckend zu erfahren, wie viel Zeit und Energie für das Hirntuning aufgebracht werden muss. Aber die in diesem Buch enthaltenen Informationen über Mitochondrien helfen Ihnen nicht nur, effizienter Energie zu produzieren, sondern unterstützen Sie auch dabei, auf zeit- und energiesparendem Weg mit Ihrem Körper zu interagieren, denn das Hirntuning-Programm enthält Biohacks, die Ihre Mitochondrien stärken und gleichzeitig jede Woche zusätzliche Zeit- und Energiereserven freisetzen. Wenn Sie mit Ihren Mitochondrien arbeiten statt gegen sie, verbessern Sie Ihre Schlafqualität, erreichen mehr durch Meditation und werden beim Sport bei weniger Zeitaufwand schneller Ergebnisse bemerken.

Was Sie mit Ihrer zusätzlichen Zeit anfangen, bleibt Ihnen überlassen – und Ihre Mitochondrien werden es Ihnen danken!

Besser schlafen

Sie wissen, wie es sich anfühlt, vom Schlaf erholt am Morgen aufzuwachen, aber wissen Sie auch, *warum* es sich so anfühlt? Die meisten Menschen meinen, es sei, weil ihr Körper und ihr Geist sich ausruhen konnten, was aber nicht ganz stimmt. Der Körper mag zwar während des Schlafens ruhen, das Gehirn hingegen ist ziemlich aktiv. Wenn Sie sich im Land der Träume befinden, schaltet das Gehirn in den »Hausmeistermodus« um, damit es am Morgen wieder leistungsfähig ist. Die nächtlichen Wartungsarbeiten werden von Ihrem glymphatischen System übernommen, das eine Art gehirneigenes Entgiftungssystem ist – quasi wie eine wohltuende »Gehirnwäsche«.

Das lymphatische System, das Gifte und zelluläre Abfallprodukte über die Lymphflüssigkeit aus dem Körper entsorgt, ist vielen Menschen ein Begriff. Allerdings verfügt unser lymphatisches System im Gegensatz zu unserem Kreislaufsystem nicht über eine Pumpe (das Herz), um das Blut zirkulieren zu lassen, sondern es verlässt sich für den Lymphfluss auf Muskelbewegungen und das EZ-Wasser. Jahrzehntelang wurde angenommen, es gäbe kein lymphatisches System zur Reinigung des Gehirns, weil die Blut-Hirn-Schranke das Gehirn vor den im Körper kursierenden Flüssigkeiten schützt. Im Jahr 2012 identifizierten Forscher dann jedoch das glymphatische System, das klare Gehirn-Rückenmarks-Flüssigkeit (auch bekannt als Hirnwasser) durch das Gewebe des Gehirns bewegt und somit zelluläre Abfallprodukte und Nervengifte wirksam ausspült und in das Kreislaufsystem transportiert. Letztlich gelangen diese Abfallprodukte in die Leber, wo sie entsorgt werden.[132]

Noch jünger ist die Entdeckung einer Gruppe von Wissenschaftlern, die 2015 herausfand, dass das Gehirn zusätzlich zum glymphatischen System noch versteckte Lymphgefäße enthält. Vor dem technischen Fortschritt bei den Bildgebungsverfahren war es unmöglich, diese Lymphgefäße zu sehen, aber nun ist sicher, dass auch das Gehirn von den Reinigungstätigkeiten des lymphatischen Systems profitiert.[133] Das Spannende daran ist, dass das glymphatische System nur entdeckt wurde, weil sich diese Lymphgefäße so lange vor den Forschern versteckt hielten, die eigentlich explizit nach ihnen suchten. Wäre bekannt gewesen, dass sich im Gehirn normale Lymphwege befinden, wäre womöglich niemand über das glymphatische System gestolpert. So ein glücklicher Zufall!

Während wir schlafen, ist das glymphatische System hochaktiv, denn es wird viel Energie benötigt, um seine reinigende Flüssigkeit durch das Gehirn zirkulieren zu lassen.[134] Würde es seine Arbeit tagsüber verrichten, hätten wir nicht genug Energie, um nebenbei noch zur Arbeit zu gehen oder uns um die Kinder zu kümmern. Das Gehirn ist weise genug zu warten, bis wir schlafen, um dann die Energie zum Großreinemachen zu verwenden. Aus diesem Grund sinkt die Energieproduktion des Gehirns in der Nacht kaum, obwohl keine Energie zum Denken, Arbeiten und Handeln genutzt wird.

Interessanterweise schrumpfen die Gehirnzellen im Schlaf um fast 60 Prozent, wodurch es für die Flüssigkeit einfacher wird, durch das Hirngewebe zu fließen.[135] Nachdem sie gesäubert wurden, nehmen die Zellen wieder ihre normale Größe an. Und für die zum Schrumpfen, wieder Anwachsen und Pumpen notwendige Energie sorgen natürlich – Sie können es sich wahrscheinlich schon denken – die Mitochondrien.

Mit effizient arbeitenden Mitochondrien können Sie demnach das Wartungssystem Ihres Gehirns um einiges verbessern und mehr Reinigung in weniger Zeit erreichen. Dabei handelt es sich um eine wechselseitige Beeinflussung: Je besser die Mitochondrien arbeiten, desto besser kann das glymphatische System arbeiten und desto besser wird die Schlafqualität. Und je besser Ihre Schlafqualität ist, desto besser arbeiten Ihre Mitochondrien, weil sie frisch gesäubert wurden. Jeder einzelne meiner Hacks zur Stärkung der Mitochondrien hat mir auch dabei geholfen, besser zu schlafen, was wiederum dabei geholfen hat, meine Mitochondrien zu verbessern. Fazit: Wenn Sie tagsüber mehr leisten wollen, muss Ihr Schlaf nachts besser werden.

Beim Schlaf bedeutet »besser« jedoch nicht unbedingt mehr. Stellen Sie sich einmal vor, nach nur sechs Stunden Schlaf aufzuwachen und sich vollkommen erholt und regeneriert zu fühlen und auch bei noch weniger Schlaf gut funktionieren zu können, wenn es nötig sein sollte. Ihr Tag hätte mehr Stunden, in denen Sie Dinge erledigen können. Das ist quasi mehr Lebenszeit! Mein persönliches Ziel waren immer acht Stunden Schlaf pro Nacht, dennoch war ich immer erschöpft, weil ich an chronischen Entzündungen litt und meine Mitochondrien nicht gut arbeiteten. Jetzt schlafe ich jede Nacht etwa sechs Stunden (laut meinem Schlafüberwachungsprogramm tatsächlich durchschnittlich sechs Stunden und zwei Minuten in den letzten 1284 Nächten) und bin energiegeladener als je zuvor. Die Schlafqualität ist wichtiger als die Quantität.

Für das Gehirn ist Schlaf aus vielen Gründen wichtig. Während des Schlafens produziert der Körper erhöhte Mengen an Wachstumshormonen, die sowohl die Neurogenese als auch das Mitochondrienwachstum anregen,[136] Schlaf stärkt die Verbindungen zwischen den Gehirnzellen und verbessert das Gedächtnis, da das Gehirn währenddessen Erfahrungen verarbeiten und neue Erinnerungen festigen kann. In einer Studie untersuchten Forscher im Jahr 2014 bei Mäusen die Auswirkungen des Schlafens auf Neuerlerntes. Dafür brachten sie einer Mäusegruppe eine einfache Aufgabe bei und ließen sie sie eine Stunde lang üben. Anschließend wurden die Mäuse in zwei Gruppen aufgeteilt, von denen eine sieben Stunden lang schlief und die andere zum Wachbleiben gezwungen wurde. Die schlafenden Mäuse wiesen ein erhebliches Dendritenwachstum in ihren Gehirnen auf (zur Erinnerung: Dendriten sind die astähnlichen Strukturen, die einen Informationsaustausch zwischen den Nervenzellen ermöglichen). Bei den wach gehaltenen Mäusen zeigte sich ein geringeres Dendritenwachstum.[137] Die neuen Dendriten legten neue Verbindungen an, durch die die neuen Fähigkeiten im Gehirn der Mäuse verankert wurden. Ohne sie wäre es für die Mäuse sehr viel schwieriger, auf die neu erlernten Fähigkeiten und Informationen zurückzugreifen.

Auch auf den Energielevel wirkt sich eine gute Schlafqualität aus, indem sie den Blutzuckerspiegel stabilisiert. Eine ständig schlechte Schlafqualität sorgt für eine Verringerung der Blutzuckerregulation um 40 Prozent[138] – anders ausgedrückt wird Ihr Körper irgendwann insulinresistent und kann Energie weniger effizient produzieren und nutzen, wenn Sie über einen längeren Zeitraum hinweg nicht gut schlafen. Bemerkbar machen wird sich das wahrscheinlich durch Heißhunger auf Kohlenhydrate und Stimmungsschwankungen, nachdem Sie eine Nacht durchgemacht oder einfach schlecht geschlafen haben. Sogar das Risiko für eine Gewichtszunahme und Fettleibigkeit steigt bei Menschen an, die nicht gut schlafen. Das führt, wie wir wissen, zu einer Kettenreaktion an gefährlichen Erkrankungen wie chronischen Entzündungen, die für eine langsamere Energieproduktion in den Mitochondrien sorgen.[139]

Alles lässt sich auf die Mitochondrien zurückführen, sogar das Schnarchen. In Studien wurde nachgewiesen, dass viele verbreitete Schlafstörungen einschließlich Schlafapnoe[140] die Folge sein können, wenn die Mitochondrien nicht ihr Bestes geben, und diese Schlafstörungen können für Ihre Gesundheit eine echte Gefahr darstellen. Schnarchende Menschen haben fast ein doppelt so hohes Risiko, an Diabetes, Fettleibigkeit oder Bluthochdruck zu leiden, wie gut schlafende Menschen. Wachen Schnarcher erschöpft auf oder haben Einschlafprobleme, erhöht sich dieses Risiko um 70 bis 80 Prozent.[141] Liegt das daran, dass der schlechte Schlaf eine schlechte Blutzuckerregulierung verursacht oder dass sie an einer mitochondrialen Dysfunktion leiden, aufgrund derer sie schlecht schlafen, was dann zu einer schlechten Blutzuckerregulierung führt? Meine Vermutung ist: beides.

Jeder Aspekt des Hirntuning-Programms zielt darauf ab, Ihre Mitochondrien anzukurbeln, damit Sie von erholsamerem Schlaf, einem stabileren Blutzuckerspiegel, einer erhöhten Neurogeneserate und mehr Energie profitieren können. All diese Vorteile sind das Ergebnis einer verbesserten Schlaf*qualität*. Und wenn Sie besser schlafen, benötigen Sie weniger Schlaf als jetzt und haben erheblich mehr Energie. Wir werden viele Methoden besprechen, um Ihren Schlaf zu verbessern, beispielsweise die Aufnahme des richtigen Lichts und die Anpassung von Schlafgewohnheiten, um erholsames Schlafen zu erleichtern. Das Beste, was Sie jedoch schon jetzt für besseren Schlaf tun können, ist, Ihren Stress bewältigen zu lernen.

Meditation für ruhigere, glücklichere und fitte Mitochondrien

Sie wissen längst, warum das Hirntuning-Programm darauf abzielt, viele physiologische Stressquellen für Ihr Gehirn zu beseitigen, beispielsweise toxisches Essen, Umweltgifte, ungesundes Licht und visuelles Kryptonit. Dies sind in gewisser Weise die am einfachsten zu bewältigenden Stressoren. Psychischer Stress ist leider nicht so unkompliziert und kann Ihren Schlaf stark beeinträchtigen. Jeder Mensch hat einen anderen Stresslevel, aber die laut meiner Kenntnis beste Methode gegen jede Art von mentalem oder emotionalem Stress ist die gute alte Meditation. Oder besser gesagt eine moderne Biohacking-Version davon.

Wenn es um Meditation geht, sind viele Menschen skeptisch, doch sie ist weder verstaubt noch ein bald wieder in der Versenkung verschwundener Hype. Nahezu täglich veröffentlichen Forscher neue Studien, in denen nachgewiesen wird, wie positiv sich Meditation auf das Gehirn auswirkt. Seit ich damals mit meiner Arbeit im Silicon Valley begonnen habe, sehe ich eine enorme Veränderung im Umgang der Menschen mit der Meditation. Vor 20 Jahren noch hätten nur wenige Führungskräfte zugegeben, dass sie regelmäßig meditieren. Heute ist die Meditation im Stressmanagement eine derart angesehene Methode, dass kaum noch jemand zugeben möchte, dass er oder sie *nicht* meditiert. Viele hochkarätige Führungskräfte, darunter auch Arianna Huffington, haben öffentlich verkündet, dass sie zur Verbesserung ihres Schlafs oder zur Leistungssteigerung meditieren. Google bietet Tausenden seiner Mitarbeiter sogar Meditationsunterricht an, weil das Unternehmen der Meinung ist, dass sich der Aufwand lohnt.

Die Forschungsergebnisse in Bezug auf Meditation mögen zwar neu sein, aber die Meditation selbst ist es nicht. Seit Tausenden von Jahren wird sie in kulturellen und religiösen Zusammenhängen praktiziert. Dabei ist es aber egal, welcher Religion Sie sich gegebenenfalls zugehörig fühlen – jeder kann meditieren, auch ganz ohne religiösen Hintergrund. Wenn jeder von uns nur zehn Minuten täglich meditieren würde, wären wir tatsächlich alle gesünder, glücklicher und sehr viel netter zueinander. Das liegt daran, dass Meditation die Selbsterkenntnis fördert. Und wenn man mehr Energie hat, ist es leichter, auf sich selbst, seine Gedanken und Taten zu achten, denn diese Kontrolle entstammt der Erkenntnis.

In Studien konnte gezeigt werden, dass Meditation das Gehirn auf struktureller Ebene verändert,[142] was sich mit Krafttraining vergleichen lässt: Wenn Sie Gewichte heben, führt das zu sichtbaren Ergebnissen in Form von stärkeren, definierteren Muskeln. Auch eine regelmäßige Meditationspraxis hat sichtbare Ergebnisse zur Folge, denn Sie entwickeln mehr Vertiefungen in der äußeren Struktur des Gehirns und diese Eigenschaft steht bei allen Spezies eng mit der Intelligenz in Zusammenhang.[143] Sind mehr Vertiefungen im Gehirn vorhanden, erleichtert das die Informationsverarbeitung, weil die Nervenzellen innerhalb des gleichen Schädelvolumens auf mehr Fläche zugreifen können, wodurch sie schneller und effizienter miteinander kommunizieren können. Durch den Alterungsprozess werden diese Vertiefungen auf natürliche Weise geglättet, doch das kann durch Meditation verlangsamt werden.[144]

Meditation fördert auch die Ausprägung von Bereichen des Cortex und der Inselrinde (Hirnregionen, die mit komplexem Denken, Körperwahrnehmung, Konzentration und Problemlösen in Verbindung gebracht werden), die üblicherweise im Alter dünner werden.[145] Außerdem wurde nachgewiesen, dass die Werte der Stresshormone Cortisol und Adrenalin durch Meditation erheblich gesenkt werden, was wiederum die Entzündungswerte wirksam senkt und den inneren Labrador beruhigt – so können Sie sich auch in schwierigen Situationen besser konzentrieren und bleiben emotional stabil. Im Prinzip sorgt das Meditieren für einen klaren Verstand und dafür, dass Sie ruhig bleiben, neue Dinge lernen und sich nicht mehr wie ein Idiot aufführen. Kein Wunder also, dass Meditation nachweislich Beziehungen verbessert und das Erreichen von Zielen im Leben erleichtert.[146]

Natürlich würden wir uns nicht über Meditation unterhalten, wenn sie sich nicht auch auf unsere Mitochondrien positiv auswirken würde. Eine Studie der Harvard Medical School aus dem Jahr 2013 ergab, dass Menschen, die nur 20 Minuten täglich die Benson-Meditation durchführten (zu der auch Zwerchfellatmung, Body Scan, Wiederholung eines Mantras und Achtsamkeitsmeditation gehörten), zahlreiche gesundheitliche Vorteile feststellten, darunter Verringerung des Bluthochdrucks, Rückgang der Unfruchtbarkeit und Rückgang von Depressionen. Zugeschrieben wurden diese Ergebnisse der »Verbesserung der mitochondrialen Energieproduktion und Energieverwendung und somit der Förderung der mitochondrialen Resilienz«. Bei regelmäßig meditierenden Personen war die Wirkung nachweislich stärker als bei Meditationsneulingen, doch bereits nach einer Meditationseinheit konnte ein wahrnehmbarer Unterschied beobachtet werden. Es wirkt fast so, als würden diese kleinen, unsere Zellen regierenden Urbakterien der Meditation lauschen und sich als Reaktion darauf verändern!

Studien haben zwar nachweisen können, dass das Meditieren einen messbaren Einfluss auf das Gehirn hat, aber die Wissenschaftler sind immer noch dabei, die Mechanismen zu erforschen, wie Meditation auch andere biologische Prozesse verbessert. Fakt ist, dass die Mitochondrien an der Steuerung jedes Körpersystems beteiligt sind, das durch das Meditieren beeinflusst wird. Ist es zu weit hergeholt anzunehmen, dass unsere Mitochondrien, die ja die Umgebung um uns herum wahrnehmen und ihre Energieproduktion entsprechend anpassen, auch auf Meditation reagieren, wie eine der früheren Studien unterstellte? Meiner Ansicht nach ist das die wahrscheinlichste Erklärung dafür, weshalb das Meditieren sich so positiv auf die Körpersysteme auswirkt – und passenderweise umgeht sie die spirituellen Aspekte der Meditation, mit denen viele Menschen nicht so gut umgehen können. So mancher mag mit dem Konzept der Verbindung mit dem Göttlichen wenig bis nichts anfangen können, aber wer kann schon etwas dagegen haben, durch die Senkung des eigenen Stresslevels die Mitochondrien bei ihrer Arbeit zu unterstützen? Und wenn man an beiden Aspekten Gefallen findet, auch gut!

Wäre das Meditieren einfach, hätte natürlich jeder von uns bereits ein stressfreies Leben und unterschiedliche religiöse Anhänger hätten nicht Jahrtausende in Höhlen und Klöstern damit verbracht, es zu lernen. Meditation sieht zwar kinderleicht aus, aber glauben Sie mir: Es erfordert jede Menge Zeit und Anstrengung, sich täglich ruhig hinzusetzen und den Geist zu beruhigen. Über die Jahre hinweg habe ich viele verschiedene Meditationsformen ausprobiert, und zwar aus folgendem Grund: Als Kind dachte ich, eine Million US-Dollar würden mich glücklich machen, weshalb ich alle meine Anstrengungen darauf konzentrierte. Mit 26 Jahren hatte ich schließlich 6 Millionen US-Dollar verdient. Und wissen Sie, was ich dann dachte? Dass mich 10 Millionen US-Dollar glücklicher machen würden, weshalb ich mich weiter anstrengte, aber letztlich mit 28 Jahren alles verlor. Natürlich war ich die ganze Zeit über nicht glücklich, sondern gestresst und mein Körper und mein Geist mussten dafür büßen. Damals wurde mir bewusst, dass ich durch Denken und vernünftiges Handeln allein nicht glücklich werden würde und ich mir Glück auch nicht erkaufen konnte, also wollte ich das Problem hacken. Außer dem Hacken blieb mir auch nichts anderes mehr übrig.

Ich kratzte alles Geld zusammen, was ich noch finden konnte, und tat Folgendes: Ich reiste nach Tibet, um die Meditation an ihrem Ursprung von den besten Lehrmeistern zu erlernen. In Nepal nahm ich schweigend an einem zehntägigen buddhistischen Meditations-Retreat teil. Fünf Jahre lang praktizierte ich täglich eine hinduistisch inspirierte Art-of-Living-Atemmeditation mit einer Gruppe überaus erfolgreicher Freunde aus dem Silicon Valley. Im Dschungel von Peru nahm ich an einer traditionellen Ayahuasca-Zeremonie teil, lange bevor es für CEOs von Technologieunternehmen möglich war, eine solche Zeremonie online zu buchen. Ich lernte fortgeschrittene Yoga- und Pranayama-Techniken. Ich fastete mehrere Tage allein in einer Höhle in der Sedona-Wüste. Und ich lernte, Elektroden an meinem Kopf zu befestigen, um meine Hirnwellen beim Meditieren zu messen. Keine dieser Erfahrungen war einfach, aber alle waren nützlich und informativ.

Bei all diesen verschiedenen Meditationsformen bemerkte ich, dass ein gemeinsamer Nenner mir zu besseren Ergebnissen verhalf – und das war, wenn ich irgendeine Art Rückmeldung von außen bekam. Es ist wie der Unterschied, ob man allein oder mit einem Trainer Sport treibt. Die meisten Menschen kommen besser voran, wenn jemand sie trainiert und antreibt, und dasselbe gilt auch für den Aufbau neuer »Muskeln« im Gehirn – oder von Mitochondrien. Das soll jetzt aber keine Empfehlung sein, sich einen persönlichen Guru zuzulegen. Auch der aufmerksamste Meditationslehrer kann Ihnen nicht genau sagen, was Sie richtig oder falsch machen, insbesondere nicht genau in einem bestimmten Moment, denn jede Rückmeldung wäre um die paar Sekunden zu spät, die er braucht, um Ihr Verhalten zu beobachten und es Ihnen mitzuteilen. Aus Sicht des Nervensystems oder der Mitochondrien sind ein paar Sekunden möglicherweise ebenso lang wie 100 Jahre.

Die meiner Meinung nach beste und effizienteste Meditationsmethode ist deshalb verbunden mit einer Technologie, die sofortiges Feedback liefert. Das wirkungsvollste Werkzeug, das ich dafür entdecken konnte, ist das Neurofeedback oder EEG-Biofeedback, wenngleich *jede* Technologie, die sofortiges Feedback ermöglicht, Ihre Meditation verbessern kann. Beim Biofeedback befestigt der Therapeut Sensoren an bestimmten Punkten der Kopfhaut. Diese überwachen dann die Hirnwellen und senden sie an einen Computer. Hirnwellen sind elektrische Impulse von miteinander kommunizierenden Nervenzellen, die einfach über die Kopfhaut gemessen werden können. Der Computer wandelt die Hirnwellen anschließend in Geräusche oder Bilder um, die eine hörbare oder visuelle Darstellung der Vorgänge im Kopf während des Meditierens liefern.

Jeder Gedanke, jede Empfindung und jede Emotion beeinflussen Ihre Hirnwellen – und sie verändern sich stetig. Geraten Ihre Hirnwellen aus dem Gleichgewicht, kann das zu allen möglichen emotionalen und neurologischen Problemen führen, von ADHS über Ängste und Depressionen bis hin zu Wut und bipolaren Störungen. Andererseits können diese Zustände ebenfalls dazu führen, dass Ihre Hirnwellen aus dem Gleichgewicht geraten. Wie dem auch sei – richtig angewendet, ermöglicht das Biofeedback einen blitzschnellen Blick auf die Hirnwellen, indem es pro Sekunde Tausende Signale aufnimmt. Die auf dem Monitor in Echtzeit dargestellten Ergebnisse helfen Ihnen dabei, Ihre Meditation in sehr viel weniger Zeit als üblich zu perfektionieren. Selbst Meditationserfahrene können dadurch in extrem kurzer Zeit neue, tiefere Bewusstseinsebenen erreichen. Die Meditation mit und ohne Biofeedback lässt sich mit einer zweispurigen beleuchteten Schnellstraße und einem kurvenreichen Pfad im Dunkeln ohne Taschenlampe vergleichen: Beide Wege führen ans Ziel, aber einer von ihnen erfordert erheblich mehr Zeit, denn es geht nur langsam voran und Sie könnten sich dabei verlaufen.

Sie können sich ein eigenes Gerät kaufen, um das Biofeedback auszuprobieren, oder sich einen Therapeuten oder eine darauf spezialisierte Klinik suchen. Es gibt Tausende Biofeedback praktizierende Therapeuten und Hunderte unterschiedliche Technologien – von hochgradig effektiven Technologien, mit denen sich bei Anwendung durch einen kompetenten Biofeedback-Experten enorme mentale Vorteile erreichen lassen, bis hin zu hochgradig gefährlichen Technologien, die bei Anwendung durch einen unerfahrenen oder schlecht informierten Therapeuten schon bei vielen Menschen zu Ängsten und monatelangem unruhigem Schlaf geführt haben. Wie bei jeder gesundheitlichen Entscheidung ist es wichtig, sich vorab gründlich und umfassend zu informieren und sich einen verlässlichen Therapeuten zu suchen!

Das größte Risiko beim Biofeedback ist, dass viele Systeme auf einem Modell basieren, das Daten aus den Hirnwellen Hunderter Menschen sammelt, um die durchschnittliche Reaktion eines »normalen« Gehirns zu berechnen. So trainiert die Technologie Ihr Gehirn anhand dieses Standards – was für Sie eine enorme Verbesserung sein kann, sofern Ihr Gehirn unterdurchschnittlich ist. Haben Sie jedoch ein hervorragendes Gehirn, kann dieses Training es weniger hervorragend machen. Das ist wie in der Schule: In einem auf Grundlage des kleinsten gemeinsamen Nenners unterrichteten Fach kann ein Fünfer-Kandidat plötzlich zu einem Dreier-Schüler werden. Für einen Einser-Schüler wäre dieser Unterricht jedoch keine Herausforderung und würde ihn daran hindern, sein Potenzial zu entfalten.

1997 kaufte ich mein erstes Biofeedback-Gerät für zu Hause und begann, mit dem Biofeedback zu experimentieren. Zuvor hatte ich in vielen Kliniken trainiert und meine Erfahrungen in einer von ihnen hatten negative Auswirkungen auf meine kognitiven Fähigkeiten gehabt. Danach benötigte ich ganze zwei Wochen Training mit meinem eigenen Biofeedback-Gerät, um sie rückgängig zu machen und mich wieder gut zu fühlen. Diese Technologien werden jedoch ständig weiterentwickelt. Auf der Bulletproof-Website finden Sie eine aktuelle Liste mehrerer *sicherer* und erschwinglicher Systeme, die für die Verwendung zu Hause geeignet sind. Die Preise reichen von wenigen Hundert Euro für Einsteigersysteme mit eingeschränkter Leistung bis hin zu mehreren Tausend Euro für Systeme, die fast an die Leistung von Klinikgeräten herankommen.

Die von mir zu Hause verwendete Hämoenzephalographie (HEG) ist eine Art des Biofeedbacks, die sich auf die Steigerung des Blutflusses in den präfrontalen Cortex, also das »menschliche Gehirn«, konzentriert. Dafür fixieren Sie einen Sensor auf Ihrer Stirn und konzentrieren sich oder denken an etwas Schönes. Machen Sie das richtig, strömt Blut in Ihren Frontallappen, der Sensor erkennt den veränderten Blutfluss und gibt eine entsprechende Rückmeldung. Mit etwas Übung können Sie dann den Blutfluss in Ihren präfrontalen Cortex stetig erhöhen und so Ihr »menschliches Gehirn« öfter einschalten – und nicht nur dann, wenn Sie gestresst sind. Diese Art des Biofeedbacks wirkt bei Menschen mit ADHS besonders gut.

Die extremste (und wirksamste) Form des Biofeedbacks, die ich je erlebt habe, nennt sich »40 Years of Zen«. Dieses Programm habe ich in den letzten fünf Jahren mit über 100 Klienten durchgeführt und es wird weltweit nur an einem einzigen Ort angeboten: einer 2,5 Millionen US-Dollar teuren Einrichtung in Seattle, die ein bisschen wie ein Internat für Hochbegabte aussieht, allerdings ohne die obligatorischen Tennisplätze. Es ist ein intensives fünftägiges All-inclusive-Programm, das die Teilnehmer in den geistigen Zustand eines seit Jahrzehnten meditierenden fortgeschrittenen Zen-Meisters bringen soll. Anstatt sich auf die Technologie zu verlassen, um dem Gehirn zu sagen, was zu tun ist, verbindet dieses Programm verschiedene Meditationstechniken, die den Teilnehmern zeigen, was ihr Geist gerade tut, damit sie es ändern können. Kernpunkt ist eine Technik namens Neurofeedback Augmented Reset, die zeigt, wie das Gehirn automatisch und unbewusst auf Ereignisse im Leben reagiert, und anschließend vermittelt, wie diese Reaktionen ausgeschaltet werden können. Eine andere Technik, das sogenannte Retroframing, arbeitet mit Feedback, das den Klienten ermöglicht, automatisch die gewünschten unterbewussten Reaktionen zu produzieren – alles gesteuert durch das Biofeedback. Andere Module steigern das Spannungspotenzial im Gehirn (das natürlich von den Mitochondrien gesteuert wird) und die Geschwindigkeit der Synapsenkommunikation.

Vor gerade einmal zehn Jahren war das alles noch nicht denkbar, weil die Signalverarbeitung noch nicht so weit entwickelt war, und auch unsere neurologischen Kenntnisse der fortgeschrittenen Meditationszustände des Zen waren noch nicht so weit.

Dieses Programm hat meine kognitiven Fähigkeiten so stark verändert, dass ich zehn Wochen meines Lebens (etwa 70 Tage) mit an meinem Kopf befestigten Elektroden damit verbrachte, mein Gehirn und die Mitochondrien in meinen Nervenzellen zu trainieren, bis es nicht mehr weiterging. Hätte dieses Training nicht derartige Auswirkungen gehabt, würde ich heute nicht dieses Buch schreiben oder ein schnell wachsendes Unternehmen leiten. Ich glaube derart fest an dieses Programm, dass ich vor Kurzem die Entwicklung neuer, auf 40 Years of Zen zugeschnittener Hard- und Software finanziert habe, damit ich mit meinem Gehirn noch weitere Schranken durchbrechen kann. Nichts hat mich jemals so tiefgehend verändert wie dieses Programm und die Auswirkungen sind tatsächlich messbar. Die Amplitude, also der Ausschlag meiner Hirnwellen, ist etwa viermal höher als am Anfang meines Biofeedback-Trainings und meine Hirnwellen sind nachweislich organisierter und effizienter.

Auch für in der Meditation bereits hochleistungsfähige und erfahrene Menschen ist diese Art des Biofeedbacks äußerst vorteilhaft. Gemeinsam mit mir hat beispielsweise Vishen Lakhiani, Autor des *New-York-Times*-Bestsellers *Lebe nach deinen eigenen Regeln* und CEO von Mindvalley (der größten Meditations-Website der Welt), dieses Training absolviert. Er unterrichtet seit 25 Jahren Meditation und sagte mir, dies sei die effektivste Form der Meditation, die er je praktiziert habe. Sein Buch enthält ein Kapitel, in dem der seine Erfahrungen mit dieser Art des Biofeedbacks beschreibt.

Die Nachteile eines engagierten Teams aus Fachleuten, Coaches und Neurowissenschaftlern, das das Gehirn eine Woche lang mit drei unterschiedlichen Geräten trainiert, sind natürlich die recht hohen Kosten, aber ich arbeite daran, diese Art des intensiven Hirntrainings besser verfügbar zu machen. Ich möchte, dass es in jeder weiterführenden Schule vermittelt wird, denn wenn wir junge Menschen dazu befähigen, sich geistig auf diese Weise zu verbessern, könnte das jede Menge Leiden verringern und unsere Gesellschaft schnell und weitreichend zum Besseren verändern. Derzeit arbeite ich an einer Initiative, die Schülern weltweit diese Art des Hirntrainings zu einem erschwinglichen Preis ermöglichen soll.

Klar ist, dass das Programm 40 Years of Zen eine extreme Form des Biofeedbacks ist, auf die noch nicht jeder zugreifen kann. Aber ich möchte es Ihnen als Beispiel dessen vorstellen, was möglich ist, wenn die Kraft von Meditationstechniken und Biofeedback-Technologien auf höchstem Niveau miteinander verbunden werden. Denn auch erschwingliche, einfache Formen des Feedbacks Ihres Nervensystems können Nutzen bringen. Eines dieser Programme ist das Training der Herzratenvariabilität (HRV). Dafür benötigen Sie lediglich ein Smartphone und einen Pulssensor, den Sie einfach online kaufen können, und dieses Training ist so leicht zu lernen, dass ich es meinen vierjährigen Kindern beibringen konnte.

Beim HRV-Training beginnen Sie nach Anleitung einer App auf Ihrem Smartphone mit langsamen, tiefen Atemzügen. Dann machen Sie etwas in Ihrem Brustkorb, das sich komisch anfühlt – und wenn Sie es richtig machen, belohnt die App Sie mit einem grünen Licht und einem Signal. Sie verändern genau genommen den Abstand zwischen Ihren Herzschlägen, um das parasympathische Nervensystem zu aktivieren und so die Kontrolle über die Reaktion des Körpers auf Stress zu übernehmen. Ohne die Technik würden Sie wahrscheinlich mehrere Jahre der Meditation dafür benötigen, aber mit einem Sensor und dem sofortigen Feedback können Sie diese Fähigkeit in wenigen Wochen erlernen.

Die eigene Stressreaktion steuern und die Kampf-oder-Flucht-Hormone des Körpers ruhigstellen zu können, hat tiefgreifende Auswirkungen. Bei regelmäßigem HRV-Training werden Sie energiegeladener und weniger gestresst. Ich selbst wende diese Methode beim Coaching von Führungskräften an und bevor ich auf die Bühne gehe, um einen wichtigen Vortrag zu halten!

Aber keine Panik vor dieser ganzen Technik – das Hirntuning-Programm enthält eine technikfreie, völlig kostenlose Mitochondrienmeditation, die von einem von zwölf noch lebenden Meistern einer uralten Form der chinesischen Energiemedizin entwickelt wurde.

Training fürs Gehirn

Es ist zwar wichtig, den physiologischen Stress zu verringern, um besser schlafen zu können und leistungsfähiger zu sein, aber die Zellen durch Sport unter Stress zu setzen, ist eine der besten Methoden zu ihrer Stärkung. Seit Langem ist schon bekannt, dass Sport die Gesundheit der Mitochondrien fördert, aber über die spannenden Verbindungen zwischen Sport und der Mitophagie (dem Töten schwacher Mitochondrien), der Neurogenese (dem Bilden neuer Nervenzellen) und der Mitogenese (dem Bilden neuer Mitochondrien) ist noch nicht alles erforscht.

Sport gehört zu den besten Möglichkeiten, um die Freisetzung eines wichtigen Proteins namens PGC-1 alpha (Peroxisome Proliferator-Activated Receptor-Gamma Coactivator-1 alpha) anzuregen, das bei der Steuerung des Stoffwechsels und der Mitogenese hilft. (Auch Kälte regt die Produktion von PCG-1 alpha an und auf diese Weise fördert die kalte Thermogenese die Bildung neuer Mitochondrien.)[147] Wie beim Schlaf gilt auch beim Sport, dass die Qualität wichtiger ist als die Quantität – ein paar zusätzliche Minuten auf dem Laufband sind also nicht das Mittel zum Zweck. Zur Freisetzung dieses Proteins ist hochintensives Intervalltraining (HIIT) nötig,[148] auf dessen Nutzen ich in diesem Kapitel noch genauer eingehen werde.

Bei sportlicher Betätigung setzen die Muskeln ebenfalls ein Protein frei, das sogenannte FNDC5 (Fibronectin Type III Domain-Containing Protein 5), das teilweise ins Blut übergeht und den Spiegel des Wachstumsfaktors BDNF im Hippocampus erhöht, wo die Neurogenese stattfindet. Wie Sie bereits wissen, ist BDNF ein Protein, das das Wachstum und die Differenzierung neuer Nervenzellen unterstützt, und es ist eine der für die Neurogenese wichtigsten Substanzen in unserem Körper. Im Jahr 2008 bezeichnete Dr. John J. Ratey, Professor an der Harvard University, den Wachstumsfaktor BDNF als »Dünger für das Gehirn«. Werden Nervenzellen im Labor von Forschern damit behandelt, bilden sie spontan neue Dendriten aus, die beim Lernen helfen.[149] Genau das ist eines meiner Hauptziele beim Biohacking, denn der Wachstumsfaktor BDNF regt die Neurogenese, die Neuroprotektion, die Neuroregeneration, das Zellüberleben, die neuronale Plastizität und das Bilden und Bewahren neuer Erinnerungen an.[150]

Die Verbindung zwischen BDNF-Spiegel und Sport ist in der Forschung bereits seit Langem bekannt, aber die Verbindung zwischen PCG-1 alpha und BDNF wurde erst 2013 entdeckt. Dabei wurde festgestellt, dass eine Erhöhung von PCG-1 alpha die FNDC5-Produktion ansteigen lässt, was wiederum zu einem noch größeren Anstieg des Wachstumsfaktors BDNF führt.[151] Dass die Geburt neuer Nervenzellen und neuer Mitochondrien miteinander zusammenhängt, scheint logisch zu sein, aber es ist spannend festzustellen, dass eine so einfache und für alle verfügbare Sache wie Sport dabei helfen kann, neue Gehirnzellen *und* die für ihre Funktion notwendigen Mitochondrien zu bilden.

Eine weitere interessante Verbindung zwischen Sport und der Hirnleistung haben Forscher der Northwestern University entdeckt. Sie stellten fest, dass Sport die Aktivität der sogenannten knochenmorphogenetischen Proteine (Bone Morphogenetic Proteins, BMP) verringert, die für einen Rückgang der Neurogeneserate verantwortlich sind, und gleichzeitig den Nogginspiegel erhöht – Noggin ist ein Protein, das der Gegenspieler von BMP ist und die Neurogeneserate erhöht.[152]

Sport macht also nicht nur Sie selbst fitter, sondern fördert auch das Überleben Ihrer fittesten Mitochondrien. Das geschieht durch die Unterdrückung des Proteins mTOR, was den Körper dabei unterstützt, schwache, dysfunktionale oder mutierte Zellen auszusortieren und sie entweder zu töten oder zu stärken. Nur die Harten kommen in den Garten! Wenn keine beschädigten Mitochondrien die Dinge ins Stocken bringen und die zuvor schwachen Mitochondrien besser arbeiten können, verbessert sich die Energieproduktion um einiges. Studien haben ergeben, dass fittere Mitochondrien auch das Risiko senken, eine neurodegenerative Krankheit zu erleiden, und bei Parkinson-Patienten hatten sie nachweislich neuroprotektive Wirkung.[153]

Vermutlich ist Ihnen bereits bekannt, dass regelmäßiger Sport den Blutzuckerspiegel senkt und Sie sensibler gegenüber Insulin macht. Das wiederum hilft Ihnen nicht nur dabei, in Form zu bleiben, sondern sorgt auch für einen stabilen Energielevel und für Endorphine, die »Wohlfühl«-Neurotransmitter die Depressionen vorbeugen. Wissenschaftler haben herausgefunden, dass regelmäßiger Sport gegen Depressionen *mindestens* genauso wirkungsvoll ist wie Antidepressiva.[154] Nicht zuletzt verbessert Sport die Blutzirkulation, wodurch Entzündungswerte gesenkt werden und mehr

Sauerstoff den Weg in unser Gewebe, einschließlich des Gehirns, findet. So werden die Mitochondrien dabei unterstützt, schneller Energie zu produzieren, und ein höherer Blutfluss zur Leber sorgt zudem dafür, dass Nervengifte leichter beseitigt werden.

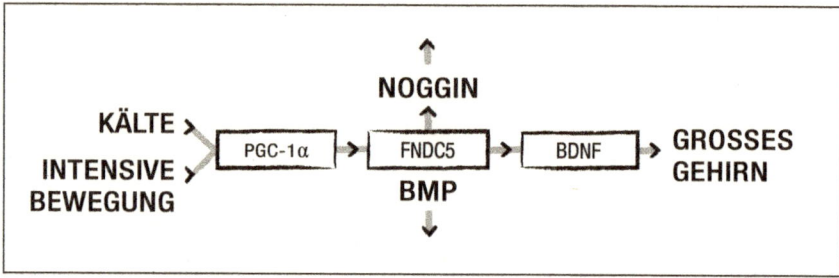

Also neue Nervenzellen, neue Mitochondrien, weniger Giftstoffe und weniger dysfunktionale Mitochondrien – und natürlich stabilere Energie und weniger Depressionen. Sind Sie bereit, das Fitnessstudio unsicher zu machen? Gut so! Denken Sie jedoch daran, dass nicht alle Arten der körperlichen Betätigung gleich sind: Verschiedene Sportarten haben unterschiedlich großen mentalen (und körperlichen) Nutzen, weshalb ein ausgewogener Trainingsplan wichtig ist, um vom Workout in idealer Weise zu profitieren. Der folgende kurze Überblick zeigt Ihnen, welche Arten der Bewegung für Ihr Gehirn am besten sind.

Funktionelle Bewegung

Um von Sport zu profitieren, müssen Sie nicht ins Fitnessstudio gehen oder für hippe Spinning-Stunden zahlen. Sie müssen sich einfach nur bewegen. Aktivitäten wie Spazierengehen, Yoga üben, Wandern, Fahrradfahren, Seilspringen oder auf dem Spielplatz mit Ihren Kindern toben sorgen allesamt für eine Verbesserung des Gehirns und regen die Neurogenese an.

Forschungsergebnisse zeigen, dass tägliche Bewegung besser für das Gehirn ist als weniger regelmäßige Trainingseinheiten.[155] Deshalb ist es auch so schlecht für das Gehirn, den ganzen Tag am Schreibtisch sitzend zu verbringen. Wenn Sie in einem Büro arbeiten *und* auch noch mit dem Auto zur Arbeit fahren, sollten Sie sich im Laufe des Tages unbedingt Zeit dafür nehmen, aufzustehen und sich etwas zu bewegen. Dabei meine ich Bewegungen, die nichts mit Sport zu tun haben: Einfaches Umhergehen reicht!

Tatsächlich ist insbesondere Gehen gut für das Gehirn. Gesunde Erwachsene, die im Rahmen einer Studie ein Jahr lang dreimal pro Woche je 45 Minuten lang spazieren gingen, wiesen anschließend eine messbare Erhöhung der Größe ihrer Hippocampi auf.[156] Da in diesem Teil des Gehirns die Neurogenese stattfindet, ist davon auszugehen, dass das Spazierengehen die Neurogeneserate der Teilnehmer erhöhte.

Eine weitere Form der Bewegung, die für eine Steigerung der Hirnleistung sorgt, ist Yoga. Forscher der University of Illinois fanden heraus, dass eine einzige 20-minütige Einheit Hatha-Yoga die Ergebnisse der Teilnehmer bei einem nach der Yogaeinheit durchgeführten Gedächtnistest signifikant verbesserte. Die Studie wies darauf hin, dass Yoga bei den Teilnehmern für eine bessere Konzentrationsfähigkeit und eine bessere Aufnahme, Erinnerung und Anwendung neuer Informationen sorgte. Man könnte nun annehmen, dass das wohl auf jede Art der Bewegung zuträfe, doch die Teilnehmer schnitten tatsächlich nach der Yogaeinheit im Vergleich mit mäßiger bis starker aerober Aktivität für einen ebenso langen Zeitraum besser ab.[157] Eine andere Studie wies bei Yoga übenden älteren Patienten ein Wachstum des Hippocampus nach.[158] Yoga senkt außerdem nachweislich Stress, was zu weniger Entzündungen im gesamten Körper führt, einschließlich des Gehirns.

Ein weiterer Vorteil des Yoga ist, dass es Überkreuzbewegungen beinhaltet, also Bewegungen, bei denen ein Arm oder ein Bein über die Mittellinie des Körpers bewegt wird. Diese Bewegungen steigern den Blutfluss in alle Teile des Gehirns und sie erhöhen die Anzahl der Synapsenverbindungen im Gehirn.[159] Da solche Überkreuzbewegungen die linke und rechte Hirn-

hälfte zur Zusammenarbeit zwingen, werden sie auch als Behandlungs-
möglichkeit bei Legasthenie untersucht.[160]

Krafttraining

Der Name sagt schon, dass bei diesem Training mit Kraft gearbeitet wird,
beispielsweise Gewichtheben, Kugelhantel- oder Kettlebell-Training und
Training mit dem eigenen Körpergewicht. Krafttraining ist normalerweise
kurz und intensiv – und genau diese kurzen Stressschübe sind für Körper
und Gehirn fantastisch!

Dass Krafttraining die Muskeln stärkt, ist nicht weiter überraschend,
aber darüber hinaus verbessert es auch das Gehirn, wodurch Sie sich *besser
bewegen* können. Vor Kurzem ergab eine Studie, in der 15 Männer 14 Wochen lang Gewichte hoben, dass ihre Muskeln am Ende des Zeitraums wie
erwartet mehr Kraft erzeugen konnten, aber interessanterweise auch ihre
neuronale Geschwindigkeit – in diesem Fall die Fähigkeit, elektrische Signale vom Gehirn zu den Muskeln zu senden – stärker und schneller wurde.[161] Eine größere neuronale Geschwindigkeit bedeutet genauere Kontrolle
über die Art, wie Sie sich bewegen.

Darüber hinaus unterstützt Krafttraining das natürliche Entgiftungssystem des Körpers. Sie haben bereits Ihr lymphatisches System kennen-
gelernt, das körperliche Bewegung benötigt, um die Lymphflüssigkeit im
Körper umherzubewegen und den Müll aus den Zellen abzutransportieren.
Eine Studie ergab, dass 10 bis 15 Minuten mit kurzen Muskelkontraktionen
den Lymphfluss um 300 bis 600 Prozent erhöhen.[162] Vermutlich liegt das zumindest teilweise daran, dass das Umherbewegen des Wassers in den Zellen
während des Trainings zu mehr EZ-Wasser führt, was den Mitochondrien
hilft und den Lymphfluss unterstützt.

Am wichtigsten ist aber wahrscheinlich, dass Krafttraining auch auf
mentaler Ebene großen gesundheitlichen Nutzen hat und sich positiv auf
die Leistungsfähigkeit auswirken kann. 2010 wurden in einem ausgezeich-

neten Review randomisierte, kontrollierte Studien überprüft, und man kam zu dem Ergebnis, dass Krafttraining Ängste signifikant verringert, das Gedächtnis und die Wahrnehmung verbessert, Erschöpfung minimiert und glücklicher macht. Zurückzuführen sei all das auf den Anstieg der Endorphine und die gesteigerte Neurogenese-, Mitogenese- und Mitophagierate, die das Krafttraining mit sich bringt.[163] Zudem sorgt Krafttraining für einen starken Anstieg des Testosteronspiegels und einen Anstieg der Wachstumshormone von 200 bis 700 Prozent, was das Wachstum neuer Nervenzellen unterstützt.[164]

Die größte Schwierigkeit beim Krafttraining ist jedoch, dass die meisten Menschen entweder gar keines machen oder es total übertreiben. Sie erinnern sich, dass dieses Training Ihre Muskeln und Mitochondrien beanspruchen soll – das ist an sich eine gute Sache, aber sie sollten nicht jeden Tag beansprucht werden, sondern vor dem nächsten Stress Zeit haben, sich zu regenerieren. Während dieser Ruhepause arbeitet der Körper die aus dem Training resultierenden Veränderungen im Gehirn ein. Das heißt, während der Regeneration werden neue Nervenzellen und Mitochondrien geboren und die alten, dysfunktionalen Mitochondrien werden entweder stärker oder sterben.

Durch toxische Nahrung, Umweltgifte und ungesundes Licht ist unser Körper bereits übermäßigen Belastungen ausgesetzt. Sport schwächt ihn vorübergehend zusätzlich, um ihn langfristig stärker zu machen. Ist die Belastung aber durch zu viel Training zu groß, schwächen Sie sich möglicherweise zu stark, um einen Nutzen aus dem Workout zu ziehen. Übertraining stellt heutzutage ein großes Problem dar und eine seiner ersten Auswirkungen ist ein Anstieg des Cortisolspiegels. Und steigt der Cortisolspiegel, geht der Wachstumsfaktor BDNF zurück.[165]

Dr. Dough McGuff, Autor des Buchs *12 Minuten pro Woche* (das ich Ihnen sehr ans Herz lege), empfiehlt, Krafttraining nur alle sieben bis zehn Tage zu absolvieren, da seine Untersuchungen hier einen größeren Nutzen als bei häufigerem Training festgestellt haben – und es spart zudem jede Menge Zeit. Der Haken an der Sache ist allerdings, dass Sie während der

Einheiten wirklich *hart* trainieren müssen. Durch die Intensität werfen Sie Ihre Mitochondrien sprichwörtlich zu Boden, lassen sie sich aber anschließend erholen.

Während des zweiwöchigen Hirntuning-Programms steht einmal pro Woche Krafttraining auf dem Plan, mehr nicht. An den anderen Tagen bewegen Sie sich ausreichend auf andere Art und Weise, doch dieses Hardcore-Training jede Woche maximiert den Nutzen für Ihr Gehirn.

Ausdauertraining

Beim Ausdauertraining (auch Cardiotraining oder aerobes Training genannt) wird der Sauerstoff aus Ihrer Lunge zur Energieproduktion benötigt. Alles, was wie Laufen, Radfahren oder Schwimmen für eine schwere Atmung sorgt, beansprucht Ihr aerobes System, fordert Ihre Ausdauer heraus und bringt viele Vorteile mit sich.

Sowohl Kraft- als auch Ausdauertraining erhöhen den Wachstumsfaktor BDNF, aber beim Krafttraining geschieht dies nur für einen kurzen Zeitraum direkt nach dem Training.[166] Ausdauertraining scheint den BDNF-Spiegel jedoch langfristig zu erhöhen, wie eine randomisierte, kontrollierte Studie mit zwölf Männern zeigte, die nach drei Monaten mit täglichem Radfahren ihren BDNF-Spiegel im Ruhezustand fast vervierfacht hatten.[167]

Ausdauersport ist eine der besten Methoden, um das Freisetzen von Endorphinen im Körper zu fördern,[168] und er hat nachweislich positive Auswirkungen auf die Stimmung. Das erklärt auch den »Runner's High« genannten Rauschzustand während des Ausdauertrainings. Sie müssen allerdings nicht laufen, bis Sie schwarz werden, denn eine Studie ergab, dass nur zehn Tage Power-Walking ausreichen, um die Symptome einer Depression signifikant zu mildern.[169] Andere Studien kamen zu dem Ergebnis, dass die Kreativität nach einem guten Ausdauertraining einen Höhepunkt erreicht.[170]

Die meisten Menschen glauben, sie müssten drei- bis viermal pro Woche 30 bis 40 Minuten Cardiotraining absolvieren, um gute Ergebnisse zu erzielen. Wenn Sie beruflich eingespannt sind und auch noch andere Dinge erledigen wollen, ist das viel Zeit – zudem bleibt dadurch nur wenig Zeit für andere sportliche Betätigung übrig, zum Beispiel fürs Krafttraining. Allerdings gibt es eine Trainingsform, bei der die Vorteile von Kraft- und Ausdauertraining kombiniert werden und Sie aus beidem Nutzen ziehen können.

Hochintensives Intervalltraining (HIIT)

Beim HIIT wechseln sich intensive, anstrengende Übungen und kurze Pausen mit aktiver Regeneration ab. Sie absolvieren beispielsweise 60 Sekunden lang einen Sprint, gehen dann 30 Sekunden lang, machen dann 60 Sekunden Liegestütze, gehen wieder 30 Sekunden lang und so weiter. Das Beste am HIIT ist, dass es so zeitsparend ist und Sie keine Stunde auf dem Laufband und anschließend noch eine Stunde im Kraftraum verbringen müssen. Das HIIT ermöglicht ein fantastisches Workout bei sehr geringem Zeitaufwand.

Während des HIIT sind Muskeln und Herz-Kreislauf-System extremem Stress ausgesetzt, können sich aber während der »aktiven Ruhepause« wieder erholen. Durch die Aktivität während der Pause bleibt die Herzfrequenz erhöht, weshalb der Nutzen des aeroben Trainings erhalten bleibt. Es ist die geschickte Verbindung zweier Fitnesskonzepte und kann wirkungsvoller sein als nur Kraft- oder Ausdauertraining. Studien haben beispielsweise nachgewiesen, dass HIIT die Ausschüttung von Wachstumshormonen[171] bis zu zehnmal stärker ansteigen lässt als Kraft- oder Ausdauertraining.[172]

Auch das Herz profitiert vom Intervalltraining. Eines der besten Maße der Herzfunktion ist die sogenannte Ejektionsfraktion, also der prozentuale Anteil an Blut, den Ihr Herz mit einem Schlag auswirft. Leider *verringert* sich die Ejektionsfraktion bei den meisten Cardio-Workouts mittlerer Intensität tatsächlich. Die beste Methode zu ihrer Steigerung sind Laufintervalle, beispielsweise 400-Meter-Sprints. Ein übliches Vorgehen wäre, 400 Meter so schnell wie möglich zu sprinten, dann 60 Sekunden zur Erholung langsam zu gehen und anschließend das Ganze so lange zu wiederholen, bis Sie nicht mehr rennen können.

Für das HIIT gibt es noch ein brandneues Upgrade, das erst auf der Bulletproof Conference 2016 veröffentlicht wurde: Der Geheimtipp ist, sich zwischen den Sprints ganze 90 Sekunden hinzusetzen oder besser noch auf den Rücken zu legen. Dadurch kann das Nervensystem schneller wieder sein Gleichgewicht herstellen und Sie können größeren Nutzen aus dem Sprint ziehen. Das hört sich zwar merkwürdig an, aber nach dem Training ist tatsächlich ein Unterschied spürbar. Der Entdecker dieser Methode ist überraschenderweise John Gray, der bekannte Autor von *Männer sind anders, Frauen auch*, der bei Recherchen über Ernährung und Sport für eines seiner Bücher darüber stolperte und sie auf der Bühne mit uns teilte.

Dieses einfache und schnelle Workout sorgt während des zweiwöchigen Hirntuning-Programms für eine spürbare Verbesserung Ihrer Herz-Kreislauf-Gesundheit und Ihrer geistigen Leistungsfähigkeit.

Sport und Wasser

Bei den Worten »Sport« und »Wasser« denken Sie bestimmt sofort an eine ausreichende Wasserzufuhr, die natürlich wichtig ist – noch wichtiger ist meiner Ansicht jedoch die tiefgreifende Wirkung, die Sport auf das Wasser in Ihren Zellen hat.

Sie wissen bereits, wie entscheidend EZ-Wasser für Ihre Mitochondrien ist. Das natürliche Ergebnis der meisten Arten von Bewegung ist, dass die Wassermoleküle durchgeschüttelt werden, wodurch EZ-Wasser entsteht. Von diesem »Schüttelwasser« profitieren jedoch nicht nur die Mitochondrien, sondern *alle* Zellmembranen, da sie aus kleinen Fetttröpfchen bestehen, die in Wasser aufgelöst sind. Werden diese winzigen Fetttropfen bewegt und geschüttelt, kommt es zu einem piezoelektrischen Effekt, der Stoffen erlaubt, als Reaktion auf Stress eine elektrische Ladung zu erzeugen.[173, 174] Durch diesen elektrischen Effekt wird EZ-Wasser in den Zellen gebildet und sie können ihre Arbeit effizienter erledigen.

Jede Bewegung schüttelt das Wasser in den Zellen in einem gewissen Maß durch, aber Bewegungen mit starken Vibrationen funktionieren hier am besten. Um diesen Effekt zu meinem Vorteil nutzen zu können (und meine entzündungsbedingten Rettungsringe und Männerbrüste so klein wie möglich zu halten), verwende ich zwei Geräte, von denen das erste Bulletproof Vibe ist. Diese Vibrationsplatte lässt den gesamten Körper 30-mal pro Sekunde vibrieren – eine Frequenz, von der die NASA entdeckt hat, dass sie den Astronauten nach einem längeren Aufenthalt im All bei der Regeneration hilft. Die Bulletproof Vibe regt zudem den Lymphfluss im Körper an, und wenn die Gifte ausgeschieden werden, arbeiten die Mitochondrien und Ihr Kopf besser.

Durch ein paar Minuten Stehen auf einer Vibrationsplatte werden Sie stark durchgeschüttelt, ohne sich derart anstrengen zu müssen wie auf dem guten alten Minitrampolin. Aber auch das Springen auf dem Minitrampolin ist eine gute Methode, um den piezoelektrischen Effekt in den Zellmembranen auszulösen und den Abtransport von Giftstoffen, die Ihr Gehirn verlangsamen, durch das Lymphsystem zu fördern. Im Internet bekommen Sie ein gebrauchtes Minitrampolin schon ab 20 Euro.

Derselbe Effekt kann auch durch Seilspringen oder Hampelmann-Sprünge erzielt werden, wobei beides mehr Herz-Kreislauf-Fitness erfordert als das Hüpfen auf dem Minitrampolin. In Bezug auf das EZ-Wasser bedeuten mehr Sprünge bei weniger Anstrengung größeren Nutzen, bevor Sie erschöpft sind. Die mikroskopisch kleinen Veränderungen im Wasser in Ihren Zellen können Sie zwar nicht sehen, Sie werden aber bemerken, dass Ihr Hüftgold schnell auf magische Art und Weise zu schmelzen beginnt.

Das andere von mir verwendete technische Gerät ist der Atmospheric Cell Trainer (ACT), ein ziemlich großes Ding, das wie das Cockpit eines Kampfjets mit geschlossener Kuppel aussieht. Während man in dieser Kabine sitzt, verändert eine riesige Turbine den Luftdruck im Innenraum vom Druck am Mount Everest (auf einer Höhe von knapp 6700 Metern) hinunter auf Normalnull und wieder nach oben. Das Ganze passiert schnell, wodurch sämtliche Zellen im Körper sich gleichzeitig ausweiten und zusammenziehen und ein gewaltiger piezoelektrischer Effekt entsteht, der stärker ist als alles, was Sie durch Sport erreichen können. Es wird vermutet, dass diese Art des »Zelltrainings« auch die Anzahl der Stammzellen im Körper erhöht.

Damit Sie ein solches Gerät ausprobieren können, müssen Sie allerdings einen Luxusfitnessclub mit der nötigen Ausstattung finden. Sollte das nicht möglich sein, gibt es jedoch einen recht erschwinglichen Hack, den Sie stattdessen ausprobieren können. Die Veränderungen des atmosphärischen Drucks sind in Form von Schallwellen spürbar. Ich interessiere mich seit Langem für bei der Schallwellentherapie verwendete Geräte (die auf den Körper aufgesetzt werden) und bin beeindruckt von den Ergebnissen. Dieser Bereich des Biohacking ist leider noch nicht ausreichend wissenschaftlich validiert, aber sehr innovativ, weshalb es sich lohnt, ihn im Auge zu behalten.

Womöglich helfen die Vibrationen des Schalls dabei, das Wasser in den Zellen zu strukturieren. Da bin ich mir nicht sicher, habe aber dennoch eine Art Schallwellentherapiesystem in meiner Infrarotsauna eingebaut. Es besteht aus einem an der Sitzbank montierten Körperschallwandler, dank dem ich den Schall in meinen Knochen spüren kann, wenn ich entsprechende Schallwellentherapiemusik abspiele. Körperschallwandler bekommt man schon für unter 100 Euro, besser ist aber noch ein Vibrationsgenerator wie der SubPac, der an der Rückenlehne eines Stuhls befestigt, in einem Rucksack auf dem Rücken oder als Weste getragen werden kann und die Schallwellen direkt in den Körper überträgt.

Ich weiß, dass ich mich mit meiner Empfehlung der Schallwellentherapie weit aus dem Fenster lehne, denn es ist zwar bekannt, dass Vibrationen für mehr EZ-Wasser sorgen, aber es gibt keine konkreten Beweise dafür, dass die Schallwellentherapie EZ-Wasser in Ihre Zellen hineinbewegt. Allerdings habe ich gesehen, dass sie Menschen geholfen hat, und ich bin der Meinung, dass Sie über eine Nutzung dieses Hacks nachdenken sollten – insbesondere wenn Sie kein Minitrampolin haben. Während ich sitze und dieses Buch schreibe, arbeitet mein SubPac für mich!

Klebriges Wasser versus EZ-Wasser

Noch ist nicht abschließend erforscht, wie Wasser in unseren Zellen arbeitet. 2015 entdeckten Wissenschaftler in Deutschland, dass freie Radikale das Wasser in unseren Mitochondrien zähflüssig und klebrig machen und dass UV-Licht diese Wirkung rückgängig macht. Stellen Sie sich ein Boot vor, das versucht, sich in einem Gewässer fortzubewegen, das so dickflüssig wie Klebstoff ist. Vor genau dieser Herausforderung stehen die Mitochondrien, wenn das Wasser in den Zellen klebrig ist: Die Energieproduktion wird schwieriger und sie arbeiten weniger effizient.

Dieser Ansatz ist derart bahnbrechend, dass die an der Studie beteiligten Wissenschaftler sagten, sie erwarteten von ihrer Arbeit »weitreichende Auswirkungen auf alle Bereiche der Medizin«.[175] Das tue ich ebenfalls! Ihre Arbeit zeigt, wie wichtig es ist, dem Körper beim Erschaffen der richtigen Wasserstruktur zu helfen, um eine bessere Funktion der Mitochondrien zu gewährleisten. Dazu gehört, die Menge an freien Radikalen zu verringern, die die Mitochondrien produzieren, wenn der Körper ständig unter Entzündungen leidet. Freie Radikale sind quasi die schädlichen Abgase nicht rund laufender Mitochondrien und machen das Wasser in den Zellen klebrig, wodurch die Energieproduktion in den Zellen erschwert wird. Dadurch entstehen weitere freie Radikale, die wiederum die Energieproduktion verringern … und bald schon leiden Sie unter Brain Fog, Muskelschmerzen und einem Gehirn, das alles andere als getunt ist.

> Das Problem mit dem klebrigen Wasser kann durch eine Verringerung der freien Radikale und Entzündungen mithilfe von Laser- und Lichttherapie, bestimmten Nahrungs- und Ergänzungsmitteln gelöst werden. Die richtige Kombination kann transformierende Auswirkungen haben – so war es zumindest bei mir.

Melanin und Wasser

Neuere Forschungen haben ergeben, dass Bewegung und Licht sich auf eine Art und Weise auf das Gehirn auswirken, die man sich nie hätte ausmalen können. In Mexiko untersuchten Wissenschaftler Augenerkrankungen und versuchten herauszufinden, wie es dazu kommen kann, dass sich in einigen Teilen des Auges enorme Mengen an Sauerstoff befinden – und zwar mehr Sauerstoff, als theoretisch nur durch das Atmen aufgenommen werden kann. Irgendwann konzentrierten sie sich auf Melanin, das für die Färbung unserer Haut zuständige Pigment, das sich auch in den Augen und im Gehirn befindet. Die Forscher beobachteten, dass Melanin bei Kontakt mit Sonnenlicht oder mechanischen Schwingungen die Kraft besitzt, Wasser aufzubrechen und so Sauerstoff und Elektronen freizusetzen, die unsere Mitochondrien zur Energieproduktion verwenden können.[176] Diese Erkenntnisse sind so neu, dass die meisten Menschen noch nie davon gehört haben. Natürlich muss noch weiter daran geforscht werden, aber die Folgerungen daraus sind jetzt schon spannend!

Für die Mitochondrien ist Melanin also unglaublich wichtig – und woher bekommen wir es? Unser Körper stellt es selbst her, indem er Polyphenole miteinander verbindet! Je mehr Polyphenole Sie also essen, desto mehr Melanin produzieren Sie und desto mehr Sauerstoff und Elektronen stehen Ihren Mitochondrien zur Verfügung. Vorausgesetzt, Sie nehmen ausreichend Sonnenlicht auf und schütteln das Wasser in Ihren Zellen mit Bewegung durch.

Beim Thema Polyphenole komme ich *natürlich* wieder auf die ultimative Polyphenolquelle (zumindest in der westlichen Ernährung) zu sprechen: Kaffee. Neben Polyphenolen enthält Kaffee auch Melanin und ähnliche Verbindungen, die Melanoidine genannt werden. Die neuen wissenschaftlichen Erkenntnisse zu EZ-Wasser und Melanin können vielleicht etwas erklären, was mich schon seit Jahren beschäftigt: Wird Wasser geschüttelt oder verquirlt, bildet sich EZ-Wasser. Noch leichter bildet es sich bei Vorhandensein kleiner Fetttröpfchen, denn Fett unterstützt die Entstehung des piezoelektrischen Effekts. Also könnte im Bulletproof Coffee noch mehr stecken, als mir bewusst war.

Als ich das Rezept entwickelte, konnte ich nicht erklären, warum es so wichtig war, den Kaffee mit der Butter und dem Brain-Octane-Öl wirklich mit dem Mixer zu vermischen und nicht alles nur mit dem Löffel kräftig unterzurühren. Ich konnte auch nicht erklären, warum diese Mischung mit Kaffee oder mit anderen, weniger koffeinhaltigen dunklen Getränken, wie etwa Kakao oder mit echten Vanilleschoten, so gut funktionierte, nicht aber mit helleren Getränken. Und letztlich konnte ich ebenso wenig erklären, warum es nicht dieselbe Wirkung hat, eine Tasse schwarzen Kaffee zu trinken und dazu ein Stück Butter mit einem Schuss Brain-Octane-Öl dazu zu essen. Glaubt man den Forschern, die sich mit Melanin und EZ-Wasser beschäftigen (und das tue ich!), könnte des Rätsels Lösung womöglich sein, dass EZ-Wasser durch das Vermischen von Fett und Wasser im Mixer auf *mechanische Weise* hergestellt wird. Das Vermischen des EZ-Wassers mit den im Kaffee enthaltenen Polyphenolen, dem Melanin und den Melanoidinen[177] könnte sich derart unmittelbar auf den Kaffee auswirken, dass freier Sauerstoff und Elektronen schon vor dem Trinken produziert werden.

In Tibet fiel mir auf, dass die eher ärmlichen Nomaden, die mit all ihren Habseligkeiten auf dem Rücken ihrer Yaks festgezurrt durch die Gegend wanderten, zur Zubereitung ihres Yakbuttertees Mixer besaßen (die mit dem Strom aus Autobatterien betrieben wurden). Für mich war das unverständlich, bis mir klar wurde, dass ebendieses Mixen entscheidend dafür ist, dass der Tee wirkt!

Während ich diese Zeilen schreibe, diskutiere ich mit Dr. Gerald Pollack darüber, ob diese Wirkung messbar sein kann, um die Hypothese zu untermauern. Egal, ob sie stimmt oder nicht – es muss einen Grund dafür geben, weshalb es nicht dieselben Auswirkungen auf das Gehirn hat, eine Tasse schwarzen Kaffee zu trinken und ein Stück Butter mit Brain-Octane-Öl zu essen, wie diese Zutaten mit dem Mixer zu vermischen. Ich bin der Ansicht, dass der Grund hierfür in unseren Mitochondrien liegt, wie so viele andere Antworten auch.

Nun wissen Sie über alle Hebel und Schalter Bescheid, die Sie bewegen und drücken müssen, um Ihre Hirnleistung maximal zu steigern – und nun ist es an der Zeit, genau das zu tun! Das Hirntuning-Programm erklärt Ihnen nicht nur, wie Sie die Mitochondrien in Ihrem Gehirn durch Ernährung mit Treibstoff versorgen, wie Sie Umweltgifte loswerden, die Ihre Energie blockieren, die Lichtaufnahme steigern und Ihre Atmung, Ihre Workouts und Ihren Schlaf verbessern können, sondern es hilft Ihnen auch dabei, alle Aspekte so umzusetzen, dass Sie in kürzester Zeit den größtmöglichen Nutzen daraus ziehen können. Die kommenden zwei Wochen werden Ihr Leben verändern. Sind Sie bereit dafür? Dann legen wir los!

Hirntuning-Fakten: Denken Sie immer an die folgenden drei Dinge!

- Beim Schlaf entscheidet die Qualität, nicht die Quantität.
- Meditieren verändert Ihr Gehirn auf struktureller Ebene, und zwar zum Besseren.
- Zwischen intensiven Sporteinheiten benötigen Sie viel Zeit zur Regeneration, mindestens ein paar Tage.

Vorsprung durch Hirntuning:
Tun Sie diese drei Dinge sofort!

- Springen Sie Trampolin oder machen Sie den Hampelmann, um das Wasser in Ihren Zellen durchzuschütteln und mehr EZ-Wasser zu bilden.
- Schlafen Sie heute Nacht etwas länger, damit Ihr Gehirn die Möglichkeit bekommt, neue Wege zwischen den Nervenzellen zu bilden und neue Erinnerungen zu festigen. Bald lernen Sie zudem, wie Sie Ihre Schlafqualität verbessern können.
- Atmen Sie 5 Sekunden ein, halten den Atem 5 Sekunden an, atmen Sie dann 5 Sekunden aus und halten Sie den Atem wieder 5 Sekunden an. Führen Sie diese Atmung fünfmal durch.

TEIL III

DAS ZWEIWÖCHIGE HIRNTUNING-PROGRAMM

Sie wissen nun mittlerweile, wie viel Kontrolle Sie über Ihre Mitochondrien und somit über die Energie in Ihrem Gehirn haben – und das ist eine spannende Sache. Viele der sie beeinflussenden Faktoren aus den Bereichen Umwelt, Ernährung und Lebensweise liegen völlig in Ihrer Hand, beispielsweise Lichtaufnahme, Atmung, Temperatur, Bewegung, Schlafgewohnheiten und Ernährung. Jeden Tag beeinflussen Sie mit Tausenden von Dingen, die Sie tun oder lassen, die Art der Energiegewinnung in Ihrem Gehirn. Wenn Sie in Zukunft nur ein paar dieser Dinge besser machen, führt das zu kraftvollen Veränderungen.

Aber schon Ben, der Onkel von Spider-Man, pflegte zu sagen: »Aus großer Macht folgt große Verantwortung.« Das heißt, ebenso wie Sie sich für Dinge entscheiden können, die Ihre Mitochondrien ankurbeln, können Sie auch Dinge zu tun, die Ihre Energieproduktion verlangsamen und Sie müde, vergesslich, unkonzentriert und launisch machen. Womöglich tun Sie einiges davon sogar bereits, ohne sich dessen bewusst zu sein. Entscheiden Sie sich dafür, diese Dinge weiterhin zu tun, hält Sie das davon ab, Ihr volles menschliches Potenzial zu erreichen und Ihrer Gesellschaft, Ihrer Familie und unserer Welt so viel zu geben, wie Sie eigentlich könnten. Treffen Sie jedoch die Entscheidung, Ihre Energie maximal zu steigern, und hören mit Dingen auf, die Sie bremsen, steht Ihnen endlich all die Kraft zur Verfügung, um Sie selbst zu sein. Zu wissen, dass man das Beste aus seiner Zeit auf dieser Erde herausholt und so viel wie möglich zu den Dingen beitragen kann, die einem am Herzen liegen, fühlt sich einfach unglaublich an – auf physischer, emotionaler und geistiger Ebene. Und Sie können sich darauf freuen, dass genau das in den kommenden zwei Wochen passiert.

Während des zweiwöchigen Hirntuning-Programms essen Sie, um Ihre Mitochondrien mit Treibstoff zu versorgen, und beginnen damit, neue Gewohnheiten zu etablieren, die starke Auswirkungen auf Ihr tägliches Wohlbefinden und Ihre Leistungsfähigkeit haben werden. Sobald Ihr Gehirn sein volles Potenzial erreicht hat, liegt es an Ihnen zu entscheiden, was Sie mit all dieser mentalen Energie und Kraft anfangen wollen. Ich bin mir sicher, dass Sie kluge Entscheidungen treffen werden!

ESSEN ALS TREIBSTOFF FÜR DAS GEHIRN

In den kommenden zwei Wochen werden Sie Nahrungsmittel zu sich nehmen, die zu den gesündesten der Welt gehören und die Ihre Gehirnleistung am besten fördern. Ihren Körper können Sie dabei in einen Zustand versetzen, in dem er selbst Ketone produziert und so Ihre Mitochondrien auf Vollgas schaltet. Üblicherweise muss man sich dafür mindestens vier Tage lang an eine nahezu kohlenhydratfreie Ernährungsweise halten, aber die hier vorgestellten Rezepte ermöglichen es Ihnen, die Ketose stattdessen mit Brain-Octane-Öl zu erreichen. Sie wissen ja bereits, dass Brain-Octane-Öl eine durch Destillation erreichte konzentrierte Form von 5 bis 6 Prozent der Inhaltsstoffe von Kokosöl und somit eine noch stärkere Energiequelle ist. Würde man Kokosöl mit einem eher wenig Alkohol enthaltenen Bier gleichsetzen, wäre Brain-Octane-Öl quasi so stark wie Wodka. Brain-Octane-Öl ist eine Ketonquelle, dank derer Sie Ihrem

Körper Ketone von außen zuführen können, statt sie selbst produzieren zu müssen.

Sollten Sie kein Brain-Octane-Öl verwenden wollen, können Sie sich an einen üblichen Diätplan mit viel Fett und wenig Kohlenhydraten halten, indem Sie bei den folgenden Rezepten die Kohlenhydrate weglassen und den Proteingehalt halbieren. Für die volle Wirkung sollten sich fast die ganze Zeit über wenigstens ein paar Ketone in Ihrem Blut befinden. Für die Messung der Ketone im Urin gibt es entsprechende Teststreifen, die sich leicht rosa einfärben sollten; bei einer Blutmessung sollte der Wert täglich bei 0,5 liegen.

Durch den Verzicht auf Kohlenhydrate kann jeder für eine gewisse Zeit in die Ketose gelangen. Da es aber schwierig ist, sie langfristig durchzuhalten, habe ich das Brain-Octane-Öl entwickelt, das die Ketose auch beim Vorhandensein von Kohlenhydraten verstärkt. In allen Rezepten des Hirntuning-Programms werden jedoch bestimmte Zutaten verwendet, die Ihre Ketonwerte stärker ansteigen lassen als normales Essen. Das ist allein mit Kokosöl nicht machbar, aber Sie können es gern zusätzlich zu dem in den Rezepten angegebenen Öl verwenden (wenn Sie mögen).

Kombinieren Sie die Rezeptvorschläge für Ihren täglichen Speiseplan gerne so, dass sie in Ihren Alltag passen. Suchen Sie sich einfach eine Mahlzeit aus jeder Kategorie aus: Frühstück, Mittagessen, Abendessen und ein optionaler Nachtisch sowie eine Zwischenmahlzeit. Kalorien oder Fettgramm müssen Sie nicht zählen und sich auch keine großen Gedanken darüber machen, ob Sie womöglich zu viel essen – hören Sie einfach auf Ihren Körper. Sind Sie noch hungrig, essen Sie mehr, sind Sie satt, hören Sie auf. Betrachten Sie es lieber so: Kalorien sind ein Energiemaß, und wenn Ihr Körper und Ihr Gehirn volle Leistung bringen sollen, dann brauchen sie jede Menge Kalorien. Die folgenden Rezepte enthalten viel gesunde Fette, um Ihr Gehirn mit Energie zu versorgen und Sie zu sättigen.

Folgendes sollten Sie noch beachten: Wenn Sie an eine stark zuckerhaltige Ernährung oder eine mit vielen verarbeiteten Nahrungsmitteln gewöhnt sind, kann es anfangs zu einem kurzen Gefühl des Entzugs kommen, wenn

Sie diese Nahrungsmittel weglassen und stattdessen nährstoffreiche, vollwertige Kost zu sich nehmen. Geraten Sie nicht in Panik, wenn Sie sich zu Beginn des Programms ein paar Tage lang erschöpft fühlen: Ihr Körper muss sich nur daran gewöhnen, dass er die Stoffe, von denen er abhängig geworden ist, nicht mehr bekommt. Ich versichere Ihnen, dass es schnell vorbeigeht und Sie anschließend einen stärkeren Körper und einen klareren Geist haben werden. Zum Glück gibt es auch Nahrungsergänzungsmittel gegen die Erschöpfungssymptome, die Ihre Mitochondrien besser arbeiten lassen.

Ein wichtiger Hinweis für alle, die sich bislang an eine fettarme Ernährung gehalten haben, ist auch, dass es etwas dauern kann, bis sich der Körper an die energiedichten Fette des Hirntuning-Plans gewöhnt hat, insbesondere das wirkungsstarke Brain-Octane-Öl. Verwenden Sie statt dieses Öls seinen weniger starken Verwandten, das gewöhnliche MCT-Öl, erhalten Sie nicht so viel Ketone und erhöhen dafür die Wahrscheinlichkeit für Durchfall. Deshalb sollten Sie von Anfang an vorsichtig in Bezug auf die Mengen vorgehen. Die in den Rezepten angegebenen Mengen von Brain-Octane-Öl sind als allgemeine Richtwerte für Anfänger gedacht, denn zu Hause verwende ich persönlich viel mehr. Beginnen Sie langsam, achten Sie darauf, wie Ihr Körper reagiert, und arbeiten Sie sich dann langsam vor.

Vor dem Beginn des Programms empfehle ich Ihnen eine oder zwei ausgedehnte Einkaufstouren, um hochwertige Zutaten zu besorgen. Großartiges Obst und Gemüse und tierische Produkte aus Weidehaltung finden Sie am besten auf Wochenmärkten oder im nächstgelegenen Hofladen. Ist das bei Ihnen nicht möglich, wählen Sie im Supermarkt möglichst regionale Bioprodukte – bio sollte es immer sein, auch wenn es in den Rezepten nicht mehr explizit angegeben ist – und Fleisch von Tieren aus Weidehaltung. Ich selbst kaufe tatsächlich viel Gemüse online, da es dort häufig einfacher ist, das zu finden, was ich suche. Am wichtigsten sind jedoch die Kriterien »regional« und »bio«, um den Mitochondrien nicht so viele Gifte zuzuführen.

Die folgende Liste hilft Ihnen beim Einkauf für die nächsten zwei Wochen.

Proteine

- Gelatine (Bulletproof CollaGelatin enthält doppelt so viel Proteine wie normale Gelatine)
- Eier aus biologisch-dynamischer Haltung
- Frühstücksspeck, aus Weidehaltung (keine Kompromisse bei der Qualität!)

- Hackfleisch von Rind, Schwein, Lamm und Bison, aus Weidehaltung
- Lammkeule oder Lamm-schulter, aus Weidehaltung
- Alaska-Wildlachs oder Rotlachs (Sockeye-Wildlachs), kalt geräuchert
- Jakobsmuscheln, aus Wildfang
- Wildlachsfilets

Fette

- Avocados
- Brain-Octane-Öl
- Coconut Cream (falls nicht erhältlich, Kokosmilch verwenden und die Menge anpassen, denn Kokosmilch

  ist flüssiger als Coconut Cream)
- Ghee aus Weidebutter
- Kokosmilch, vollfett, BPA-frei und ohne Guarkernmehl
- Weidebutter

Gewürze und Kräuter

- Basilikum
- Cayennepfeffer
- Fenchelsamen
- frischer Ingwer

- Koriander
- Koriandersamen
- Kreuzkümmel (Cumin)
- Kurkuma

- Meersalz (oder vorzugsweise Himalayasalz)
- Oregano
- Pfefferminze
- Rosmarin
- Salbei
- Schalotten
- Thai-Basilikum
- Vanilleextrakt (Bulletproof VanillaMax wird im Labor untersucht und enthält keine Schimmelpilze)
- Xylit (aus Hartholz hergestellt) oder Stevia

Gemüse

- Blumenkohl
- Brokkoli
- Eisbergsalat
- Gurken
- Möhren
- rote Paprikaschote
- Porree
- Rosenkohl
- Römersalat
- grüner Spargel
- Stangensellerie
- Thai-Chilis
- Tomaten
- Zitronengras
- Zucchini

Obst

- Brombeeren
- Heidelbeeren (tiefgekühlt oder frisch, hochwertige Biobeeren, um das Schimmelrisiko zu minimieren)
- Himbeeren
- Kokosraspel
- Limetten
- Zitronen

Nüsse

- Mandelmus
- Pistazien

- Pistazienmus

Sonstiges

- Apfelessig
- Upgraded Bulletproof Coffee (andere hochwertige Kaffeebohnen haben möglicherweise nicht dieselbe Wirkung – bio reicht nicht, weil auch Biobohnen Schimmel enthalten können. Wählen Sie besser nass aufbereiteten Hochlandkaffee aus Mittelamerika von nur einer Plantage, um das Schimmelrisiko zu minimieren)

- glutenfreies, getreidefreies Brot oder Cracker
- Kollagenpulver (Hydrolysat), von Rindern aus Weidehaltung (oder Upgraded Collagen)
- Kakaopulver (auch hier gibt es eines von Bulletproof, das im Labor untersucht wird)
- Matcha-Pulver
- weißer Reis

FRÜHSTÜCK

Wählen Sie während des Hirntuning-Programms täglich jeweils einen der folgenden Frühstücksvorschläge.

Bulletproof Coffee mit Kollagen

1 BIS 2 TASSEN KAFFEE

Wer sagt, ein Frühstück müsse feste Nahrung enthalten, um den ganzen Tag über gleichmäßig Energie zu liefern und den Geist zu schärfen? Dieses flüssige Frühstück sorgt dafür, dass Ihr Motor und Ihre grauen Zellen bis zum Mittag rund laufen, und lässt Ihre Ketone ansteigen, sodass Sie pro Molekül 147 Elektronen genießen können statt der mageren 36 Elektronen aus Ihrem alten Frühstückssmoothie. Dieses Frühstück hat wirklich nur Vorteile!

ZUTATEN

1–2 Tassen aufgebrühter Upgraded Bulletproof Coffee

15–30 g ungesalzene Weidebutter

1–2 EL Brain-Octane-Öl

1 EL oder mehr Kollagenpulver

Stevia oder Xylit (optional)

1. Den Kaffee mit einem Metallfilter oder einer Pressstempelkanne aufbrühen. Einen ausreichend großen Mixbehälter mit heißem Wasser füllen, einige Minuten stehen lassen und das Wasser wegschütten, bevor der Kaffee eingefüllt wird.
2. Den Kaffee in den vorgewärmten Behälter gießen. Butter, Öl und Kollagenpulver dazugeben. Mindestens 20 Sekunden mixen – so lange, bis sich

oben eine Schaumschicht bildet. Gegebenenfalls nach Geschmack mit Stevia oder Xylit süßen.

3. Sollten Sie bereits wenige Stunden später müde sein oder Heißhunger auf etwas Süßes haben, liegt das wahrscheinlich an Schimmel in Ihrem Kaffee. Probieren Sie dann einmal die Bulletproof-Bohnen aus oder suchen Sie mithilfe der genannten Tipps (siehe Kapitel 6) nach Kaffeebohnen, die mit hoher Wahrscheinlichkeit schimmelfrei sind.

Pochierte Eier mit Speck und Avocado

1 PORTION

Dieses Frühstück ist recht schnell und einfach zubereitet und eignet sich für jeden Wochentag. Durch das Brain-Octane-Öl erhalten die Mitochondrien Ketone, und Avocado, Frühstücksspeck und Eier sorgen für jede Menge gesunder Fette für die Zellmembranen und das Myelin. Dank der Fette sind Sie bis zum Mittagessen gesättigt und können sich konzentrieren, während die Eier Ihrem Körper bei der Produktion des wichtigen Neurotransmitters Acetylcholin helfen, damit Sie nachts gut schlafen können und morgens ausgeruht und voller Freude auf einen weiteren leistungsfähigen Tag aufwachen.

ZUTATEN
2–3 Streifen Frühstücksspeck
1–2 Eier
2 EL Apfelessig
½ Hass-Avocado
1 EL Brain-Octane-Öl
Himalayasalz und frische Kräuter nach Geschmack

1. Den Backofen auf 160 °C Ober-/Unterhitze vorheizen.
2. Den Speck in einer ofenfesten Pfanne oder auf einem Backblech ca. 10 Minuten backen, dabei einmal wenden. Das köstliche Speckfett aufbewahren. (Möchten Sie den Speck lieber in der Pfanne auf dem Herd anbraten, dann ganz langsam bei geringer Hitze, damit das Speckfett durch zu starke Hitze nicht beschädigt wird!)
3. Wasser und Apfelessig in einen Topf geben und die Eier pochieren. (Tipp: Rühren Sie das simmernde Wasser kräftig um, sodass ein Strudel entsteht, bevor Sie die Eier hineingegeben. So bleiben die Eier in der Mitte des Topfs.)
4. Die Avocado der Länge nach halbieren und in dünne Halbmonde schneiden, in einem Bogen auf einem Teller anrichten und den Speck leicht überlappend dazulegen. Zuletzt die pochierten Eier anrichten – wie eine Sonne, die morgens den Horizont erobert.
5. 1 EL des Speckfetts mit dem Brain-Octane-Öl vermischen und diesen Energiesud darüberträufeln. (Übrig gebliebenes Speckfett für die Verwendung bei anderen Gerichten im Kühlschrank aufbewahren.) Mit Salz und frischen Kräutern garnieren und mit einer Portion Polyphenole aus schwarzem Kaffee, grünem Tee oder heißer Schokolade ohne Zucker servieren. Das nenne ich einen guten Start in den Tag!

Räucherlachsrührei mit Brokkoli

2–3 PORTIONEN

Dieses Frühstück steckt voller gesunder Fette – dank des Lachses insbesondere Omega-3-Fette. Der Lachs unterstützt außerdem die Produktion von Acetylcholin, GABA, Dopamin und Serotonin und die Eier kurbeln die Acetylcholinproduktion noch zusätzlich an. Der Brokkoli macht das Frühstück zur Polyphenolquelle und die spritzige Zitrone sorgt für einen frischen Start in einen hochleistungsfähigen Tag.

ZUTATEN
1 Brokkoli
Saft einer Zitrone
2 EL Brain-Octane-Öl
6 Eier
1 EL Ghee oder Kokosöl
Meersalz
etwas Dill (optional)
4 Scheiben geräucherter Wildlachs (am besten Alaska-
   Wildlachs oder Sockeye-Wildlachs)

1. Brokkoli in Röschen vom Kopf schneiden. Die harte äußere Schicht des Strunks mit einem Gemüseschäler abschälen. Den Strunk mit einem Hobel oder dem Gemüseschäler der Länge nach in dünne Scheiben schneiden (es macht nichts, wenn sie sich kräuseln), wie Bandnudeln aus Brokkoli. Die Röschen jeweils halbieren. Brokkoliröschen und -scheiben in einen Dämpfeinsatz geben und in einem Topf mit wenig Wasser so lange dämpfen, bis das Gemüse eine leuchtend grüne Farbe bekommt. Brokkoli aus dem Dämpfeinsatz nehmen und in einem Seiher mit kaltem Wasser abschrecken, damit er bissfest bleibt. Brokkolischeiben als Unterlage für die Eier in die Mitte eines Tellers legen, die Röschen an der Seite anrichten.

2. Zitronensaft und Brain-Octane-Öl in einer kleinen Schüssel verrühren und beiseitestellen.

3. Eine Edelstahl- oder gusseiserne Pfanne bei mittlerer Hitze erwärmen und das Ghee dazugeben. Eier in einer Schüssel aufschlagen, kurz miteinander verrühren, mit Salz und Dill würzen und in die Pfanne geben. Unter ständigem Rühren so lange garen, bis der gewünschte Garpunkt erreicht ist.

4. Rührei auf den Brokkolischeiben anrichten und mit den Lachsscheiben garnieren. Zitronen-Öl-Vinaigrette darüberträufeln.

5. Zur Abwechslung können Sie den Brokkoli auch durch gedämpften grünen Spargel ersetzen.

Falscher Heidelbeerkäsekuchen

4 PORTIONEN

Ist ein Nachtisch so gut für das Gehirn wie dieser hier, kann man ihn schon zum Frühstück essen! Für die Italiener oder die begeisterten Hobbyköche unter Ihnen: Man könnte das Ganze auch als *Panna cotta* bezeichnen. Ich finde, dieses Frühstück ist so cremig und reichhaltig wie Käsekuchen, allerdings ohne den normalerweise enthaltenen ernährungstechnischen Albtraum. Die Heidelbeeren liefern dem Gehirn anregende Polyphenole, und Avocado, Butter, Kokosmilch und Brain-Octane-Öl sorgen für jede Menge gesundes Fett. Natürlich können Sie dieses Gericht auch als Dessert essen!

ZUTATEN
155 g frische oder tiefgekühlte Heidelbeeren

960 ml Kokosmilch

bis zu 4 EL Xylit oder Stevia

2 EL Bulletproof CollaGelatin oder 1 EL Gelatine

2 TL Vanilleextrakt

55 g ungesalzene Weidebutter

1 EL Brain-Octane-Öl

240 g Kokosraspel

½ Hass-Avocado (optional)

1. Heidelbeeren in eine tiefe Auflaufform geben. 240 ml Kokosmilch mit Xylit oder Stevia und der Gelatine in einem kleinen Topf bei mittlerer Hitze erwärmen, bis sich die Gelatine aufgelöst hat.
2. Die restliche Kokosmilch mit Vanilleextrakt, Butter und Öl in einen Mixer geben. Gut durchmixen und dann die warme Kokosmilch-Gelatine-Mischung sowie die Kokosraspel dazugeben. Das Ganze mit der Pulse-Funktion gut durchmixen. Falls verwendet, nun die Avocado dazugeben und

weiter mit der Pulse-Funktion mixen. Die Masse über die Heidelbeeren gießen und die Auflaufform etwa 1 Stunde in den Kühlschrank stellen. Vor dem Servieren mit weiteren Heidelbeeren garnieren.

3. Soll es schneller gehen, die Masse 15 Minuten in den Gefrierschrank stellen, damit die geleeartige Konsistenz erreicht wird, und statt der frischen oder aufgetauten Beeren tiefgekühlte nehmen.

4. Dieses Rezept kann für die nächste Party oder als gesunde Zwischenmahlzeit für Kinder leicht abgewandelt werden: Ein paar Heidelbeeren in kleine Schalen oder Pappbecher geben, die Kokosmilchmasse hineinfüllen und in den Kühlschrank stellen. Das sind die gesündesten und köstlichsten »Gelatinebomben«, die ich kenne!

MITTAGESSEN

Wählen Sie zum Mittagessen täglich einen der folgenden Rezeptvorschläge aus.

Ofenfrikadellen aus Weiderind oder -schwein mit geröstetem Gemüse

4 PORTIONEN

Stellen Sie sich vor, Sie wären eine Königin oder ein König im Mittelalter und bekämen köstlichen Wildschweinbraten und Biogemüse vorgesetzt, das über dem offenen Feuer gegrillt wurde ... (Die Menschen im Mittelalter hatten *ausschließlich* Biogemüse!) Das nachzustellen ist zwar etwas schwierig, aber diese gehirnanregende Mahlzeit riecht genauso gut und ist viel einfacher zuzubereiten. Das Rind- beziehungsweise Schweinefleisch unterstützt den Körper bei der Produktion von Acetylcholin und das Gemüse liefert reichlich Polyphenole. Garen Sie die Zutaten langsam und bei geringer Hitze, damit keine Giftstoffe entstehen. Beim Ergebnis wird Ihnen das Wasser im Munde zusammenlaufen!

ZUTATEN
340 g Tomaten
2 mittelgroße Stangen Lauch, in 0,5 cm dicke Ringe geschnitten
500 g grüner Spargel
Ghee
1 kg Schweine- oder Rinderhackfleisch
½ TL Fenchelsamen
½ rote Paprikaschote, fein gewürfelt

1 TL Salbei

1 ½ TL Meersalz, eventuell mehr nach Bedarf

1–4 EL Brain-Octane-Öl

1. Den Backofen auf 175 °C Ober-/Unterhitze vorheizen.
2. Tomaten in grobe Stücke schneiden und das untere Ende des Spargels abschneiden. Einen Bräter mit Ghee fetten, Tomaten, Spargel und Lauch hineingeben, noch mehr Ghee daraufgeben und 20 Minuten im Ofen garen. Während das Gemüse geröstet wird, das Hackfleisch mit Fenchelsamen, Paprika, Salbei und Salz mischen, dann zu Frikadellen formen. Einen weiteren Bräter mit Ghee einfetten.
3. Die Temperatur des Backofens nach 20 Minuten auf 160 °C Ober-/Unterhitze verringern und das Gemüse im Ofen lassen. Die Frikadellen ebenfalls in den Backofen geben und 35–45 Minuten garen (abhängig davon, wie dick sie sind).
4. Das Fleisch so lange garen, bis es durch ist. Das Gemüse aus dem Backofen nehmen, wenn es außen goldbraun wird. (Vertrauen Sie Ihrer Nase, geröstetes Gemüse ist perfekt, wenn es köstlich riecht.) Nach Geschmack mit Salz würzen. Kurz vor dem Servieren alles mit Brain-Octane-Öl beträufeln – das gibt zusätzlichen Geschmack und Ketone.
5. Zur Abwechslung können zwei der oben genannten Gemüsesorten durch frischen Fenchel und Rosenkohl ersetzt werden.

Lamm-Burger mit Gurken-Guacamole

4–6 PORTIONEN

Dieses dekadente Gericht steckt voller gesunder Fette, Polyphenole und dank der Gurke in der Guacamole sogar voller EZ-Wasser. Das Lammfleisch unterstützt den Körper bei der Produktion von Acetylcholin, GABA und Serotonin, das Brain-Octane-Öl macht die Guacamole besonders cremig und sorgt für ein großartiges Mundgefühl, tollen Geschmack und die heiß begehrten Ketone. Nach dieser Mahlzeit sind Sie gesättigt, ruhig und voller Konzentration. Wer hätte gedacht, dass ein Burger beim Hirntuning helfen kann?

FÜR DEN BURGER

1 Eisbergsalat
3 große Karotten
2–3 gelbe oder grüne Zucchini
2 TL getrockneter Oregano
1 TL getrockneter Rosmarin
2 TL Kurkuma
Meersalz
1 kg Lammhackfleisch
Ghee
60 g Brokkolisprossen

FÜR DIE BULLETPROOF-GUACAMOLE

4 reife Hass-Avocados, entkernt und ohne Schale
2–4 EL Brain-Octane-Öl
2 TL Meersalz
1–3 TL Apfelessig oder Zitronensaft
1 Prise Ascorbinsäure (sorgt dafür, dass die Avocados lange grün bleiben)
½ Gurke oder eine ganze Snack-Gurke, geschält
30 g gehackter frischer Koriander oder andere Kräuter nach Geschmack

1. Die Blätter vorsichtig vom Eisbergsalat lösen, um daraus das obere und untere »Burgerbrötchen« zu machen. Die Karotten mit einem Spiralschäler in dünne Julienne-Streifen schneiden oder mit einer Reibe in dünne Stifte reiben. Zucchini in dicke Stifte schneiden und in einen Dämpfeinsatz geben. Die Zucchinistifte aber erst dämpfen, wenn die Burger fast fertig sind.

2. *Für die Burger:* Oregano, Rosmarin, Kurkuma und Salz in einer großen Schüssel mit dem Lammhackfleisch vermischen und aus der Masse acht Burgerpatties formen. Die Patties in einer mit Ghee gefetteten gusseisernen Pfanne bei mittlerer Hitze etwa 4 Minuten pro Seite braten. (Durch das Vermeiden starker Hitze wird das Lammfleisch beim Garen geschont. Ziel ist es, das Hack durchzugaren, ohne dass es verbrennt oder karamellisiert und HAA und AGEs entstehen, die Ihre Mitochondrien schädigen.) Den Bratensaft aufbewahren.

3. Die Zucchinistifte bissfest dämpfen. Aufgepasst, denn das geht ziemlich schnell!

4. *Für die Guacamole:* Avocado, Öl, Salz, Essig, Ascorbinsäure und Gurke in den Behälter einer Küchenmaschine oder in einen Hochleistungsmixer geben und so lange mixen, bis die Masse cremig ist. Koriander oder andere Kräuter unterheben (20 Prozent der Menschen finden, dass Koriander nach Seife schmeckt – das ist genetisch veranlagt).

5. Die Burgerpatties auf den Salatblättern platzieren und mit reichlich Guacamole bestreichen. Darauf die Brokkolisprossen, Karottenspiralen und ein weiteres Salatblatt legen. Die Zucchinistifte auf den Tellern anrichten und den Bratensaft aus der Pfanne darüberträufeln, denn er enthält reichlich gutes Fett für das Gehirn.

Matcha-Bowl »Green Mind, Clear Mind«

1 PORTION

Dieses außergewöhnliche Gericht eignet sich besonders für Tage, an denen Sie wenig Zeit zum Kochen haben oder vom Hirntuning-Frühstück noch satt sind, aber einen schnellen Schub Hirnenergie für den Rest des Tages benötigen. Es enthält reichlich Polyphenole und mehr Kollagen als Knochenbrühe!

ZUTATEN

1 reife Hass-Avocado

1 Snack-Gurke oder ½ Salatgurke, geschält

120 ml Coconut Cream (oder etwas weniger Kokosmilch)

1 TL Matcha-Pulver

5 Blätter Minze

2 EL Kollagenpulver (oder Bulletproof Collagen)

Stevia

30 g Pistazien (oder so viel, wie Sie mögen!)

Kokosraspel

1 Handvoll Minzestängel zum Garnieren

1. Avocado, Gurke, Coconut Cream, Matcha-Pulver, Öl und Minzeblätter in den Mixer geben und gut durchmixen. Dann das Kollagenpulver dazugeben und es nur kurz untermixen. (Zu viel Mixen kann das Kollagen schädigen.) Nach Geschmack Stevia unterrühren.

2. Die Masse in eine Schüssel geben. Pistazien und Kokosraspel darüberstreuen. Verwenden Sie so viel Pistazien, wie Sie mögen, solange sie nicht alt oder verfärbt sind (das Risiko einer Schimmelbildung ist bei Pistazien hoch), denn sie sind eine tolle Polyphenolquelle. Mit den Minzestängeln garnieren und mit einem Teelöffel essen, um den Genuss zu verlängern – Konsistenz, Farbe und Geschmack sind einfach fantastisch. Indem Sie beim Essen auf den spürbaren und gleichmäßigen Anstieg Ihrer Energie achten, machen Sie die Mahlzeit gleichzeitig zu einer Achtsamkeitsübung.

ABENDESSEN

Wählen Sie täglich eines der folgenden Gerichte aus.

Gegrillter Wildlachs mit Koriander und Zitrone an frischen Brombeeren und »Brain Rice«

4 PORTIONEN

Dieses Gericht sorgt wie kaum ein anderes für eine Steigerung der Leistungsfähigkeit des Gehirns. Der Lachs liefert Omega-3-Fette, die Beeren Polyphenole und der kohlenhydratarm zubereitete Reis gerade genug Kohlenhydrate, um Sie die ganze Nacht mit Energie zu versorgen, damit Ihr Gehirn seine Reinigung durchführen kann. Außerdem unterstützt der Lachs die Produktion von Acetylcholin, GABA, Dopamin und Serotonin und liefert DHA und EPA. Als wäre das nicht genug, schmeckt dieses Gericht auch noch köstlich!

FÜR DEN LACHS
2 EL hochwertiges Olivenöl

Saft einer Limette

1 EL Brain-Octane-Öl

2 EL gehackter Koriander

Meersalz

4 Wildlachsfilets mit Haut (jedes etwa 230 g schwer), die Haut leicht
   eingeritzt, oder 2 große, zusammen etwa 900 g schwere Filets

FÜR DEN BRAIN RICE

390–580 g ungekochter weißer Reis

1–2 EL Brain-Octane-Öl

60 g ungesalzene Weidebutter oder Ghee

1 Brokkoli, die Röschen der Länge nach geviertelt

1 Handvoll frischer, gehackter Basilikum (erst direkt vor der Verwendung hacken!)

1 Handvoll Pistazien (oder so viel Sie mögen)

145 g frische Brombeeren

Meersalz

1 Zitrone, geviertelt

1. *Für den Lachs:* Den Grill oder eine Grillpfanne bei mittlerer Hitze erwärmen. Olivenöl, Limettensaft, Brain-Octane-Öl und Koriander miteinander vermischen, nach Geschmack mit Meersalz würzen und den Lachs mit der Mischung einreiben. Die Hitze des Grills oder Herds auf mittlere bis geringe Stufe reduzieren, damit die Haut des Lachses nicht verbrennt. Den Lachs mit der Haut nach unten auf den Grill oder in die Grillpfanne geben und 6–12 Minuten grillen, bis der Fisch glasig gegart ist (hängt von der Dicke des Filetstücks ab).

2. *Für den Brain Rice:* Den Reis im Dampfgarer zubereiten, aber gleich zu Beginn das Brain-Octane-Öl dazugeben. Es liefert Keton-Power und sorgt dafür, dass der Körper weniger Kohlenhydrate aus dem Reis aufnimmt. Durch die im Reis enthaltene Stärke entstehen zusätzlich noch Präbiotika!

3. 30 g Butter in einer mittelgroßen Pfanne bei mittlerer Hitze erwärmen. Den gedämpften Reis unterrühren und nach Geschmack salzen. 1–5 Minuten garen, bis der Reis heiß ist, und dabei ständig umrühren. Die restliche Butter unterrühren und eine weitere Minute garen. Mit einem Deckel abdecken und warm halten, während der Lachs gegrillt wird.

4. Etwa 30 g rohen Brokkoli fein hacken und beiseitestellen. Den restlichen Brokkoli dämpfen. Den gekochten Brokkoli auf den Reis geben, mit Basilikum, dem gehackten Brokkoli (liefert Enzyme) und Pistazien bestreuen. Den Lachs mit den Brombeeren und Zitronenvierteln anrichten und mit dem Reis servieren.

Taco-Hacking

4–6 PORTIONEN

Diese köstlichen Tacos enthalten jede Menge Polyphenole und Antioxidantien, um die freien Radikale in den Mitochondrien zu entsorgen und einen spürbaren Anstieg der Hirnenergie zu verursachen. Meine Kinder lieben diese Hirntuning-Tacos und ich wette, Sie werden sie auch lieben.

ZUTATEN

1 kg Bison- oder Rinderhackfleisch

30 g ungesalzene Butter oder Ghee

Saft einer Limette

1–3 TL Cayennepfeffer

1 TL Oregano

1 TL gemahlener Kreuzkümmel

Meersalz

3–4 Karotten

16 Blätter Römersalat

120 g Brokkolisprossen oder andere Sprossen oder Keimlinge

½ Bund Koriander

Bulletproof-Guacamole (siehe Seite 283)

1. Das Hackfleisch in einer großen Bratpfanne bei mittlerer bis geringer Hitze langsam anbraten, bis es durch ist. Das Fleisch soll dabei nicht anbrennen oder braun werden. Die Flüssigkeit abgießen und für ein anderes Gericht aufbewahren (der Bisonsud ist geschmackvoll und enthält viele gute Fette. Im Kühlschrank hält er sich mehrere Tage). Butter, Limettensaft, Cayennepfeffer, Oregano, Kreuzkümmel und Salz zum Hackfleisch geben und bei geringer Hitze kurz umrühren, damit sich die Aromen verbinden.

2. Karotten in eine Schüssel reiben und die Salatblätter waschen und abtupfen. Zusammen mit Sprossen, Koriander und einer großen Schüssel Guacamole auf den Tisch stellen, damit sich jeder selbst seine Salat-Tacos füllen kann.

Kokos-Lamm-Curry nach thailändischer Art

2-4 PORTIONEN

Dieses aromatische und vielseitige Gericht liefert reichlich Polyphenole, Antioxidantien und gute Fette. Das Lammfleisch unterstützt die Produktion von Acetylcholin, GABA und Serotonin, damit Sie nach dem Abendessen gut schlafen können.

FÜR DIE CURRYPASTE

2–5 frische Thai-Chilis (auch Bird's Eye Chili genannt), ohne Stiel
  (2 Stück sorgen für eine leichte Schärfe, bei 5 Stück wird es ziemlich feurig)
1 Stängel Zitronengras (nur den weißen Teil)
2,5 cm großes Stück frischer Ingwer, geschält und in dünne Scheiben geschnitten
1 Schalotte, fein gewürfelt
1 TL gemahlener Kreuzkümmel
1 TL gemahlener Koriander
1 rote Paprika
Saft einer Limette
1 kleiner Bund Koriander
1 Handvoll Thai-Basilikum-Blätter (oder normaler Basilikum)

FÜR SOSSE UND FLEISCH

30 g Ghee
500 g Lammkeule oder Lammschulter, ohne Knochen,
  in ca. 4 cm dicke Stücke geschnitten
440 ml Kokosmilch
1 TL Brain-Octane-Öl
120 ml Hühnerbrühe oder Gemüsebrühe
3–4 große Brokkoliröschen, grob zerkleinert

½ kleiner oder ein mittelgroßer Blumenkohl, grob zerkleinert
Himalayasalz oder Meersalz
450 g Brain Rice (optional, siehe Seite 287)

1. *Für die Currypaste*: Alle Zutaten für die Currypaste in den Behälter einer Küchenmaschine oder eines Hochleistungsmixers geben und so lange mixen, bis eine glatte Masse entsteht. Bei einem kleinen Mixer ruhig etwas Kokosmilch dazugeben, damit das Mixen leichter geht.

2. *Für Soße und Fleisch*: 15 g Ghee in einem großen Topf erhitzen. Das Lammfleisch hineingeben und nur kurz anbraten, bis sich die Farbe des Fleisches an den Rändern verändert, dann das Fleisch aus dem Topf nehmen und beiseitestellen. Die Currypaste in den Topf geben (durch das Lamm hat das Ghee schon einen wunderbaren Geschmack angenommen). Die restlichen 15 g Ghee dazugeben und die Paste bei mittlerer Hitze 3–4 Minuten garen. Die Hälfte der Kokosmilch dazugeben und ohne Deckel 10 Minuten köcheln lassen, wobei die Currysoße langsam eindicken sollte.

3. Währenddessen das Öl bei mittlerer Hitze in einem anderen großen Topf erhitzen. Das angegarte Lammfleisch dazugeben und etwa 7–8 Minuten weitergaren, bis es rundherum leicht gebräunt, aber nicht angebrannt und innen noch rosa ist. Lammfleisch und restliche Kokosmilch anschließend in den Topf mit der Currysoße geben und Hühnerbrühe, Brokkoli und Blumenkohl hinzufügen. Weitere 3–4 Minuten köcheln lassen, dann mit Salz würzen.

4. An einem Kohlenhydrattag kann das Kokos-Lamm-Curry mit Brain Rice serviert werden, an einem kohlenhydratarmen Tag lassen Sie den Reis weg.

Ingwer-Jakobsmuscheln im Speckmantel mit Blumenkohlreis

2–4 PORTIONEN

Dieses Gericht enthält alles, was das Gehirn braucht: Omega-3-Fette, Polyphenole, Antioxidantien und viele, viele leckere Fette. Wenn Sie Bedarf nach mehr Kohlenhydraten verspüren sollten, ersetzen Sie den Blumenkohlreis durch weißen Reis. Solange Sie Brain-Octane-Öl dazugeben, bekommen Sie immer noch Ketone!

FÜR DIE INGWER-JAKOBSMUSCHELN IM SPECKMANTEL
45 g Weidebutter oder Ghee

10 Stängel Zitronengras (8 davon werden als Spieße verwendet)

2,5 cm großes Stück frischer Ingwer, geschält und fein gerieben

500 g Jakobsmuscheln aus Wildfang, Sehnen entfernt
und trocken getupft (nicht waschen!)

8 Scheiben dünn geschnittener Frühstücksspeck

1 TL Kurkuma

FÜR DEN BLUMENKOHLREIS
1 Blumenkohl

30 g ungesalzene Weidebutter

2 EL Brain-Octane-Öl

Meersalz

FÜR DEN SALAT
1 Römersalat

120 g Brokkolisprossen

4 Stangen Sellerie, in kleine Stücke geschnitten

1. *Für die Ingwer-Jakobsmuscheln im Speckmantel*: Den Backofen auf 160 °C Ober-/Unterhitze vorheizen. Butter, 2 Stängel Zitronengras (der weiße Teil, gehackt) und Ingwer in einen mittelgroßen Topf geben. Bei mittlerer Hitze 20–30 Minuten erhitzen, dabei häufig umrühren, bis sich die Aromen verbunden haben. Es darf nicht köcheln! Den Topf anschließend vom Herd nehmen. Jakobsmuscheln in eine kleine Schüssel geben und die Ingwermischung darübergießen. Jede Jakobsmuschel in ein Stückchen Speck einwickeln und den Mantel mit einem Zitronengrasspieß sichern. Jakobsmuscheln auf ein Backblech legen, mit Kurkuma bestreuen und in den Backofen geben. 8–15 Minuten garen oder bis der Speck knusprig ist, dabei häufig nachsehen. Die Garzeit hängt von der Größe der Jakobsmuscheln ab. Vor dem Servieren die Zitronengrastängel entfernen.

2. *Für den Blumenkohlreis*: Blumenkohl reiben oder in einer Küchenmaschine mit der Pulse-Funktion klein häckseln, bis er etwa reiskorngroß ist. Eine große Bratpfanne bei mittlerer Hitze erwärmen und die Butter darin schmelzen. Ist die Butter geschmolzen, den Blumenkohlreis dazugeben. Es macht nichts, wenn die Pfanne sehr voll zu sein scheint, denn dadurch entsteht eine Art Dampfgareffekt. Achtung: Der Blumenkohl soll nicht gebräunt werden! 5–10 Minuten sanft garen, dabei häufig umrühren und den Reis wenden. In einem Bräter ist das Ganze etwas einfacher, da der Blumenkohlreis durch den hohen Rand beim vielen Wenden und Rühren besser gesichert ist. Die Herdplatte ausschalten und sobald der Blumenkohl durchgegart ist, das Öl dazugeben und salzen.

3. Mit den Jakobsmuscheln und einem Beilagensalat aus Römersalat mit Brokkolisprossen und Selleriestückchen servieren.

ZWISCHENMAHLZEITEN

Die Mahlzeiten des Hirntuning-Plans sind sättigend und machen zufrieden, weshalb Sie wahrscheinlich wenige Zwischenmahlzeiten benötigen werden. Sollten Sie aber zwischendurch doch etwas essen wollen, gibt es auch hierfür ein paar einfache Alternativen zum Mitnehmen. Sollte im Laufe des Tages die Energie etwas nachlassen, gibt einer dieser Snacks Ihrem Geist wieder Schwung:

- 28 g Bitterschokolade (85 % Kakaoanteil)
- eine kleine Portion Falscher Heidelbeerkäsekuchen (Seite 279)
- Hirntuning-Happen: ein Stück getreidefreies Brot oder getreidefreie Cracker belegt mit 15 g Weidebutter, 1 Scheibe geräuchertem Wildlachs oder ¼ zerdrückter Avocado.

NACHTISCH

Ja, Sie dürfen all das köstliche Fett zum Frühstück, zum Mittagessen und zum Abendessen zu sich nehmen und immer noch einen Nachtisch essen! Das Dessert ist zwar optional, ich empfehle Ihnen allerdings eine kleine Portion einer der folgenden Süßspeisen vor dem Zubettgehen, damit Ihr Gehirn ausreichend Energie für das glymphatische System zur Verfügung hat, während Sie schlafen. Haben Sie schon einmal davon gehört, dass ein Nachtisch gut für Ihr Gehirn ist? Ab jetzt ist das normal!

Brain Shake

1 PORTION

ZUTATEN

600 ml Kokosmilch

30 g Mandelmus oder Pistazienmus (falls erhältlich, für zusätzliche Polyphenole)

2 EL Brain-Octane-Öl

1 kleine Hass-Avocado

65 g frische Himbeeren oder 3 EL Bulletproof Hot Chocolate (oder Kakaopulver)

4–8 EL Bulletproof Collagen Protein (oder ein anderes Kollagenpulver)

½ TL gemahlener Ceylon-Zimt

1 Ampulle Unfair Advantage für zusätzliche Mitochondrien-Power (optional)

Stevia oder Xylit

Eiswürfel (optional)

Alles in einen Mixer geben, mixen, in ein Glas gießen, trinken!

   (Die einfachen Rezepte sind die besten!)

Drei-Beeren-Eis

4 PORTIONEN

Dieser Nachtisch wirkt entzündungshemmend und liefert reichlich Antioxidantien.

ZUTATEN

170 g Heidelbeeren

170 g Himbeeren

170 g Brombeeren

420 ml Kokosmilch, gut geschüttelt

3 EL Brain-Octane-Öl

2 Eigelbe von großen Eiern

1/8 TL Vanilleextrakt

bis zu 23 g Xylit (optional)

bis zu 2 g Ascorbinsäure für leichte Säure (siehe Hinweis, optional)

1. Heidelbeeren, Himbeeren, Brombeeren, Kokosmilch, Öl, Eigelbe und Vanille in einem Mixer so lange pürieren, bis eine glatte Konsistenz entsteht. Die Masse probieren, da insbesondere frische Biobeeren eine natürliche Süße und Säure besitzen. Wird mehr Süße oder Säure gewünscht, Xylit und/oder Ascorbinsäure dazugeben, bis die für Ihren Gaumen perfekte Mischung erreicht ist (hängt auch von den Beeren ab).
2. Die Masse in einen Eiswürfelbehälter füllen (am besten aus Silikon) und 3 Stunden in den Gefrierschrank stellen (oder eine Eismaschine verwenden, falls vorhanden).
3. Die Beeren-Eiswürfel in den Mixer geben und kurz pürieren, bis sie gerade weich werden. Das Eis auf vier Schalen verteilen und genießen.
   Hinweis: Ascorbinsäure ist Vitamin C. Sollten Sie es bereits als Nahrungsergänzungsmittel einnehmen, können Sie einfach ein paar Kapseln öffnen und den Inhalt verwenden.

Himbeer-Schokoladenpudding

2–4 PORTIONEN

Dieser reichhaltige Nachtisch schmeckt nach mehr. Und außerdem füttert er die mächtigen Mitochondrien und erhöht so die kognitive Leistungsfähigkeit.

ZUTATEN

960 ml Kokosmilch

bis zu 30 g Xylit oder Stevia

15 g Bulletproof CollaGelatin oder 8 g Gelatine

2 TL Vanilleextrakt

90 g Bulletproof Chocolate Powder (oder ein anderes Kakaopulver)

55 g ungesalzene Weidebutter

1 EL Brain-Octane-Öl

25 g Pistazien (optional)

65 g frische Himbeeren

geraspelte Bitterschokolade (85 % Kakaoanteil)

1. 240 ml Kokosmilch mit Xylit und Gelatine in einem kleinen Topf bei mittlerer Hitze erwärmen, bis sich die Gelatine auflöst. Die restliche Kokosmilch mit Vanilleextrakt, Kakaopulver, Butter und Öl in einen Mixer geben und gut durchmixen. Die heiße Kokosmilch-Gelatine-Mischung dazugeben und mit der Pulse-Funktion untermixen – entweder mit oder ohne Pistazien. Die Masse in eine große Schüssel geben und eine Stunde ruhen lassen.

2. Den Pudding in kleinen Kaffeetassen portionieren und mit ein paar Himbeeren garnieren. Vor dem Servieren großzügig Schokolade darüberraspeln.

BETTHUPFERL

Die Betthupferl geben Ihren Zellen vor dem Schlafengehen die nötige Energie, um die ganze Nacht für Sie durcharbeiten zu können – Hirntuning im Schlaf! Wachen Sie zwischen 3:00 Uhr und 5:00 Uhr morgens auf und können nicht wieder einschlafen, liegt das häufig an einem Abfall des Blutzuckerspiegels in der Nacht, der wiederum einen Cortisolanstieg auslöst, durch den Sie wach werden. Die Ursache hierfür ist, dass Ihre Mitochondrien nicht ausreichend Energie bekommen. Denken Sie daran, dass Sie für guten Schlaf reichlich Energie benötigen!

Hirntuning-Tee

1 PORTION

Kräutertees sind perfekt, um das Nervensystem zu beruhigen und gut zu schlafen – mit zusätzlicher Energie durch Brain-Octane-Öl und Honig sind die Mitochondrien die ganze Nacht über fleißig, während Sie friedlich schlummern.

ZUTATEN
- 1 Tasse Kamillentee oder anderer Kräutertee, beispielsweise Pfefferminze
- 1 EL Brain-Octane-Öl
- 1 EL kalt geschleuderter Honig

Den Tee etwas abkühlen lassen, dann mit Öl und Honig aufmixen und genießen. Wenn Sie keinen Tee mögen, können Sie für einen Schlummertrunk auch einfach Öl und Honig mit Kollagen mixen.

Salzige Nussmus-Honig-Happen

Sie sättigen und helfen besonders gut bei den oben beschriebenen nächtlichen Energieabfällen.

ZUTATEN

1 EL Mandelmus, Cashewmus oder Pistazienmus
1 EL kalt geschleuderter Honig
Meersalz

Nussmus und Honig miteinander verrühren und aus der Masse kleine Nocken formen. Mit Salz bestreuen und genießen. Die Happen eignen sich auch tagsüber jederzeit als Energieschub, aber denken Sie daran: Der Honig sorgt dafür, dass die Ketose beendet wird.

Nach Ende des zweiwöchigen Hirntuning-Programms können Sie ruhig von diesen Rezeptvorschlägen abweichen und die jeweiligen Zutaten für selbst entwickelte Gerichte verwenden, die Sie so einfach oder aufwendig gestalten können, wie Sie mögen. Die wichtigsten Zutaten sind reichlich gesunde Fette, Polyphenole und Vorstufen von Neurotransmittern, damit Ihr Gehirn effizient und sauber arbeiten kann und Ihnen die notwendige Energie verleiht, damit Sie zur besten Version Ihrer selbst werden können.

DIE HIRNTUNING-LEBENSWEISE

Das richtige Essen für eine ausreichende Energieversorgung des Gehirns ist nur der Anfang. Mithilfe einfacher Veränderungen in Form von richtiger Lichtzufuhr, Kältetherapie, Schlaf, Meditation und Bewegungsgewohnheiten können Sie Ihre Mitochondrien unterstützen, anstatt Ihre Energie weiter zu mindern – und das kann ab dem ersten Tag große Auswirkungen auf Ihre Leistungsfähigkeit haben. All diese Veränderungen sind zwar klein, aber weil sie Dinge betreffen, die Sie häufig tun, sind sie in der Summe groß. Wenn Sie diese Veränderungen zwei Wochen lang in Ihrem Leben umgesetzt haben, werden Sie deutliche und positive Ergebnisse feststellen können.

Es werde Licht

Die Veränderungen bei Ihrer Lichtzufuhr werden sich spürbar auf Ihre tägliche Leistungsfähigkeit auswirken. Vermeiden Sie ungesundes Licht, um

Ihre Energie und Schlafqualität zu maximieren, und sorgen Sie dafür, dass Sie zu den jeweiligen Tageszeiten von den richtigen Lichtfrequenzen bestrahlt werden. Da dieser Punkt besonders wichtig ist, sollten Sie sich vor Beginn des Hirntuning-Programms etwas Zeit nehmen, um sich durch die Umsetzung der folgenden Schritte vor ungesundem Licht zu schützen. Setzen Sie die beschriebenen Veränderungen als Erstes in Ihrem Zuhause und an Ihrem Arbeitsplatz um.

LED-Licht verschwinden lassen

Diese Aktion müssen Sie nur ein einziges Mal durchführen! Suchen Sie Ihr Zuhause nach sämtlichen blauen, weißen und grünen LED-Anzeigen ab (rote sind in Ordnung), beispielsweise an Routern, Klimageräten, Fernsehern, Ladegeräten und anderen Elektro- und Haushaltsgeräten. Kleben Sie diese mit herkömmlichem schwarzen Isolierband ab oder verwenden Sie speziell dafür angefertigte, dimmende Klebepunkte oder -streifen, zum Beispiel die transparenten Klebepunkte von Lightdims oder TrueDark. Diese sind unauffällig, filtern die schädlichen Lichtfrequenzen aus und man kann dennoch sehen, ob das LED-Licht an ist (es ist nur viel weniger grell und hat eine andere Farbe). Diese Sticker gibt es auch bei biohacked.com, wo ich als Berater für Biohacking-Technologien tätig bin. Als Abonnent von biohacked.com erhalten Sie jedes Quartal ein Paket mit von mir handverlesenen Biohacking-Produkten (wie den TrueDark-Stickern).

Technische Geräte optimieren

Sie verbringen wahrscheinlich viel Zeit damit, auf Monitore und Displays zu schauen, und sollten daher darauf achten, Ihre Mitochondrien dabei nicht zu sehr zu belasten. Hacken Sie daher zunächst das Licht Ihres PC-Monitors, indem Sie die Software f.lux unter justgetflux.com herunterladen. Ich selbst nutze diese Software seit über 12 Jahren und sie ist kostenlos (aber eine Spende ist sicherlich angebracht, um die gute Sache zu unterstützen). Die Software verringert abends automatisch die Abgabe von blauem Licht durch den Monitor. In den Einstellungen der Software (Settings) können Sie anschließend das blaue Licht auch tagsüber leicht und abends so stark wie möglich reduzieren. Durch die Verringerung der Menge an blauem Licht, der Sie ausgesetzt sind, verbessert sich Ihr Schlaf und verringert den Brain Fog am Ende des Tages.

Als Nächstes kümmern Sie sich um Smartphones und Tablets. Die f.lux-Software können Sie problemlos auch auf Android-Geräten installieren und dadurch die Menge an blauem Licht verringern, die diese Geräte am Abend abgeben. Natürlich ist das auch auf einem iPhone möglich, aber dort ist die Sache etwas schwieriger, weshalb ich für Sie auf bulletproof. com/headstrong ein Video eingestellt habe. Stellen Sie Ihr Smartphone auf die wärmste Einstellung ohne starke Hintergrundbeleuchtung, die möglich ist, und behalten Sie diese Einstellungen bei, solange Sie keine starken Farbkontraste für irgendwelche Arbeiten benötigen. Bei den meisten iPhones ist mittlerweile standardmäßig die Einstellung »Night Shift« möglich.

Auch wenn Sie f.lux verwenden oder Ihre Geräteeinstellungen entsprechend verändern, sollten Sie auf Smartphone, Laptop, Tablet und anderen Geräten eine Schutzfolie anbringen, die das blaue Licht ausfiltert. Den Bildschirm dimmende Software ist zwar sehr hilfreich, aber sie kann die LED-Beleuchtung an sich nicht verändern, die immer noch zu viel blaues Licht abgibt. Die Schutzfolie mit entsprechendem Filter kann das restliche Blauspektrum gut ausfiltern, damit Sie besser schlafen können. Ein Mal anbringen – fertig! Befindet sich an Ihrem Computer eine grüne oder blaue LED-Anzeige dafür, ob die Kamera an ist, kleben Sie einen TrueDark-Sticker darüber. So können Sie immer noch sehen, ob die Kamera an ist, haben aber nicht ständig eine grelle Leuchtdiode im Blickfeld.

Das nächste Gerät ist der Fernseher, bei dem Sie die Helligkeit in den Einstellungen verringern und den Blauanteil reduzieren können. Da jedoch tagsüber eine stärkere und abends eine geringere Helligkeit erwünscht ist, müssen diese Einstellungen häufig verändert werden. Einfacher (aber nicht günstiger) ist die fantastische HDMI-Box von Drift TV, die in den HDMI-Anschluss Ihres Fernsehers gesteckt wird. Sie entfernt etwa eine Stunde vor Ihrer Schlafenszeit langsam das Blaulichtspektrum aus dem Bildschirm und ändert die Einstellungen nach Ihrer Aufstehzeit wieder in den Normalbereich. Die Einstellungen müssen nur einmal über das Menü auf dem Bildschirm vorgenommen werden und funktionieren dann jeden Abend automatisch.

Das Licht dimmen

Der Schlafforscher Steven Lockley aus Harvard fand heraus, dass sogar eine geringe Menge Licht in der Nacht (sehr viel weniger, als eine normale Leselampe ausstrahlt) das Melatonin so weit senken kann, dass der Schlaf schlechter wird.[1] Ein Melatoninmangel senkt auch die Leistungsfähigkeit der Mitochondrien, weshalb Sie bei sich zu Hause in so vielen Zimmern wie möglich Dimmschalter anbringen sollten, insbesondere im Schlafzimmer, Wohnzimmer und in den Zimmern, in denen Sie sich vor dem Zubettgehen aufhalten. Bei Kosten von 16 Euro aufwärts pro Stück kann das recht teuer werden, aber Sie können auch mit einzelnen dimmbaren Tisch- oder Stehlampen oder deren Nachrüstung mit Dimmschaltern beginnen.

Die Lichter in Ihrem Zuhause sollten Sie zwei Stunden vor dem Zubettgehen dimmen oder nur noch wenige Leuchten eingeschaltet haben. Insbesondere weiße Leuchtdioden und Energiesparlampen sollten Sie ausschalten, denn um den Körper zu verwirren, ist nicht viel LED-Licht vonnöten. Weißes LED-Licht als Außenbeleuchtung beispielsweise zieht fünfmal mehr Insekten an als eine andere Außenbeleuchtung – sie verwirrt die Insekten und macht genau dasselbe mit Ihrem Gehirn. Gedimmtes Licht regt den Körper hingegen an, mit der Melatoninproduktion zu beginnen, damit er herunterfahren und schlafen kann. Bonuspunkte gibt es für Kerzen anstelle von elektrischem Licht, da sie nicht nur stimmungsvolles, sondern auch gesundes Licht abgeben.

Eine Schlafhöhle einrichten

Ein wirklich dunkles Schlafzimmer ist entscheidend. Dunkeln Sie Ihr Fenster daher mit Verdunklungsvorhängen, Rollos oder auch am Fenster festgeklebter Pappe bestmöglich ab, insbesondere wenn Sie in der Stadt leben. Vor allem mit der Pappe am Fenster wird Ihr Schlafzimmer in den folgenden zwei Wochen nicht unbedingt gemütlich aussehen, aber Sie sollten ausprobieren, wie Sie während dieses Versuchszeitraums in echter Dunkelheit schlafen. Anschließend können Sie sich dann nach hübscheren Verdunklungsmöglichkeiten umsehen. Wahrscheinlich werden Sie dann nachvollziehen können, warum ich in Hotels mit schlechten Vorhängen manchmal sogar eine Decke vor das Fenster hänge!

Als Nächstes ist Ihr Radiowecker dran: Wenn Sie ihn sehen können, leuchtet er zu hell. Außerdem gibt er elektromagnetische Wellen ab, die sich ebenfalls auf Ihren Schlaf auswirken. Stellen Sie ihn weiter vom Bett weg und decken ihn ab – oder schmeißen Sie ihn einfach weg. Als Wecker können Sie stattdessen Ihr Smartphone im Flugmodus verwenden. Das Smartphone können Sie außerdem noch zur Überwachung Ihres Schlafs nutzen, denn mittlerweile gibt es Dutzende Apps, die über das Mikrofon des Geräts erkennen, wann Sie sich in einer Tiefschlafphase befinden.

Ein Upgrade ist auch für die Beleuchtung in Schlafzimmer und Badezimmer sinnvoll. Ersetzen Sie alle Energiesparlampen, Leuchtstoffröhren und weißen LED-Lampen im Schlafzimmer durch Halogenlampen mit niedriger Wattzahl oder verwenden Sie bernsteinfarbene oder rote LED-Lampen. Das bernsteinfarbene beziehungsweise rote Licht mag zwar merkwürdig aussehen, aber es unterbricht den Schlaf nicht so wie Energiespar- oder LED-Lampen.

Während des zweiwöchigen Hirntuning-Programms können Sie statt elektrischem Licht am Abend gerne Kerzen ausprobieren, was für das Budget schonender ist als neue Lampen oder Dimmschalter. Zudem sind Kerzen rein analog und wirken entspannend. Wenn Sie ein Nachtlicht verwenden, um den Weg ins Badezimmer zu finden, sollten Sie ein rotes oder bernsteinfarbenes Licht wählen. Bei uns brennt für die Kinder die ganze Nacht über ein bernsteinfarbenes Licht im Badezimmer. Was auch immer Sie tun – sorgen Sie die nächsten zwei Wochen dafür, dass in Ihrem Schlafbereich keine Energiesparlampen oder weiße LED-Lampen brennen. LED-Anzeigen an elektronischen Geräten im Schlafzimmer, auch die winzig kleinen an Netzteilen und Ladegeräten, sollten Sie unbedingt mit schwarzem Klebeband oder TrueDark-Stickern abkleben. Das ist ein einmaliger Aufwand, der Ihren Schlaf von da an jede Nacht verbessern wird.

Der nächste Schritt ist, sich auch in anderen Umgebungen vor ungesundem Licht zu schützen. Zwar können Sie nicht alles ungesunde Licht vermeiden (es sei denn, Sie schließen sich von nun an in Ihrem Zuhause ein), aber das ist auch gar nicht notwendig. Ziel ist es, ein normales Leben weiterzuführen und den Kontakt mit ungesundem Licht zu den Tageszeiten, an denen es am schädlichsten ist, weitgehend zu reduzieren. Es wird Sie nicht umbringen, wenn Sie Ihre Tage bei schlechter LED-Beleuchtung verbringen, aber Sie werden mit Sicherheit nicht gut schlafen, müde sein und Heißhunger auf Süßes haben.

Die Auswirkungen auf den Körper sind enorm. Eine Studie aus Harvard konnte nachweisen, dass Menschen mit kaputter innerer Uhr einen höheren Blutzuckerspiegel und einen geringeren Leptinspiegel aufweisen. (Leptin ist das Hormon, das Ihr Sättigungsgefühl steuert.) Zum Glück können Sie Ihre Augen und Mitochondrien mit einfachen Methoden vor dem ungesunden Licht im Büro, im Café, im Supermarkt und insbesondere in Flugzeugen (in denen das Licht besonders ungesund ist) schützen.

Aussehen wie ein Rockstar – und sich auch so fühlen!

Warum sollten nur Rockstars in geschlossenen Räumen Sonnenbrillen tragen dürfen? Sie dürfen das auch! Anfangs werden Sie vielleicht noch neugierig beäugt, aber wenn Sie den ganzen Tag über in einem Büro oder einem Geschäft verbringen, sind Sie es sich selbst schuldig. Neugierigen Gaffern können Sie von einer Studie erzählen, laut der eine Bestrahlung mit blauem Licht für sechseinhalb Stunden am Tag (etwa das, was Sie in den meisten Büros erwartet) drei Stunden lang das Melatonin unterdrückt – etwa doppelt so lang, wie es grünes Licht tun würde.[2] Besonders wichtig wird das, wenn Sie sich zwei Stunden vor dem Zubettgehen in einer Umgebung mit ungesundem Licht aufhalten.

Für den Rockstar-Look können Sie aus einer Vielzahl an getönten Gläsern auswählen. Online gibt es günstige Brillen mit bernsteinfarben getönten Gläsern, die allerdings nicht alle Farbspektren ausfiltern, die den Schlafrhythmus beeinträchtigen. Der Goldstandard (den auch ich verwende) sind patentierte Gläser mit einem Filter, der jede einzelne Lichtfrequenz ausfiltert, die nachweislich Auswirkungen auf den Schlafrhythmus hat. Sie nennen sich TrueDark-Sonnenbrillen und werden – wie die TrueDark-Sticker – von biohacked.com hergestellt. Man kann mit diesen Brillen immer noch gut sehen, aber der Körper denkt, er würde im Dunkeln sitzen. Über 90 Prozent dieses Buchs habe ich nachts geschrieben, wenn meine Kinder im Bett waren, und die ganze Zeit über hatte ich die TrueDark-Brille auf.

Getönte Gläser, die Ihrem Gehirn ein wenig vorgaukeln, es wäre dunkel, helfen ihm bei der Melaninproduktion und sorgen somit für besseren Schlaf. Besserer Schlaf steigert die Neurogeneserate und führt so zu weniger Augenschäden durch blaues Licht. Ein größeres Gehirn und das Aufwachen mit mehr Energie sind es wert, dass andere einen merkwürdig ansehen.

Wissen Sie bereits, dass Sie sensibel auf Licht reagieren, Legasthenie oder andere Probleme mit dem Lesen haben, sollten Sie über den Kauf der in Kapitel 8 erwähnten Irlen-Brille nachdenken, deren Gläser auf Ihr Gehirn abgestimmt getönt sind. Dazu müssen Sie sich an einen Spezialisten wenden, der Ihre Augen untersucht und feststellt, welche besonderen Filter Ihrem Gehirn mehr Energie geben. Ich selbst trage tagsüber die Irlen-Brille, wenn ich ungesundem Licht ausgesetzt bin, und wechsle abends zur TrueDark-Brille. Manchmal setze ich die TrueDark-Brille auch tagsüber für eine halbe Stunde auf, damit mein Gehirn sich bei wirklich bescheidener Innenbeleuchtung, im Flugzeug oder einfach nur so zwischendurch erholen kann.

Es kann sein, dass Sie nicht wie ein Rockstar aussehen, wenn Sie in geschlossenen Räumen die richtigen getönten Brillengläser tragen, sondern eher wie ein Vollidiot – aber Sie können sich dennoch wie ein Rockstar *fühlen* und Ihre Mitochondrien werden dank der Gläser wie Rockstars aufdrehen. Und das ist, was wirklich zählt!

Die Haut vor ungesundem Licht schützen, nicht vor Sonnenlicht!

Ihre Haut reagiert sensibel auf Licht und nimmt ungesundes Licht ebenso auf wie Ihre Augen. Immer wenn ich mit dem Flugzeug unterwegs bin (wo die Beleuchtung immer sehr unnatürlich ist), trage ich langarmige Shirts, lange Hosen und ein Baseball-Cap mit einem langen Schirm, um so viel Hautfläche wie möglich vor dem ungesunden Licht zu schützen. Der Unterschied in der Stärke des Jetlags nach der Landung ist gewaltig. Das von der Haut aufgenommene Licht sollte natürliches Sonnenlicht sein, ohne Filterung durch Fensterscheiben oder Sonnencreme, weshalb draußen stets kurze Hosen und kurze Ärmel empfehlenswert sind. Im Büro mit schlechtem Licht sollten Sie hingegen lange Ärmel und Hosen wählen, um Haut und Mitochondrien zu schützen. Dies sind keine sofort und 1:1 umzusetzenden Anweisungen – behalten Sie meine Tipps nur im Hinterkopf und versuchen Sie, sich so weit wie möglich daran zu halten. Lassen Sie Licht an die Haut, wenn es echtes Sonnenlicht ist. Lassen Sie es nicht an die Haut, wenn es aus künstlicher Beleuchtung stammt und die Mitochondrien durcheinanderbringt.

Ausgleich durch gesundes Licht schaffen

Morgens: Tanken Sie zum Ausgleich für das ungesunde Licht, mit dem Sie den Tag über zweifellos zu tun haben werden, ein wenig gesundes Licht, am besten natürlich Sonnenlicht. Gehen Sie morgens für ein paar Minuten ohne Sonnenbrille nach draußen und zeigen Sie etwas Haut, um die Produktion von Vitamin-D$_3$-Sulfat zu unterstützen. Das Sonnenlicht enthält das gesamte normale Lichtspektrum, das Ihr Körper erwartet (von Infrarot bis Ultraviolett), und Ihre Mitochondrien arbeiten besser, wenn sie zur richtigen Tageszeit diese Lichtsignale erhalten.

Dieser Tipp lässt sich natürlich in einer sonnigen, warmen Region ganz gut umsetzen. Was aber, wenn Sie nicht in einer solchen Region leben? Ich selbst lebe seit fast sieben Jahren in Kanada, wo ich im Sommer viel Sonne bekomme, es im Winter aber fast nur regnet. Deshalb tue ich Folgendes und empfehle Ihnen, dasselbe zu tun, wenn Sie weit vom Äquator entfernt leben: Morgens stelle ich mich nach meiner Tasse Kaffee zehn Minuten lang vor eine UV-B-Bräunungslampe mit schmalem Spektrum, die in meinem Badezimmer installiert ist. Die UV-B-Strahlung sorgt für die Entstehung und Aktivierung von Vitamin D in der Haut und schädigt die Haut nicht so wie die UV-A-Strahlung.

Aus für mich nicht nachvollziehbaren Gründen ist dieses Vorgehen jedoch umstritten. Ich bin der Ansicht, dass es die Ausgaben im Gesundheitswesen stark beeinflussen würde, wenn alle weit vom Äquator entfernt lebenden Menschen ebenso handeln würden – aber es scheint, als wären alle in eine Art Trance gefallen. Da die übermäßige Bestrahlung mit UV-A-Strahlen Sonnenbrand verursacht, der wiederum mit der Entstehung von Krebs in Verbindung gebracht wird, haben wir ohne weitere Nachweise beschlossen, *alle* Arten der ultravioletten Strahlen zu vermeiden. Unser Körper wurde allerdings nicht für ein Leben ohne jegliche UV-Strahlung konzipiert.

Allein die Bestrahlung meiner Haut mit UV-B-Licht hat erhebliche Auswirkungen auf mein Empfinden gehabt. Den größten Einfluss hatte es aber, zur Mitte des Winters während der zehnminütigen UV-B-Bestrahlung durch die Niederdrucklampen für eine Minute die Schutzbrille abzusetzen und meine Augen eine geringe Menge der UV-B-Strahlen aufnehmen zu lassen (bitte lesen Sie den folgenden Warnhinweis!). Augenärzte und Augenchirurgen werden über diesen Tipp vermutlich entsetzt sein, weil ihnen beigebracht wurde, dass die ultraviolette Strahlung schlecht für die Augen ist. Zu viel dieser Strahlung ist *tatsächlich* schlecht für die Augen, aber genauso schlecht ist es, wenn die Augen überhaupt nichts davon bekommen. Ich teile diese Informationen hier mit Ihnen, weil diese Praxis auf die Arbeit meines Gehirns im Winter großen positiven Einfluss gehabt hat und sie meine visuelle Unempfindlichkeit gegenüber ungesundem Licht stark verbessert. Ergebnisse von Studien zeigen auch, dass ultraviolettes Licht in den Augen mit einem höheren Dopaminspiegel im Gehirn in Zusammenhang steht. Ich hoffe, dass diesem Forschungsbereich aufgrund dieses Buchs mehr Aufmerksamkeit geschenkt wird, aber ohne gründliche Eigenrecherche und Informationen sollten Sie Ihre Augen der UV-B-Strahlung nicht aussetzen! Online finden Sie solche Lampen, wenn Sie nach Reptilienlampen oder nach »Schmalband-UV-B-Lampen« suchen. Bitte achten Sie auf einen verantwortungsbewussten Umgang damit, denn bei fehlerhaftem Gebrauch einer Hochleistungslampe können Sie blind werden, sich die Haut verbrennen und sogar Krebs bekommen – deshalb nutze ich eher schwächere Bestrahlungslampen, die aber bei unsachgemäßem Umgang immer noch zu Schäden führen können.

Mittags: Das Beste ist, mittags ein paar Minuten ohne Sonnenbrille nach draußen zu gehen. Ist das nicht möglich, kann verstärkt rotes oder violettes Licht in Innenräumen zur Mittagszeit eine hilfreiche Option sein. Arbeiten Sie in geschlossenen Räumen unter hellem Neon- oder LED-Licht, sollten Sie diesem Licht etwas Rot beifügen, denn bei einer Überdosis an blauem Licht hilft die Veränderung des Blauanteils zu einem größeren Rotanteil den Augen und dem Gehirn und Ihre Mitochondrien werden es Ihnen danken. Dafür können Sie einfach irgendwo in Ihrem Sichtfeld ein rotes Licht anbringen. Ich selbst habe eine rote LED-Lichtleiste an der Decke über meinem Schreibtisch montiert und lasse sie den ganzen Tag leuchten, um das Blau meines Monitors auszugleichen.

Nachts: Rot ist die Farbe der Nacht. Beseitigen Sie so weit wie möglich blaues und weißes Licht und verwenden Sie stattdessen rote oder bernsteinfarbene LED-Lampen oder die TrueDark-Brille. Zu Hause habe ich rote Leuchtdioden installiert, in Hotels und anderswo setze ich meine TrueDark-Brille auf – und auch, wenn ich zu Hause auf einen hellen Bildschirm schaue.

Sie sind elektrisch und magnetisch

Ihre Mitochondrien haben halbleitende Eigenschaften, das heißt, sie können elektrische Ströme unterschiedlicher Stärken leiten. Sie wissen ja bereits, dass der Prozess der Energieproduktion in den Mitochondrien ein elektrischer Prozess ist – und das bedeutet, dass Magneten und elektromagnetische Felder (EMF) Auswirkungen auf Ihre biologischen Prozesse und Ihre Mitochondrien haben.

Diese Erkenntnisse sind nicht gerade neu. Bereits 1962 beobachtete Robert O. Becker, dass Nerven, Kollagen (Bindegewebe) und Knochen halbleitend sind.[3] Im Jahr 1984 veröffentlichte der damalige Leiter des berühmten Karolinska-Instituts in Stockholm ein Fachbuch epischen Ausmaßes mit einem Preis von knapp 1100 Euro über dieses Thema und wurde aufgrund seines Widerspruchs gegen die chemische Betrachtungsweise unseres Körpers prompt gefeuert.

Trotz der tiefgreifenden Durchbrüche in Bezug auf das Verständnis der Mitochondrien in den letzten Jahren ist die genaue Beziehung zwischen EMF und den Mitochondrien noch nicht abschließend erforscht. Doch es gibt bereits zahlreiche Beweise dafür, dass EMF die Mitochondrien beeinflussen. Wussten Sie beispielsweise, dass sich bei Männern, die ihr Mobiltelefon nahe am Intimbereich tragen, die Qualität der Spermien verringert (einschließlich Beweglichkeit und Lebensfähigkeit) und der Testosteronspiegel sinkt? Mobiltelefone produzieren elektromagnetische Felder; und Spermien, die in einer Studie Kontakt mit EMF hatten, enthielten weniger Antioxidantien und wiesen einen Anstieg der freien Radikale um 85 Prozent auf.[4]

Vor dem Hintergrund unseres Wissens über die Beziehung zwischen Antioxidantien, freien Radikalen und der Energieproduktion unserer Zellen ist das wirklich beängstigend. Spermien gehören im Körper von Männern zu den stärksten Energieverbrauchern, denn ihre kleinen Mitochondrien arbeiten mit voller Kraft an der Energieproduktion für das einmalige Wettrennen zur Eizelle. Wenn die EMF des Smartphones schon bei den Spermien dafür sorgen, dass sie nicht überlebensfähig sind – was können sie dann erst mit dem Rest unserer Mitochondrien anrichten?

Die Auswirkungen der elektromagnetischen Felder erstrecken sich beispielsweise auch auf das Myelin, die lebenswichtige Isolierschicht unserer Nerven. Ratten, die im Rahmen einer Studie EMF ausgesetzt wurden, wiesen signifikante Läsionen der Myelinscheiden auf, hatten ein höheres Risiko, an Multipler Sklerose zu erkranken, und zeigten neurologische Probleme.[5] Der Kontakt mit elektromagnetischen Frequenzen lässt außerdem den Blutzuckerspiegel ansteigen.[6] Wie das sein kann? Durch die Lektüre dieses Buchs wissen Sie ja bereits, dass eine Verschlechterung der mitochondrialen Leistungsfähigkeit zu einem höheren Blutzuckerspiegel führt, weil der im Blut enthaltene Zucker nicht so effizient in Energie umgewandelt wird, wenn die Mitochondrien nicht richtig arbeiten. Und was macht der überschüssige Zucker, wenn er nicht von den Mitochondrien verwendet wird, weil sie durch EMF geschädigt wurden? Er verbleibt im Blutkreislauf.

Schützen Sie sich selbst vor elektromagnetischen Feldern, indem Sie Ihr Mobiltelefon nicht in die Hosentasche stecken und beim Telefonieren ein Headset verwenden. Die EMF sind ein weiterer Grund, das Smartphone nachts auszuschalten, den Flugmodus zu aktivieren oder es in ein anderes Zimmer zu legen. Wenn Sie noch einen Schritt weitergehen wollen, können Sie die elektromagnetischen Felder in Ihrem Zuhause durch sogenannte Neutralisierer verringern. Diese werden einfach in die Steckdose gesteckt und senken die chaotischen Strahlungen durch die Verkabelung im Haus, wodurch Sie weniger stark unterschiedlichen elektromagnetischen Feldern ausgesetzt sind.

Sport für ein besseres Gehirn

Dank der folgenden drei Bestandteile Ihres Trainingsplans während der nächsten zwei Wochen können Sie aus Ihrer sportlichen Betätigung bei minimalem (Zeit-)Aufwand den maximalen Nutzen für Ihr Gehirn herausholen: sinnvolle Bewegung, hochintensives Intervalltraining (HIIT) und Krafttraining.

Sinnvolle Bewegung

Es kann Yoga sein, ein Spaziergang, eine Wanderung, eine Fahrradtour oder Tanzen. Kommen Sie einfach in Bewegung, sie muss nicht superschnell sein. Dabei können Sie jeden Tag dasselbe machen oder die Bewegungsarten abwechseln. Die Intensität sollte moderat bleiben, sodass Sie sich dabei locker unterhalten können. Im Idealfall sollte die körperliche Betätigung draußen stattfinden, sodass Sie den Nutzen maximieren und währenddessen noch gesundes Licht aufnehmen, damit neue Nervenzellen und Mitochondrien wachsen können und energetisiert werden.

Gibt es in Ihrer Nähe ein Schwimmbad oder haben Sie vielleicht sogar selbst einen Swimmingpool, dann sollten Sie gelegentlich schwimmen gehen, da dies eine besonders vorteilhafte Form der Bewegung ist. Wenn sich der Körper bis zu den Schultern im Wasser befindet, erhöht allein das den Blutfluss ins Gehirn um 14 Prozent[7] und beim Schwimmen unter Wasser steigert der zusätzliche Wasserdruck den Blutfluss weiter. Außerdem ist das Anhalten der Luft unter Wasser eine einfache Form des intermittierenden Hypoxietrainings, das die Mitochondrienvermehrung stärkt. Wenn Sie besonders mutig oder schon abgehärtet sind, kombinieren Sie alle diese Vorteile mit der kalten Thermogenese und schwimmen in 16 °C kaltem oder noch kälterem Wasser.

Yoga, Pilates und Tai-Chi liefern allesamt die mitochondrialen Vorteile der Bewegung und sorgen durch Bewegungen mit Überkreuzen der Mittellinie des Körpers für zusätzlichen Nutzen für das Gehirn, da hierdurch der BDNF-Spiegel erhöht und die hirnhälftenübergreifende Kommunikation verbessert wird – reines Gehen kann das nicht leisten.

Eine Vibrationsplatte für den Körper (wie etwa die Bulletproof Vibe) hat denselben Effekt wie 20 bis 40 Minuten Sport und erfordert weniger Zeit. Stellen Sie sich 10 Minuten lang darauf (oder machen Sie darauf ein paar einfache Yogaübungen) und regen Sie Ihre Mitochondrien durch die Schwingungen an.

Empfehlung: Bewegen Sie Ihren Körper drei bis fünf Mal pro Woche für jeweils 20 bis 40 Minuten sinnvoll, aber nicht übermäßig anstrengend. Bonuspunkte gibt es für körperliche Betätigung unter freiem Himmel ohne Sonnenbrille, wobei Sie das volle Spektrum natürlichen Lichts aufnehmen.

HIIT-Übung

Gehen Sie nur ein Mal pro Woche nach draußen und laufen Sie 400 Meter, als wäre ein Löwe hinter Ihnen her. Rennen Sie um Ihr Leben, so schnell Sie können! Dann tun Sie etwas, was sich wie Faulenzen anfühlt: Setzen Sie sich für 90 Sekunden auf eine Bank oder besser noch legen Sie sich auf den Rücken. Dadurch hat das Nervensystem (und die Mitochondrien) mehr Zeit, sich vollständig zu erholen – während der Regeneration umherzugehen bedeutet, dass sich das Nervensystem weniger erholt. Wiederholen Sie dann das Ganze. Nur zwei Sprints über 400 Meter einmal pro Woche, gefolgt von jeweils 90 Sekunden Ruhe, sorgen für einen starken Schub des Wachstumsfaktors BDNF. Das ist doch wirklich kinderleicht und es gibt keinen Grund für Ausreden!

Empfehlung: Einmal pro Woche 400 Meter wie verrückt sprinten, dann 90 Sekunden lang auf den Rücken legen. Zwei Durchgänge. Und vergessen Sie nicht, sich nach dem Training den Dreck vom Rücken abzuklopfen! Wenn es nicht anders geht, können Sie dieses Training auch auf einem Laufband oder Ergometer absolvieren.

Krafttraining

Neben der sinnvollen Bewegung und dem HIIT sollten Sie noch eine wöchentliche Einheit Krafttraining einplanen, um den BDNF-Spiegel zu erhöhen und die Mitochondrien zu beanspruchen. An diesem Trainingstag sollten Sie keine Antioxidantien in Form von Nahrungsergänzungsmitteln zu sich nehmen, da leichter Stress für die Mitochondrien gewünscht ist, um sie zu stärken. Um Zeit zu sparen, können Sie das Krafttraining auch direkt nach dem HIIT absolvieren, oder aber Sie lassen sich dazwischen ein paar Tage Zeit, um das Optimum aus der Regeneration herauszuholen. Diese Trainingseinheiten dauern nicht lange, es gibt also auch hierfür keine Ausreden.

Das Workout ist inspiriert durch das Buch *12 Minuten pro Woche* von Dr. Doug McGuff. Folgen Sie den folgenden Anweisungen und führen Sie die fünf Bewegungsabläufe bei jedem Training durch. Wenn Sie mit freien Gewichten keine Erfahrung haben, empfehle ich Ihnen, das Training an Trainingsgeräten mit Gewichten durchzuführen – sollten die Muskeln einmal versagen, ist dieses Training sicherer. Sind die folgenden Bewegungen für Sie neu, schauen Sie sich das Video auf bulletproof.com/headstrong an.

1. Seilzugrudern
2. Brustpresse
3. Latziehen
4. Schulterdrücken
5. Beinpresse

Absolvieren Sie bei jeder Trainingseinheit von jeder Übung nur einen Satz, wobei jeder Satz jedoch bis zum positiven Muskelversagen gehen sollte. Damit ist der Punkt gemeint, an dem sich das Gewicht nicht mehr bewegen lässt, egal wie sehr Sie sich anstrengen, und an dem der Muskel völlig erschöpft ist. Achten Sie darauf, die Bewegungen über den gesamten Satz langsam durchzuführen, also 6 bis 10 Sekunden jeweils für das Heben des Gewichts und 6 bis 10 Sekunden für das Senken. Stoppen Sie während der Bewegung weder oben noch unten, sondern führen Sie die Übung fließend aus. Die verwendeten Gewichte sollten so schwer sein, dass der Punkt des Muskelversagens nach 1,5 bis 2 Minuten erreicht ist. Sollten Sie nach 2 Minuten immer noch weitermachen können, müssen Sie das Gewicht erhöhen. Schaffen Sie weniger als 1 Minute, verringern Sie das Gewicht. Machen Sie zwischen den einzelnen Wiederholungen *keine* Pause, denn der Muskel soll sich nicht einmal eine Sekunde lang entspannen können.

Gehen Sie danach ohne Pause schnellstmöglich zur nächsten Bewegung über und wenn das nicht geht, lassen Sie sich zwischen den Übungen nicht mehr als 2 Minuten Zeit. Jede Trainingseinheit mit allen Übungen sollte etwa 20 Minuten dauern, wenn Sie es richtig machen. Noch einmal: Nur 20 Minuten pro Woche!

Den Schlaf hacken

Dank der Hacks gegen ungesundes Licht und dank des Ernährungsplans werden Sie vermutlich besser schlafen, als Sie es aus den vergangenen Jahren gewohnt sind, aber für den bestmöglichen Schlaf können Sie noch andere Dinge tun. Mit diesen einfachen Tricks helfen Sie den Mitochondrien dabei, über Nacht sauber zu machen, damit Sie morgens ausgeruht aufwachen und den ganzen Tag über leistungsfähig sind.

- Nach 14:00 Uhr nur noch entkoffeinierten Kaffee trinken. Ich liebe Kaffee sehr, aber ich mag überhaupt nicht, was er mit meinem Schlaf macht, wenn ich ihn nach 14:00 Uhr trinke. Wird er zu spät am Tag getrunken, hält das enthaltene Koffein viele Menschen von einem tiefen Schlaf ab – also lassen Sie in den nächsten zwei Wochen den koffeinhaltigen Kaffee oder Cappuccino nach dem Abendessen weg. Entkoffeinierter Kaffee ist in Ordnung, aber achten Sie auf die möglicherweise enthaltenen mitochondrialen Gifte. In den Ländern, in denen es Grenzwerte für Schimmelpilze beim Kaffee gibt, ist bei entkoffeiniertem Kaffee sogar doppelt so viel wie bei koffeinhaltigem erlaubt!

- Kein anstrengendes Workout vor dem Schlafengehen. Das Krafttraining oder HIIT sollten Sie in den zwei Stunden vor dem Zubettgehen besser lassen, denn es sorgt für mehr Energie und hält Sie wach. Die sinnvollen Bewegungen können Sie jedoch jederzeit durchführen. Entspannende Yogaübungen können direkt vor dem Schlafengehen sogar dabei helfen, herunterzufahren.

- Die Schlafenszeit dem Chronotypen anpassen. Auch auf die innere Uhr haben unsere Gene Einfluss. Etwa 15 Prozent der Menschen sind Spätaufsteher, etwa 15 Prozent sind von Natur aus Frühaufsteher, etwa 15 Prozent schlafen generell nicht gut und die restlichen 55 Prozent sind an den normalen täglichen Rhythmus angepasst. Gehören Sie zu den 55 Prozent, gehen Sie spätestens um 23:00 Uhr ins Bett, um den Cortisolanstieg zu vermeiden, der gerne zu dieser Zeit auftritt und Sie vom Schlafen abhält. Dieses vielen Menschen bekannte spätabendliche Munterwerden hat Ihnen vielleicht während des Studiums geholfen, wenn Sie für Prüfungen gelernt haben, aber jetzt beeinträchtigt es Ihre Schlafqualität. Sind Sie eine Lerche oder eine Eule, können Sie die Schlafenszeit um eine Stunde in die entsprechende Richtung verschieben. Neue, auf der Arbeit meines Freundes Dr. Michael Breus (Schlafexperte bei der US-amerikanischen Fernsehsendung *The Dr. Oz Show*) basierende Forschungen haben ergeben, dass es für uns von großer Bedeutung ist, dass die Mitochondrien unserer inneren Uhr folgen. Wenn Sie nicht sicher sind, zu welchem Chronotyp Sie gehören, nutzen Sie den kostenlosen Test auf bulletproof.com/chronotype (nur auf Englisch) oder lesen Sie *Gutes Timing ist alles* von Dr. Breus, was ich Ihnen sehr empfehle.

- Den Schlaf mit Honig hacken. Vor dem Zubettgehen esse ich maximal einen Esslöffel kaltgeschleuderten Honig auf leeren Magen. Während der Nacht nutzt unser Gehirn das Glykogen aus der Leber (die Kohlenhydratvorräte) und durch das Auffüllen dieses Glykogenspeichers mit Honig – der dafür besser geeignet ist als andere Kohlenhydrate – sorgen Sie für einen über Stunden stabilen Blutzuckerspiegel. Ein stabiler Blutzuckerspiegel bedeutet glückliche Mitochondrien, die in der Nacht fleißig arbeiten. Viele Menschen nehmen den Honig gemeinsam mit Brain-Octane-Öl ein, damit das Gehirn Glucose (aus dem Honig) und Fett (die Ketone aus dem Brain-Octane-Öl) verbrennen kann, während sie für maximale Leistungsfähigkeit schlummern.

- In den Flugmodus schalten. Schalten Sie den Flugmodus ein, bevor Sie ins Bett gehen (oder lassen Sie das Smartphone in einem anderen Zimmer liegen). So schützen Sie sich selbst vor EMF, Licht- oder Soundeffekten, die es eventuell während der Nacht produziert. Wenn Sie Angst davor haben, dass Sie nachts niemand erreichen kann, müssen Sie lernen, sich zu entspannen. Ich erteile Ihnen hiermit offiziell die Erlaubnis, Ihr Telefon nachts auszuschalten. Dadurch werden Sie stärker und können potenzielle Notfälle, die Sie in der Nacht verschlafen haben, besser bewältigen. Auch den WLAN-Router sollten Sie nachts ausschalten und sich von der Verbesserung Ihres Schlafs überraschen lassen. Für meinen Router verwende ich eine Zeitschaltuhr, die nachts automatisch seine Stromzufuhr abschaltet.

- Einfach nur atmen. Eine einfache Atemübung vor dem Schlafengehen senkt den Cortisolspiegel und schaltet die Kampf-oder-Flucht-Reaktion aus, damit Sie besser schlafen können. Ihre Mitochondrien können den Unterschied spüren! Die folgenden beiden Atemübungen finde ich persönlich zum Einschlafen sehr hilfreich – so hilfreich, dass ich mich danach kaum noch wach halten kann. Die Übungen sind »Box Breathing« und die Ujjayi-Atmung und Sie können während der nächsten zwei Wochen jeden Abend eine oder auch beide durchführen. Setzen Sie sich für das Box Breathing auf einen Stuhl, beide Füße fest auf dem Boden, die Hände in den Schoß gelegt, oder legen Sie sich im Bett flach auf den Rücken. Schließen Sie die Augen und den Mund, atmen Sie langsam durch die Nase ein und zählen Sie dabei bis vier (oder mehr). Halten Sie dann den Atem genau so lange an (oder so lange, wie Sie eingeatmet haben) und atmen Sie dann durch den Mund ebenso lange aus. Nach dem Ausatmen den Atem ebenso lange anhalten und die Übung mehrmals wiederholen. Eine Videoanleitung finden Sie unter bulletproof.com/headstrong. Die Ujjayi-Atmung wird beim Yoga, Tai-Chi und im Daoismus praktiziert und aufgrund des dabei entstehenden Geräuschs auch als »Meeresrauschen-Atmung« bezeichnet. Sie in Worten zu beschreiben ist schwierig, aber ich gebe mein Bestes – ansonsten können Sie sich auch noch ein Video über die richtige Ujjayi-Atmung unter bulletproof.com/headstrong ansehen. Im Sitzen oder Liegen atmen Sie langsam und tief durch die Nase ein, wobei Sie zuerst den Bauch mit Luft füllen. Während der Einatmung verengen Sie die Kehle, so als würden Sie schnarchen oder die Nase ausschnauben wollen. Das dabei entstehende Geräusch sollte sich wie das Rauschen des Meeres anhören. Sind Ihre Lungen mit Luft gefüllt, atmen Sie auf die gleiche Weise durch die Nase aus und verengen die Kehle, als wollten Sie einen Spiegel anhauchen. Praktizieren Sie vor dem Schlafengehen eine dieser Atemübungen vier Minuten lang und Sie werden anschließend den entspannten Schlaf eines sehr müden Babys schlafen.

Meditation für die Mitochondrien

Ich meditiere seit vielen Jahren und habe dabei sehr viel ausprobiert (unter anderem Meditation mit am Kopf befestigten Sensoren), aber die Hirntuning-Meditation sollte besonders für die Mitochondrien nützlich sein. Deshalb habe ich ein 5000 Jahre altes chinesisches Verfahren aus der Energetischen Medizin ausgesucht, das schon die chinesischen Kaiser schützen sollte. Es lässt sich mit New Life Energy (Neue Lebensenergie) übersetzen und Dr. Barry Morguelan, ein anerkannter Chirurg an der University of Cailfornia, ist einer der zwölf weltweit verbliebenen Großmeister dieser Meditationsmethode. Er entwickelte seine Praxis westlicher Medizin weiter, indem er mehrere Jahre auf einem Berggipfel in China verbrachte, sich dort weiterbildete und Dinge tat, wie ohne T-Shirt im Schnee zu sitzen und den Schnee um sich herum allein durch die Körperwärme zum Schmelzen zu bringen. Das nenne ich mitochondriale Leistungsfähigkeit!

Dr. Morguelan ist einer der mächtigsten Therapeuten für Energetische Medizin, die ich je getroffen habe, und er hat mir persönlich auf vielerlei Weise weitergeholfen. Zudem hat er die Staatshäupter mehrerer Länder behandelt und wird für die großen Veranstaltungen von Anthony Robbins eingeflogen, um Anthonys beeindruckende Energie auf ihrem hohen Niveau zu halten. Um diese besondere Meditation für Sie zu entwerfen, konnte ich mir keinen qualifizierteren Menschen vorstellen.

Das gesamte Training von New Life Energy dient allein dem Zweck, die Mitochondrien zu verbessern und zu steuern, sie mehr Energie produzieren zu lassen und diese Energie kontrollierter einsetzen zu können. Die folgende Meditation ist ein Kernelement dieses Trainings und eines, das von Dr. Morguelan speziell für die mitochondriale Funktion ausgewählt wurde. Es gibt zwar keine klinischen Studien über diese besondere Meditation, aber ich gebe mich mit den 5000 Jahren Beobachtungs- und Anwendungszeitraum der Erschaffer dieser Schule der Energiemedizin zufrieden. Und selbst wenn ich falschliege, ist es immer noch eine unglaubliche Meditation!

Eine Meditation wie die Folgende sollte am besten mit Kopfhörern praktiziert werden, weshalb Sie auf bulletproof.com/headstrong eine Aufzeichnung mit Dr. Morguelan finden (nur auf Englisch verfügbar). Die schriftliche Anleitung folgt hier, aber auch wenn Sie nur wenig Englisch können, sollten Sie unbedingt die Audioversion ausprobieren.

Setzen Sie sich auf einen Stuhl mit einer bequemen Rückenlehne oder legen Sie sich auf den Rücken. Schließen Sie die Augen und stellen oder legen Sie die Beine nebeneinander ab (nicht überkreuzen). Die Hände liegen entspannt auf den Oberschenkeln oder neben dem Körper. Atmen Sie tief ein und nehmen Sie mit dem Atem das gesamte Universum auf. Wissenschaftler haben festgestellt, dass unser Universum flüssig ist und es mit uns auf unzählige noch nicht entdeckte Arten kommuniziert – und auch während wir atmen, ist alles um uns herum in Bewegung, nichts steht still. Genießen Sie also das Erlebnis, einen tiefen Atemzug bis ins Zwerchfell zu nehmen.

Atmen Sie nun tief bis in Ihre Füße ein. Mit der nächsten Atmung stellen Sie fest, dass Sie Ihren Atem wie einen Lichtstrahl durch das Zwerchfell, durch das Becken, durch die Beine und durch die Füße in den Boden schicken können. Genießen Sie dann das Gefühl, dass Sie sich beim Atmen bis in die Erde hinunter entspannen können und dass der Atemstrahl auch wieder von der Erde durch Ihren Körper bis in Ihre Lunge zurückkehren kann. Mit dem nächsten Atemzug atmen Sie noch tiefer ein und folgen dem Weg des Atems wieder nach unten, in den Bauch, in die Beine, in den Boden und noch tiefer in die Erde durch Sedimente, Schiefer- und Gesteinsschichten, in Öl- und Wasseransammlungen.

Sie bemerken, wie Sie Ihrem Atem auf einem Weg folgen können, der sich wie ein Tunnel immer tiefer und tiefer gräbt. Senden Sie den Atemstrahl nach ganz unten und Sie werden bemerken, dass sein Weg tief in die Erde nicht mehr so lange dauert. Mit dem nächsten Atemzug folgen Sie dem Atem, der an Schwung und Stärke gewinnt, und sehen, wie er zu einem Lichtstrahl wird, der durch den Körper hindurch in die Erde und immer tiefer in sie hineinstrahlt, dieses Mal etwa zwei Kilometer nach unten. Beobachten Sie dann, wie er sich umdreht und während der Ausatmung den gesamten Weg zurückkommt.

Während der Lichtstrahl wieder nach oben kommt, wird er immer schneller und schneller, steigt in Ihre Brust, in Ihren Kopf und vielleicht sogar einen halben Meter über Ihren Kopf hinaus. Spüren Sie mit geschlossenen Augen, wie der Strahl über Ihrem Kopf explodiert, und fühlen Sie seine Stärke. Atmen Sie erneut tief ein und schicken den Strahl wieder nach unten, durch den Körper, durch die Beine. Folgen Sie seinem Schwung und seiner Stärke. Sie können Ihrem Atemstrahl jetzt noch weiter folgen, bis zum Mittelpunkt der Erde. Er berührt leicht den Mittelpunkt der Erde, dreht sich wieder um und kommt noch schneller wieder nach oben. Der Strahl kommt schneller und weiter, immer weiter nach oben, bis er durch die Erde in Ihre Füße, in Ihren Körper, in Ihren Kopf gelangt und dann einen bis anderthalb Meter über Ihren Kopf heraustritt. Sie spüren, wie der Strahl mit jedem Atemzug stärker wird und dicker erscheint und golden und platinfarben strahlt.

Während es immer einfacher wird, den Strahl mit der Atmung zu lenken, können Sie seinen Weg durch Ihren Körper in die Erde und bis zu deren Mittelpunkt lenken, und dann durch viele weitere Schichten, bis er schließlich die Erdkruste auf der anderen Seite der Erde durchbricht. Beim Weiteratmen spüren Sie, wie der Strahl ganz einfach vom anderen Ende der Erde wieder durch Ihren Körper in Ihren Kopf zurückkehrt. Bleiben Sie eine Weile sitzen, entspannen Sie sich und atmen in einem angenehmen Tempo, während Sie den Atemstrahl dabei beobachten, wie er am anderen Ende der Erde austritt, dann umkehrt, und wie eine Säule den ganzen Weg durch Ihren Körper zurückkehrt. Die vom Strahl erschaffene Säule erscheint nun auf ihrem Weg immer goldener und platinfarbener.

Auf einem seiner Wege zurück zu Ihnen spüren Sie, wie der Strahl Sie mitnimmt und immer höher in einen unglaublich blauen Himmel hebt. Sie steigen immer höher und höher und bemerken dann, dass Sie einen Bergpfad emporgehen und es Ihnen immer leichter fällt. Je höher und weiter Sie auf dem Pfad voranschreiten, umso leichter fällt es Ihnen. Sie gelangen dann an eine neben dem Pfad stehende alte Holzhütte, die im Sonnenlicht wunderschön aussieht.

In der Umgebung bemerken Sie immer mehr hübsche grüne Weiden, auf denen Bauern arbeiten, und der Duft der Wiesen wird immer stärker. Ihr Blick fällt neben den Pfad, wo Sie den platin-goldenen Strahl sehen, der Sie auf Ihrem Abenteuer unterstützt hat. Er erscheint fast wie ein Schlitten, auf den Sie sich setzen können und mit dem Sie den Berg entlang- und hinunterfahren. Über sich sehen Sie den wunderschönen Ast eines sehr großen

Baums, der fast transparente gelbe Blätter hat, die sich im Wind hin und her bewegen. Eines der Blätter fällt langsam neben Ihnen hinunter auf das hügelige Gras, woraufhin Sie Ihre Handflächen acht Mal aneinanderreiben und sie auf die geschlossenen Augen legen, sich entspannen und alles auf sich wirken lassen. Sie müssen dabei nicht zwingend etwas fühlen. Sie können Wärme spüren oder Kälte oder ein Prickeln, oder auch einfach gar nichts. Alles ist möglich.

Nach etwa einer Minute reiben Sie die Handflächen erneut acht Mal aneinander, um ein wenig Reibungswärme zu erzeugen, und legen dann beide Hände auf die Mitte Ihres Brustkorbs, entweder die Handflächen aneinander (wie in einer Gebetshaltung) oder die Hände übereinander abgelegt. Entspannen Sie sich und atmen Sie ruhig weiter.

Nach etwa einer Minute Entspannung in dieser Position reiben Sie die Handflächen wieder acht Mal aneinander und legen dann beide Hände auf den Bauchnabel, entweder übereinander oder nebeneinander. Genießen Sie die Entspannung, nehmen sie in sich auf und lassen sie durch den gesamten Körper strömen. Vielleicht spüren Sie mit jedem Atemzug etwas anderes oder aber überhaupt nichts. Jeder Atemzug ist anders!

Nach einer Minute mit den Händen auf dem Bauch lächeln Sie zum Abschluss, atmen tief ein, öffnen langsam die Augen und strecken sich. Und freuen Sie sich auf Ihre nächste Chance für Erfolg.

Empfehlung: Praktizieren Sie diese Meditation während des zweiwöchigen Hirntuning-Programms einmal täglich, für die maximale Wirkung am besten mit der Audioversion, die Sie unter bulletproof.com/headstrong finden.

Abkühlen

In den nächsten zwei Wochen machen Sie sich die Kälte zunutze. Stellen Sie Ihren Wasserhahn am Ende des Duschens bis zum Anschlag auf kalt und duschen Sie sich 30 Sekunden kalt ab. Lassen Sie das kalte Wasser insbeson-

dere auf das Gesicht und den Brustkorb prasseln, denn diese beiden Bereiche sind für die Aktivierung der kalten Thermogenese besonders wichtig.
Ich weiß, dass Ihnen das nicht gefallen wird – vor allem im Winter. Das tut
mir leid, aber es ist ja nur für zwei Wochen und den unglaublichen Energieschub durch das kalte Duschen werden Sie *definitiv* mögen. Am besten
duschen Sie jeden Tag kalt, aber falls Sie nicht täglich duschen oder noch
eine Stufe weitergehen möchten, probieren Sie aus, Ihr Gesicht so lange, wie
Sie können, in eine Schüssel oder ein Waschbecken mit Eiswasser zu halten.
Anfangs halten Sie vielleicht nur 10 Sekunden durch, aber das ist in Ordnung, denn darauf können Sie aufbauen. Am Ende der zwei Wochen sind
Sie in der Lage, es so lange auszuhalten, wie Sie die Luft anhalten können.
Auch eine Möglichkeit, die intermittierende Hypoxie und die kalte Ther-
mogenese gleichzeitig durchzuführen!

Eine einfache Methode ist, einen flachen Topf oder eine Schüssel mit
Wasser zu füllen und in den Gefrierschrank zu stellen. Ist das Wasser zu
Eis gefroren, die Schüssel aus dem Gefrierschrank holen, Wasser auf das
Eis gießen und verrühren, um es abzukühlen. Dann die Luft anhalten und
das Gesicht so lange in die Schüssel halten, bis Sie die Kälte nicht mehr
aushalten können.

Die optimale Wassertemperatur beträgt unter 10 °C, da die Hauttem-
peratur am besten 10 bis 13 °C erreichen soll. Verwenden Sie zur Bestim-
mung der richtigen Temperatur ein Thermometer, bis Sie die Temperatur
auch ohne gut einschätzen können. Ich habe mir einen Schnorchel besorgt,
damit ich mein Gesicht bis zu 5 Minuten im Eiswasser lassen kann. Diese
Form der kalten Thermogenese ist einerseits energetisierend, andererseits
aber auch sehr entspannend. Wenn Sie sie jeden Abend vor dem Schlafengehen durchführen, senkt das Ihre Körpertemperatur und Sie schlafen
schneller ein und schlafen tiefer. Als ich vor einigen Jahren damit anfing,
diese Methode auszuprobieren, bemerkte ich innerhalb einer Woche starke
Veränderungen.

Das sind wirklich viele Informationen auf einmal und deshalb finden
Sie im Folgenden eine Liste, um sicherzustellen, dass Sie beim Hirntuning

keine der Lebensstiländerungen vergessen. Zudem habe ich eine einseitige Liste mit einem Wochenplan für Sie erstellt, die Sie kostenlos unter bulletproof.com/headstrong herunterladen können (allerdings nur auf Englisch).

Einmalige Tätigkeiten

- Für das richtige Licht sorgen
- Schlafhöhle einrichten
- Technische Geräte optimieren
- In getönte Brillengläser investieren

Täglich

Einmal am Tag
- Kalte Dusche oder Eisbad für das Gesicht
- Mitochondrienmeditation
- Sinnvolle Bewegung

Morgens
- Natürliches Sonnenlicht tanken, mindestens 10 Minuten

Nachmittags
- Natürliches Sonnenlicht oder violettes Licht tanken
- Nach 14:00 Uhr nur noch entkoffeinierten Kaffee trinken

Abends
- 1 EL kaltgeschleuderten Honig essen
- 2 Stunden vor dem Zubettgehen das Licht dimmen oder Kerzen anzünden
- Eine Atemübung durchführen

- WLAN und Router abschalten
- Smartphone auf Flugmodus stellen
- Spätestens um 23:00 Uhr ins Bett gehen (vgl. Chronotypen Seite 315)

Einmal in der Woche

- HIIT-Einheit (nicht in den 2 Stunden vor dem Zubettgehen)
- Krafttraining (nicht in den 2 Stunden vor dem Zubettgehen)
- Freuen Sie sich schon darauf, dass die nächsten zwei Wochen die energiegeladensten und produktivsten Wochen Ihres Lebens sein werden? Sobald Sie spüren, wie gut sich das anfühlt, wird es Ihnen schwerfallen, wieder in den vorherigen »Normalzustand« zurückzukehren – und das müssen Sie auch nicht. Ich lebe seit Jahren nach diesem Programm und habe keinerlei Absicht, mein Gehirn wieder verschwommen und vergesslich werden zu lassen. Ich hoffe, dass Sie es so machen wie ich, um mit Hirntuning für immer fit im Kopf zu bleiben.

NAHRUNGSERGÄNZUNG FÜRS HIRNTUNING

Es ist nicht unbedingt notwendig, für stärkere Mitochondrien Nahrungsergänzungsmittel einzunehmen, aber einige Mittelchen können mehr bewirken, als ohne sie möglich ist, und andere können Ihnen dabei helfen,
bestimmte Hindernisse zu überwinden, die Ihre Mitochondrien von ma-
ximaler Leistung abhalten. Sollten Sie bereits an den Symptomen eines
Rückgangs der mitochondrialen Leistung leiden, sind diese Nahrungsergänzungsmittel jedoch genau das Richtige, um Sie schnell wieder auf Spur
zu bringen.

Ich selbst bin dafür bekannt, dass ich zur Steigerung meiner Energie
und Leistungsfähigkeit jeden Tag Dutzende Nahrungsergänzungsmittel
einnehme – aber ich betrachte mich als professionellen Biohacker und habe
das erklärte Ziel, 180 Jahre alt zu werden. Ob ich das schaffe, kann ich Ihnen erst in 137 Jahren sagen, aber bis dahin tue ich, was in meiner Macht

steht, damit meine Mitochondrien maximal leistungsfähig sind und bleiben. Einige dieser Nahrungsergänzungsmittel haben mir dabei geholfen, die grenzenlose Energie zu finden, nach der ich so lange gesucht habe, und sie haben mein Leben definitiv verändert.

Die Grundlage für die von mir zusammengestellte Liste der wichtigsten Nahrungsergänzungsmittel, die Ihre Leistungsfähigkeit unglaublich steigern werden, bilden alle meine Selbstversuche. Ich persönlich empfehle Ihnen, sie während des zweiwöchigen Hirntuning-Programms und auch anschließend weiterhin einzunehmen. Ausgeklügelte Rennwagen erfordern mehr Wartung und besseren Treibstoff als der uralte Kombi Ihres Onkels. Ich fahre zwar nur einen Pick-up, aber meine Mitochondrien sind hochleistungsfähige Rennmaschinen, die ich entsprechend pflege.

Hinweis: Die meisten Nahrungsergänzungsmittel können Sie online bestellen oder in einem Sportgeschäft vor Ort beziehen, das auch Nahrungsergänzung verkauft. Einige der Mittel sind sehr speziell, andere habe ich im Laufe der letzten 15 Jahre selbst entwickelt, um meine biologischen Prozesse in die richtige Richtung zu lenken. Ich habe viel kreative Energie eingesetzt, um die von mir unbedingt benötigten Dinge zu entwickeln, die ich sonst nirgendwo bekommen konnte. Nun können Sie entscheiden, was davon für Sie das Richtige ist.

Auch wenn ich empfehle, während des Hirntuning-Programms alle der folgenden Nahrungsergänzungsmittel zu nehmen, habe ich sie basierend auf Kosten, Wirkung und der Schnelligkeit, mit der die Mitochondrien darauf ansprechen, in drei Kategorien aufgeteilt.

Ergänzungsmittel mit geringer Sofortwirkung

Am ersten Tag der Einnahme werden Sie keinen spürbaren Energieschub feststellen, aber der langfristige Nutzen dieser Mittel ist die recht geringen Kosten wert.

Koffein

Koffein (nicht nur Kaffee) wirkt energiesteigernd und verbessert die kognitiven Fähigkeiten. Da es Entzündungen im Gehirn hemmt, kann es dabei helfen, den kognitiven Abbau zu mildern und das Alzheimerrisiko zu verringern.[8] Professor Gregory Freund von der University of Illinois sagt über seine Forschung: »Wir haben ein neues Signal entdeckt, das die mit neurodegenerativen Erkrankungen im Zusammenhang stehenden Entzündungen im Gehirn aktiviert, und es scheint, als würde Koffein dessen Aktivität hemmen.«[9] Bei gesunden Menschen steigert Koffein außerdem die Insulinsensitivität,[10, 11] die für langfristige Energie äußerst wichtig ist.

Allerdings gibt es ein paar Menschen, die Koffein aufgrund ihrer genetischen Voraussetzungen nur langsam verarbeiten können. Sollten Sie zu dieser Gruppe zählen, fühlen Sie sich nach dem Verzehr von Koffein in jeglicher Form (Limonade, Schokolade, Tee, Kaffee) furchtbar. In diesem Fall ist es am besten, Koffein vollständig zu meiden.

Natürlich können Sie Koffein auch in Tablettenform zu sich nehmen, aber ich bleibe lieber bei der herkömmlichen Darreichungsform: als heißes, schwarzes Getränk.

Empfohlene Dosis: 1 bis 5 Tassen täglich
Form: Kaffee
Tageszeit: vor 14:00 Uhr

Coenzym Q$_{10}$

Dieses Antioxidans wird in den Membranen der Mitochondrien produziert und seine Aufgabe ist es, Elektronen in die innere Mitochondrienmembran zu transportieren, wo es dann zur Erzeugung von Energie oxidiert wird und vor oxidativem Stress schützt.[12] Es hilft den Mitochondrien also dabei, effizienter Energie zu produzieren, und schützt gleichzeitig vor dem durch die Energieproduktion verursachten oxidativen Stress.

Empfohlene Dosis: 30 bis 100 Milligramm täglich
Tageszeit: für die beste Aufnahme mit dem Bulletproof Coffee oder einer anderen Fettquelle einnehmen

Verzweigtkettige Aminosäuren (Branched-Chain Amino Acids, BCAA)

Nahrungsergänzungsmittel mit verzweigtkettigen Aminosäuren enthalten die Aminosäuren Isoleucin, Leucin und Valin. Diese Aminosäuren erhöhen das mTOR, welches dabei hilft, Entzündungen in den Griff zu bekommen, das Zellwachstum fördert und den Zelltod verhindert. Verzweigtkettige Aminosäuren unterdrücken außerdem das Cortisol und helfen so noch stärker, Entzündungen zu bekämpfen. Darüber hinaus können sie sich in den Citratzyklus einbringen, um für mehr Energie zu sorgen.

Problematisch bei den meisten BCAA-Ergänzungsmitteln ist jedoch, dass das BCAA-Pulver fürchterlich bitter schmeckt und sich nicht gut in Wasser auflöst, weshalb viele Hersteller künstliche Süßungsmittel und lösende Substanzen hinzufügen. Hände weg von Produkten, die künstliche Süßungsmittel wie Aspartam, Acesulfam-K und/oder Sucralose (E 955) enthalten! Die besten Süßungsmittel sind Xylit, Erythrit und Stevia, die besten lösenden Substanzen sind Sonnenblumenlecithin und Sojalecithin (bio, gentechnikfrei). Wenn Sie keine Süßungsmittel mögen (oder masochistisch veranlagt sind), können Sie auch nichtaromatisiertes BCAA-Pulver trinken.

Empfohlene Dosis: 5 g täglich

Tageszeit: vor, während oder direkt nach sportlicher Betätigung

Vitamin B_{12} und Folinsäure

Warum ich diese zwei Nahrungsergänzungen zusammen aufzähle? Weil sie untrennbar miteinander verbunden sind. Vitamin B_{12} kann vor Demenz schützen, die Immunfunktion steigern, die Nerven pflegen und die Neubildung von Zellen unterstützen, aber viele Menschen leiden unter einem Vitamin-B_{12}-Mangel. Das Gehirn benötigt Vitamin B_{12}, um gedeihen zu können. Ein Folatmangel kann ebenfalls zu geistigen Problemen führen, auch wenn der Mangel an Vitamin B_{12} aller Wahrscheinlichkeit nach ein größeres Problem darstellt. Für die geistige Funktionsfähigkeit sind jedoch beide erforderlich und ein Mangel einer Substanz führt zu einem Mangel der anderen. Allerdings kann Folat einen B_{12}-Mangel nicht beheben und der Versuch, einen Vitamin-B_{12}-Mangel mit Folat zu behandeln, kann zu permanenten Hirnschäden führen. Deshalb nehme ich beides zusammen ein.

Weshalb hier Folinsäure erwähnt wird und nicht Folsäure? Weil Folinsäure die aktive Form der Folsäure im Stoffwechsel ist, für die keine Umwandlung durch Enzyme erforderlich ist. Etwa ein Drittel der Bevölkerung besitzt nicht die Gene, die das Verarbeiten von Folsäure ermöglichen, weshalb sie sich im Blut ansammelt und den Zellstoffwechsel stört. Deshalb empfehle ich stets, Folinsäure einzunehmen und nicht Folsäure.

Es gibt drei Formen von Vitamin B_{12}, wobei die am häufigsten in Nahrungsergänzungsmitteln verwendete Form, das Cyanocobalamin, für viele Menschen nicht das Richtige ist. Bei der Folsäure funktioniert die am häufigsten verkaufte Form bei zwei Dritteln der Menschen gut, beim letzten Drittel sammelt sie sich jedoch zu einer giftigen Menge an. Daher empfehle ich die im Folgenden angegebenen besonderen Formen von Vitamin B_{12} und Folat.

> **Empfohlene B12-Dosis:** > 5 Milligramm Methylcobalamin oder Hydroxocobalamin (auch Hydroxycobalamin) täglich
> **Empfohlene Folatdosis:** > 800 Mikrogramm Methyltetrahydrofolat (5-MTHF) oder Folinsäure täglich (*keine* Folsäure)
> **Tageszeit:** egal, aber die Einnahme erfolgt sublingual (also unter der Zunge), weshalb Sie eine Weile daran lutschen müssen

Magnesium

Magnesium ist im Körper an über 300 enzymatischen Prozessen beteiligt – einschließlich derer, die zur ATP-Produktion gehören. Es kann sogar die Auswirkungen von Stress auf das Gehirn umkehren und daher das Gedächtnis und die kognitive Funktion verbessern. Zu wenig Magnesium bedeutet zu wenig Hirnenergie, also ein ernsthaftes Problem. Weitere Symptome eines Magnesiummangels sind Herzrhythmusstörungen, Herzrasen, Kopfschmerzen, Muskelkrämpfe, Übelkeit, metabolisches Syndrom und Migräne. (Sie haben vermutlich schon erkannt, dass all diese Symptome mit der Funktion der Mitochondrien in Verbindung stehen!) Es wird außerdem mit Herz-Kreislauf-Erkrankungen, Diabetes, Asthma, Angststörungen und PMS in Verbindung gebracht.

Bedauerlicherweise nehmen 68 Prozent der Amerikaner weniger als die bereits niedrige empfohlene Tageszufuhr der US-Regierung auf.[13] In Deutschland leiden Schätzungen zufolge zwischen 15 und 40 Prozent der Bevölkerung an einem Magnesiummangel. Aufgrund der ausgelaugten Böden und schlechter Bewirtschaftung ist es nahezu unmöglich, über die Ernährung ausreichend Magnesium aufzunehmen. Da es ein erschwingliches Nahrungsergänzungsmittel ist, das vom Körper in so vielen Bereichen benötigt wird, spricht nichts gegen seine Einnahme.

An anderer Stelle habe ich bereits empfohlen, Magnesium für einen besseren Schlaf abends einzunehmen. Das mache ich persönlich immer noch, da es mir bei der Entspannung hilft.

Magnesium ist allerdings ein Mineral, dessen Spiegel sich im Laufe des Tages mit der inneren Uhr verändert. Der natürliche Höchststand wird gegen Mittag erreicht und einer Studie der Cambridge University zufolge steuert Magnesium im Verlauf des Tageszyklus die Zellenergie und hilft dabei, die innere Uhr einzustellen. Vereinfacht gesagt: Je mehr Magnesium Ihnen tagsüber zur Verfügung steht, desto mehr ATP und Energie haben Sie und desto besser wird Ihr Schlaf![14] Ich bin dazu übergegangen, morgens zum Kaffee Magnesium einzunehmen und abends eine weitere kleine Dosis zum Schlafen.

Empfohlene Dosis: 600 bis 800 Milligramm täglich
Formen: Citrat, Malat, Glycinat, Threonat/L-Threonat oder Orotat
Tageszeit: hauptsächlich morgens, bei Bedarf eine geringe Dosis am Abend für besseren Schlaf

Vitamin D_3

Vitamin D_3 ist ein den meisten Menschen bekanntes Vitamin und eines, dessen Einnahme ich aufgrund seiner vielen positiven Auswirkungen auf den Körper schon seit Langem empfehle. Es beeinflusst über 1000 unterschiedliche Gene, kann sogar den Testosteronspiegel leicht anheben,[15] hilft bei der Produktion des menschlichen Wachstumshormons,[16] steuert die Immunfunktion und lindert Entzündungen. Dass es eines der wenigen Vitamine ist, die wir selbst durch einfaches Sitzen in der Sonne produzieren können, ist kein Zufall. Dr. Stephanie Seneff, Forschungsleiterin am MIT, erklärte mir in einem Interview, dass das durch Sonnenlicht produzierte Vitamin D_3 allen anderen Formen überlegen ist, weil das UV-Licht das Vitamin D_3 in unserem System sulfatiert und somit aktiviert.

Im Jahr 2014 veröffentlichten meine Nachbarn am British Columbia Children's Hospital in Vancouver eine Studie über Vitamin D_3 und Mitochondrien, in der sie demonstrierten, dass »die Behandlung eines Vitamin-D_3-Mangels zu einer Verbesserung der mitochondrialen Funktion führen kann. Zwischen Vitamin D und den Mitochondrien des menschlichen Muskelgewebes besteht eine Verbindung«.[17]

Also, ab in die Sonne und zusätzliches Vitamin D_3 einnehmen! In Verbindung mit Vitamin K_2 und Vitamin A funktioniert das Ganze noch besser.

> **Empfohlene Dosis:** 5000 I. E. täglich für Erwachsene, 1000 I. E. pro 12 Kilogramm Körpergewicht täglich für Kinder, plus 20 Minuten direktes Sonnenlicht auf ungeschützte Haut täglich ohne Sonnenbrille oder 10 Minuten UV-B-Bräunungslampe täglich (Hinweis: UV-B-Bräunungslampen führen nicht wie UV-A-Lampen zu Bräunungsschäden)
> **Form:** D_3
> **Tageszeit:** morgens

Mittelfristig wirkende Ergänzungsmittel

Die Wirkung dieser Ergänzungsmittel nimmt mit der Zeit zu. Am ersten Tag werden Sie vermutlich nicht viel spüren, aber der enorme Anstieg der Energie wird nicht lange auf sich warten lassen.

Kokos-Aktivkohle

Aktivkohle ist eine Form der Kohle, die eine riesige Oberfläche und eine starke negative Ladung hat. Sie wird seit Tausenden von Jahren angewendet und kommt bei Vergiftungen auch heute noch in Notfallambulanzen zum Einsatz. Aktivkohle verbindet sich mit Chemikalien, deren Moleküle positiv geladen sind, beispielsweise Aflatoxin und anderen polaren Mykotoxinen und gebräuchlichen Pestiziden. Sobald die Chemikalien an die Aktivkohle gebunden sind, können sie normal über den Darm ausgeschieden werden. Allerdings empfehle ich, nach der Einnahme von anderen Ergänzungsmitteln oder Medikamenten eine Stunde mit der Aktivkohle zu warten, da sie sonst auch diese an sich bindet.

Es ist immer eine gute Idee, Giftstoffe zu beseitigen, die direkt die mitochondriale Atmung hemmen. Wenn ich bemerke, dass ich etwas gegessen habe, das meine mitochondriale Funktion verlangsamt, nehme ich sofort Aktivkohle ein – und fühle mich schon kurz danach besser. Auch bei meinen Kindern wirkt Aktivkohle Wunder, wenn sie sich nach dem Essen merkwürdig fühlen oder verhalten.

Empfohlene Dosis: 1 bis 4 Kapseln täglich, nicht gleichzeitig mit Medikamenten einnehmen

Tageszeit: vor dem Zubettgehen, um Giftstoffe zu binden, die sich auf die Mitochondrien auswirken

Schleichwerbung: Ich lasse eine besondere Form der Aktivkohle namens Bulletproof Upgraded Coconut Charcoal herstellen, die eine besonders kleine Teilchengröße aufweist und bei deren Verarbeitung Schwermetalle entfernt werden. Sie ist außerdem ökologisch nachhaltig und wird aus reinen Kokosnussschalen hergestellt.

Warnhinweis: Aktivkohle kann Verstopfung verursachen. Das sollte allerdings nicht passieren, wenn Sie sich an den Hirntuning-Ernährungsplan halten.

Kreatin

Kreatin gilt im Kraftsport seit Jahrzehnten fast schon als Grundnahrungsmittel, aber die Jungs in der Muckibude wissen wahrscheinlich nicht, dass seine Wirkung auf der Steigerung der ATP-Produktion in den Mitochondrien beruht – und das gibt den Muskeln den Extraschub an Energie. Zudem nützt Kreatin auch dem Gehirn, wie eine Studie ergab, bei der Ergänzungsmittel mit Kreatin für eine signifikante Steigerung des Arbeitsgedächtnisses und der Intelligenz sorgten.[18] Beim Hirntuning verwenden wir Kreatin nicht, um unsere Muskeln aufzupumpen, sondern um unsere Mitochondrien besser arbeiten zu lassen.

Bei der Nahrungsergänzung mit Kreatin gibt es mehrere Möglichkeiten, von denen die übliche und am besten erforschte Form das Kreatin-Monohydrat ist. Sobald Sie eine ausreichend hohe Konzentration in Ihren Muskeln aufgebaut haben, ist es sehr effektiv. Für diesen Aufbau haben Sie zwei Möglichkeiten:

- Täglich 5 Gramm einnehmen und einen Monat auf die Wirkung warten.
- Eine »Aufbauphase«, in der Sie eine Woche lang 20 Gramm täglich einnehmen (vier Dosen à 5 Gramm) und anschließend 5 Gramm täglich für den Erhalt.

Für das zweiwöchige Hirntuning-Programm empfehle ich die Aufbauphase, damit Sie die Wirkung des Kreatins sofort spüren können. Achten Sie darauf, dass Sie dabei *jede Menge* Wasser trinken. Kreatin erhöht die Hydrierung der Muskeln, weshalb Sie mehr Wasser als üblich trinken sollten, damit auch der restliche Körper noch ausreichend hydriert wird. Während der Aufbauphase kann es durch die Dehydrierung durchaus zu leichtem Kopfschmerz und einem Gefühl des Aufgeblähtseins kommen. Nach Ende der Aufbauphase, wenn die Dosierung verringert wird, sollten diese Symptome jedoch verschwinden.

Wird Kreatin zusammen mit einer winzigen Menge Glucose aufgenommen, gelangt es besser in die Muskeln. Da wirklich nicht viel Glucose nötig ist, empfehle ich einen Viertel Teelöffel kaltgeschleuderten Honig.

Empfohlene Dosis: eine Woche lang 20 Gramm täglich (vier Mal 5 Gramm über den Tag verteilt), anschließend 5 Gramm täglich für den Erhalt
Tageszeit: während der Aufbauphase über den Tag verteilt, anschließend morgens
Warnhinweis: Bei Nierenproblemen die Einnahme von Kreatin vorher mit Ihrem Arzt besprechen!

Krillöl

Krillöl steckt voller DHA, EPA und Astaxanthin und hilft dabei, Entzündungen zu bekämpfen und die Gehirnstruktur zu erhalten, und es unterstützt die freie Kommunikation der Nervenzellen im Gehirn. Dank der besseren Kommunikation im Nervensystem werden Sie klüger, schneller und stärker. Krillöl ist deshalb so besonders, weil es vom Gehirn direkt ohne die bei normalem Fischöl erforderliche zusätzliche Verarbeitung aufgenommen wird. Darüber hinaus enthält es etwa 48 Prozent mehr Antioxidantien als Fischöl.

Astaxanthin ist für die Rotfärbung von Lachs verantwortlich und hat besondere Auswirkungen auf die Mitochondrien, denn es schützt sie vor oxidativem Stress und hält ein hohes Membranpotenzial in den Mitochondrien aufrecht. Kurz gesagt sorgt es für widerstandsfähige und kräftige Mitochondrien.[19]

Bonuspunkte gibt es für die Einnahme von Krillöl gemeinsam mit Gamma-Linolensäure (GLA) aus Borretschöl oder Nachtkerzenöl, da GLA in Verbindung mit Krill die Zellmembranen stärkt.

> **Empfohlene Dosis:** 1000 Milligramm täglich
> **Tageszeit:** für die beste Aufnahme mit Bulletproof Coffee oder einer fettreichen Mahlzeit aufnehmen

Polyphenolmischung

Erst seit Kurzem ist bekannt, dass unser Körper Polyphenole zur Melaninproduktion verwendet, wodurch Wasser in Energie und Sauerstoff verwandelt wird und so direkten Nutzen für die Mitochondrien hat. Diese aufregende Entdeckung mag eine Erklärung dafür sein, weshalb die Bausteine des Melanins – die Polyphenole – so wichtig sind. Zudem füttern Polyphenole die gesunden Darmbakterien, die häufiger bei schlanken Menschen vorkommen (und die man nicht als Nahrungsergänzung kaufen kann), und schützen die Mitochondrien vor oxidativem Stress. Sie sehen, dass Polyphenole wirklich eine weitreichende Wirkung haben!

Dr. Barry Sears, Autor der bekannten Sears-Diät, ist der Ansicht, dass wir mindestens 2000 Milligramm Polyphenole täglich zu uns nehmen sollten. Studien hingegen zeigen, dass die Menschen üblicherweise zwischen 100 und 1000 Milligramm täglich zu sich nehmen[20] – ein riesiger Unterschied. Da unterschiedliche Polyphenole außerdem unterschiedliche Wirkungen haben, sollten Sie die Menge nicht nur erhöhen, sondern auch auf eine große Vielfalt achten. In essbaren Nahrungsmitteln befinden sich mehrere Hundert Arten an Polyphenolen und Tausende mehr in Dingen, die wir nicht essen können.

Sie wissen ja bereits, dass Kaffee in der westlichen Ernährung die größte Polyphenolquelle darstellt, allerdings empfehle ich die Zubereitung mit einem Metallfilter anstelle von Papierfiltern, da so die Polyphenolmenge nicht verringert wird und die entzündungshemmenden Kaffeeöle im Kaffee verbleiben. Der Nutzen von Kaffee (sogar von entkoffeiniertem) ist in unzähligen online verfügbaren Studien nachgewiesen und meiner Meinung nach sind die Polyphenole und das Melanin der gemeinsame Hauptgrund für diese Ergebnisse.

Studien zufolge ist der Nutzen von Kaffee bei fünf Tassen täglich am höchsten, egal ob entkoffeiniert oder nicht. Die Menge der Polyphenole liegt – abhängig von der Zubereitungsmethode – bei 200 bis 550 Milligramm pro Portion. Grüner Tee enthält ebenfalls Polyphenole, aber nur etwa 100 bis 120 Milligramm pro Portion, und außerdem handelt es sich um andere Polyphenole.[21] Schokolade enthält noch weniger Polyphenole und Rotwein noch weniger als Schokolade. Sollten Sie es so machen wie ich und ein bis zwei Tassen koffeinhaltigen Kaffee und drei Tassen entkoffeinierten Kaffee täglich trinken, nehmen Sie zwar ausreichend Polyphenole auf, aber es mangelt an ihrer Vielfalt.

Nach viel Forschungsarbeit und der sorgfältigen Entwicklung der Hirntuning-Ernährung, die reichlich dunkelblaue, rote, violette und grüne

Nahrungsmittel enthält, bin ich zu dem Schluss gekommen, dass es unwahrscheinlich ist, die wirksamste Dosis einer breiten Vielfalt an Polyphenolen allein über die Ernährung aufzunehmen. Die fettreiche Ernährung mit viel Gemüse ergänze ich daher mit einer Polyphenolmischung aus einem breiten Spektrum, von Anthocyanen aus Sauerkirschen (zum Schutz der Nervenzellen)[22], Polyphenolen aus Granatäpfeln, Traubenschalen und Resveratrol über Polyphenole aus Heidelbeeren und Waldheidelbeeren bis hin zu Grüntee-Extrakt und Pterostilbenen. Außerdem nehme ich 200 Milligramm Kaffeebeeren-Extrakt ein (*nicht* aus der grünen Kaffeebohne!), da es eine komplexe Mischung aus Polyphenolen enthält, die in klinischen Studien nachweislich den BDNF-Spiegel im Blut erhöht hat. Dieses Extrakt ist auch die Grundlage des Nahrungsergänzungsmittels NeuroMaster, das die Neurogenese und die Neuroplastizität unterstützt.

Empfohlene Dosis: So nehmen Sie mindestens 1 Gramm Polyphenole täglich auf (noch besser sind 2 Gramm):

2 bis 5 Tassen Kaffee täglich trinken (schimmelfrei, um die Mitochondrien nicht zu schädigen) und/oder 2 bis 6 Tassen grünen Tee

1 bis 2 Portionen Bitterschokolade

Wenn möglich 100 bis 300 Milligramm Grüntee-Extrakt und 100 Milligramm Ergänzung mit Resveratrol oder die oben erwähnten Polyphenol-Ergänzungen mit breitem Spektrum. Darüber hinaus ist eine spezielle Hirntuning-Formel erhältlich, die die oben genannten Polyphenolarten vereint.

Tageszeit: jederzeit

Sprossenextrakt

Einige Pflanzen enthalten sehr nützliche chemische Stoffe, wenn sie zu keimen und zu sprießen beginnen, und wir können sie uns in Form von Nahrungsergänzungsmitteln zunutze machen. In Brokkolisprossen kommt beispielsweise ein chemischer Stoff namens Sulforaphan vor, der die Entgiftungsenzyme in der Leber aktiviert und die innere Mitochondrienmembran schützt.[23] Dieses Ergänzungsmittel nehme ich täglich ein.

Das einzige Problem beim online erhältlichen Sulforaphan ist, dass es durch nicht sehr häufig vorkommende Darmbakterien aktiviert werden muss, weshalb ein Nutzen nicht sehr wahrscheinlich ist. Kaufen Sie daher lieber bereits enzymaktiviertes Sulforaphan oder essen Sie ein Radieschen oder ein Stück rohes Gemüse aus der Gattung der Kreuzblütler (beispielsweise ein Stück Brokkolistrunk) dazu, damit Sie die richtigen lebendigen Enzyme im Darm haben, um das Ergänzungsmittel aktivieren zu können. Aus demselben Grund esse ich bei Brokkoli immer ein kleines Stückchen roh und deshalb garnieren wir die Teller in unserem Bulletproof-Coffee-Café auch immer mit Radieschen.

> **Empfohlene Dosis:** 10 Milligramm Sulforaphan täglich mit einem Stück rohem Kreuzblütlergemüse oder rohen Brokkolisprossen oder als enzymaktiviertes Ergänzungsmittel
> **Tageszeit:** jederzeit, auf leeren Magen

Sofort wirksame Nahrungsergänzungsmittel

Diese Nahrungsergänzungsmittel sind für die Mitochondrien am wirkungsstärksten. Nehmen Sie sie, wenn Sie maximale Energie benötigen, um Ihr volles Potenzial zu erreichen.

KetoPrime

In Kapitel 2 haben Sie erfahren, wie der Citratzyklus Glucose oder Ketone aus Fett aufnimmt, ihre Elektronen für die Herstellung von ATP entfernt und dann den Prozess von vorne beginnt. Kommt es an *irgendeiner* Stelle des Citratzyklus zu einem Problem, wird der letzte Schritt nicht erreicht und Sie haben weniger Energie. Das für den letzten Schritt benötigte Molekül ist Oxalessigsäure und bei einem Überschuss davon kann der Körper ATP leichter herstellen. Dieses einzigartige Molekül ist tatsächlich eine Art Keton, das vorhanden sein muss, damit der Körper die durch eine kohlenhydratarme Ernährung oder durch Brain-Octane-Öl vorhandenen Ketone verwenden kann.

Problematisch ist, dass Oxalessigsäure instabil ist, weshalb sie bis vor Kurzem nicht als Nahrungsergänzungsmittel angeboten werden konnte. KetoPrime ist eine neue, stabilisierte Form der Oxalessigsäure und hat starke Auswirkungen auf die Energie. Es gibt sie als Lutschtablette mit Kofaktoren, die dafür sorgen, dass die Oxalessigsäure in den Mitochondrien ihre Wirkung entfalten kann. Die KetoPrime-Formel ahmt die Auswirkungen einer Kalorieneinschränkung auf die Mitochondrien nach und kommuniziert den Genen so, dass Sie länger leben wollen.[24] Zudem lässt sie den Ausgangsstoff NAD ansteigen, den die Mitochondrien zur Produktion von mehr Energie benötigen und der das Gehirn vor zu viel Glutamat schützt, indem er es in Treibstoff für die Nervenzellen umwandelt.[25] In Tierstudien hat sich Oxalessigsäure beim Schutz des Gehirns vor Glutamat als wirksamer erwiesen als andere Ergänzungsmittel[26] und weitere Studien ergaben, dass es die Mitochondrien vor Umweltgiften und freien Radikalen schützt.[27]

KetoPrime gehört zu den kraftvollsten Verstärkern der mitochondrialen Leistung, die ich je entdeckt habe. Es fördert die Pumpen im Citratzyklus und kann aufgrund dessen, dass es wasserlöslich ist, direkt ins Gehirn gelangen.[28] Eine gesteigerte mitochondriale Funktion ist überall im Körper hilfreich, insbesondere bevor Migräneanfälle oder PMS beginnen können.

Empfohlene Dosis: 100 Milligramm sublingual, je nach Bedarf einmal oder mehrmals täglich (bis zu zehnmal täglich)

Tageszeit: Vor dem Sport oder immer dann, wenn Sie physische Symptome einer mitochondrialen Dysfunktion spüren (Kopfschmerzen, Müdigkeit, Brain Fog,

Schwäche, angestrengte/übermüdete Augen etc.). Da es den Mitochondrien bei ihrer nächtlichen Arbeit hilft, kann es auch vor dem Zubettgehen eingenommen werden. Nach der Einnahme sollten Sie jedoch die Zähne putzen, denn KetoPrime enthält Vitamin C, das nicht die ganze Nacht über auf dem Zahnschmelz verbleiben sollte.

Glutathion

Glutathion ist das Hauptantioxidans in der Leber, wirkt sich aber auch auf jede andere Zelle im Körper aus. Mitochondriales Glutathion gilt sogar als »wichtiges Überlebens-Antioxidans«,[29] denn es schützt vor oxidativem Stress und Schäden durch Schwermetalle und unterstützt die Leberenzyme beim Abbau von Schimmelpilzgiften und Schwermetallen. In den Mitochondrien hemmt es außerdem die durch freie Radikale verursachten Schäden, die sonst zu Zellschäden oder zum Zelltod führen könnten.

Normales Glutathion wird vom Körper bei der Verdauung zerstört, weshalb man es am besten intravenös (bei einem Arzt für Funktionelle Medizin) oder in besonderen Kapseln zuführen sollte, die im Magen nicht verdaut werden. Da die intravenöse Zufuhr von Glutathion teuer ist und dabei Spritzen verwendet werden, bevorzugen viele Menschen die orale Aufnahme.

Die älteste und billigste Form der oralen Aufnahme ist ein Nahrungsergänzungsmittel, das die Aminosäure N-Acetylcystein (NAC) und Vitamin C enthält, wodurch der Körper die Bausteine erhält, um Glutathion selbst herzustellen. Diese Nahrungsergänzung ist zwar am günstigsten, aber der Herstellungsprozess von Glutathion im Köper hat seine Grenzen und läuft nicht sehr effizient. Die zweite auf dem Markt erhältliche Glutathion-Ergänzung ist das liposomale Glutathion, bei dem das Glutathion in eine Fettschicht eingepackt ist, die das Antioxidans ins Gewebe leitet. Leider werden Liposome normalerweise nur in den oberen paar Zentimetern des Magen-Darm-Trakts aufgenommen, weshalb Sie sie eine Weile im Mund behalten sollten – sobald sie heruntergeschluckt werden, können sie nicht mehr gut aufgenommen werden.

Als Hack für dieses Problem habe ich Bulletproof Glutathione Force entwickelt, eine Form des liposomalen Glutathions mit einem zusätzlichen bioaktiven Molekül namens Lactoferrin. Durch das Lactoferrin kann das Ergänzungsmittel im Körper auf einer längeren Strecke des Magen-Darm-Trakts aufgenommen werden. Der Trick ist einfach ein wirksames Liefersystem, dank dessen der Körper das, was Sie herunterschlucken, auch tatsächlich aufnehmen kann!

Bei Glutathion sollten Sie jedoch darauf achten, es nicht täglich einzunehmen. Ich selbst setze die Einnahme ein bis zwei Tage in der Woche aus, damit mein Körper sich nicht daran gewöhnt und seine eigene, natürliche Glutathionproduktion nicht verringert.

Um es noch einmal deutlich zu machen: Intravenöses Glutathion ist am besten, aber lästig und teuer. Allerdings ist jede Form der Ergänzung hilfreich und ich möchte Ihnen ans Herz legen, während des Hirntuning-Programms eine von ihnen auszuprobieren, damit Ihre Mitochondrien effizienter arbeiten und Ihr Körper Gifte schneller loswerden kann. Auch bei einem Kater wirkt Glutathion Wunder!

Empfohlene Dosis: mehrmals pro Woche (nicht täglich) 500 Milligramm oder mehr
Tageszeit: morgens oder abends auf leeren Magen
Hinweis: an einem oder zwei Tagen pro Woche weglassen, um eine Gewöhnung zu vermeiden

ActivePQQ

Eine der spannendsten neuen Möglichkeiten zur Steigerung der mitochondrialen Funktion ist Pyrrolochinolinchinon, kurz PQQ. Gelangt PQQ unversehrt durch das Verdauungssystem hindurch, hat es messbare Auswirkungen auf die mitochondriale Funktion und kann sogar die mitochondriale Biogenese auslösen. PQQ wirkt auch wie ein Antioxidans und schützt vor Entzündungen und oxidativem Stress. Darüber hinaus kann es die mitochondriale Dichte erhöhen, was die Energie steigert,[30] Entzündungswerte senkt,[31] den Stoffwechsel ankurbelt,[32] die Fruchtbarkeit erhöht[33] und die Lernfähigkeit und das Erinnerungsvermögen verbessert.[34]

Vor vier Jahren begann ich damit, täglich 30 bis 40 Milligramm der gebräuchlichsten Form von PQQ einzunehmen, spürte jedoch im Gegensatz zu anderen mitochondrialen Energiespendern keine Wirkung. Nach zehn Wochen des Trainings bei 40 Years of Zen, um meine Selbstwahrnehmung zu verbessern, und einem Leben mit zeitweisen Aussetzern der mitochondrialen Funktion aufgrund von Schimmelpilzgiften in meiner Umwelt kann ich spüren, wenn meine Mitochondrien gut arbeiten. Da mich diese hohe PQQ-Dosis mehrere Hundert Dollar im Monat kostete, kam ich zu dem Schluss, dass ich bei diesem Energiespender Geld und Zeit verschwendete, auch wenn die Studien vielversprechend ausgesehen hatten.

Ich hatte zumindest teilweise recht. Der Grund, weshalb ich trotz der riesigen Dosen an PQQ über einen längeren Zeitraum keinen Energieschub spürte, war höchstwahrscheinlich, dass das Dinatriumsalz, in dessen Form PQQ üblicherweise verkauft wird, im Magen deaktiviert wird. Das ganze teure PQQ hatte gar keine Chance, bis in meine Mitochondrien zu gelangen! Mit dem Ziel, eine säurebeständige Form des PQQ zu entwickeln, machte ich mich also daran, PQQ direkt zu synthetisieren. Das Ergebnis war ein erheblicher Energieschub, sogar bei einer niedrigen Dosis. So entstanden Bulletproof ActivePQQ und das Ergänzungsmittel Bulletproof Unfair Advantage.

Unfair Advantage ist das bislang einzige Produkt auf dem Markt, das die aktive, die Magensäure überlebende Form von PQQ enthält. Es ist das wichtigste Nahrungsergänzungsmittel, das ich je entwickelt habe, und es ist einfach eine tolle Sache. Kurz nachdem ich mit seiner Einnahme begonnen hatte, spürte ich einen enormen Anstieg meines Energielevels insgesamt und insbesondere meiner Konzentrations- und Leistungsfähigkeit bei Stress. Es hat wirklich mein Leben verändert und ich hoffe, dass es bei Ihnen dieselben Auswirkungen haben wird. Probieren Sie ruhig zuerst das herkömmliche PQQ aus, um zu sehen, ob es Ihnen nützt. Sollte es das tun, sparen Sie so etwas Geld.

Ein für mich wirklich hilfreicher Hack ist es, PQQ vor dem Zubettgehen zu nehmen. Da das glymphatische System zur Reinigung des Gehirns während des Schlafs mitochondriale Energie benötigt und PQQ diese Energie unterstützt, hilft es mir, gut zu schlafen.

Empfohlene Dosis: 10 bis 40 Milligramm täglich
Tageszeit: während eines Energieabfalls oder vor dem Zubettgehen

Denken Sie daran, dass alle diese Nahrungsergänzungsmittel optional sind. Allein durch das Einhalten des Menüplans und die Umsetzung der neuen Gewohnheiten aus den vorigen Kapiteln werden Sie bereits einen großen Unterschied spüren. Die zusätzliche Aufnahme einiger oder aller der beschriebenen Ergänzungsmittel wird Ihre Leistungsfähigkeit jedoch zweifellos weiter ansteigen lassen und in Verbindung mit dem Rest des Hirntuning-Programms das Maximum aus Ihnen herausholen. Ich hoffe, dass Sie sie ausprobieren und dass sie bei Ihnen ebenso große Wirkung haben werden wie bei mir.

13

DIE GRENZEN ERWEITERN

Das in den Kapiteln 10, 11 und 12 beschriebene zweiwöchige Programm habe ich entwickelt, damit Sie Ihr Hirn tunen können. Wenn Ihnen gefällt, wie Sie sich dabei fühlen (wovon ich ausgehe), können Sie das Programm unendlich lange fortführen. Sollten Sie Ihre Leistungsfähigkeit nach Ende der zwei Wochen jedoch auf eine noch höhere Stufe bringen wollen, können Sie die in diesem Kapitel beschriebenen Hacks nutzen. Sie sind nicht dazu gedacht, die Hacks im ursprünglichen Programm zu ersetzen, sondern als zusätzliche Hacks der nächsthöheren Stufe für eine Anwendung in Verbindung mit dem Hirntuning-Programm zu verstehen, damit Sie Ihre Ergebnisse weiter verbessern und die Grenzen Ihrer Leistungsfähigkeit erweitern können.

Jeden einzelnen dieser Hacks habe ich im Rahmen meiner Recherchen für dieses Buch ausprobiert und ich gebe zu, dass einige etwas verrückt sind, andere teuer und manche ziemlich simpel. Alle sind jedoch wegweisend und natürlich mit der mitochondrialen Leistungsfähigkeit verbunden.

Hacks für tieferen Schlaf

Sie schlafen hoffentlich bereits besser als vorher, aber im Folgenden finden Sie noch ein paar zusätzliche Tricks, mit denen Sie schneller in einen tiefen, erholsamen Schlaf fallen. Hier nun einige meiner Lieblings-Hacks.

Magnetisierter Schlaf

Es ist bereits bekannt, dass Mitochondrien halbleitend sind und dass Magnete die Energieproduktion in jeder Zelle beeinflussen können. Dieses Wissen erklärt natürlich, weshalb pulsierende Magnetfelder eine tiefe Wirkung auf den Schlaf und das Gehirn haben können. Die folgende Methode, die sogenannte transkranielle Magnetstimulation, wurde speziell entwickelt, um sich diesen Zusammenhang zunutze zu machen.

Die transkranielle Magnetstimulation ist eine wirksame Behandlung bei Schlaflosigkeit, da sie die Produktion von Serotonin, Melatonin und anderen für einen guten Schlaf notwendigen Neurotransmittern im Gehirn anregt. Für die Stimulation hält man sich ein Gerät an die Stirn, das eine elektromagnetische Spule enthält und kurze elektromagnetische Impulse abgibt. Die magnetischen Impulse dringen in den Schädel ein und verursachen leichte elektrische Ströme, mit denen die Nervenzellen in der entsprechenden Hirnregion stimuliert werden.

Diese Methode erfreut sich mittlerweile schon größerer Beliebtheit, sodass die Behandlung bereits in vielen Arztpraxen durchgeführt werden kann. Außerdem gibt es für die Produktion einer Version für zu Hause eine Crowdfunding-Initiative über die Plattform Kickstarter. Ich selbst habe vor fünf Jahren damit begonnen, während des Schlafens gelegentlich Geräte einzusetzen, die elektromagnetische Impulse an meinen Kopf abgeben. Macht Ihr Gehirn nicht das, was es tun soll, ist diese Methode eine echte Alternative. Sie wird zudem immer günstiger, da die Branche wächst und großen Veränderungen unterworfen ist.

Eine andere Methode zur Nutzung von Magneten während des Schlafens bieten hochwertige Matratzenauflagen mit Magneten, die ein nicht pulsierendes Magnetfeld besitzen. Im Allgemeinen kosten diese Matratzenauflagen ab 400 Euro aufwärts und wiegen ein paar Kilo. Viele Menschen berichten, dass sie auf hochwertigen Magnetauflagen fester und tiefer schlafen und der Schlaf erholsamer wird – auch diese Wirkung ist auf die gesteigerte mitochondriale Leistung zurückzuführen.

Schlafen wie ein Fakir

Eine Akupressurmatte zur Stimulation der Akupressurpunkte ist ein tolles Beispiel für eine auf uralten Praktiken basierende innovative Technologie. Beim Einschlafen denkt der innere Labrador über vieles nach. Sie möchten sich entspannen, aber Ihre Kampf-oder-Flucht-Reaktion ist aktiv und geht Fragen nach wie: »Worüber sollte ich mir als Nächstes Gedanken machen? Gibt es um mich herum mögliche Bedrohungen oder ist es sicher, einzuschlafen?« Das kostet Energie und hält Sie wach, sorgt aber auch dafür, dass Ihre Mitochondrien nachts nicht in den Reparaturmodus schalten können, wie sie es eigentlich tun sollten.

Beim Liegen auf einer Akupressurmatte aktivieren die vielen kleinen Plastikspitzen die Akupressurpunkte. Das tut zwar kurze Zeit so weh, dass der Körper denkt, die Spitzen würden ihn umbringen, aber es geht schnell vorüber – und dennoch bleibt es gerade so unbequem, dass der Körper sich darauf konzentriert.

Wie das beim Schlafen helfen soll? Wenn Sie Ihre Instinkte unter Kontrolle behalten und auf der Matte liegen bleiben, anstatt aufzuspringen und wegzulaufen, gibt Ihr Nervensystem schon bald auf und beruhigt sich. Dadurch entspannt sich der gesamte Körper und Sie gelangen in einen parasympathischen Zustand, der Ihnen dabei hilft, schneller den Tiefschlaf zu erreichen als üblich, und die Blutzirkulation und die Endorphinfreisetzung erhöht, wodurch Sie die ganze Nacht über besser schlafen. Und auch Ihre

Mitochondrien reagieren darauf, denn im parasympathischen Zustand gehen sie zu Reparaturen über. Dieser Schlaf-Hack ist so wirkungsvoll, dass ich mit der Bulletproof Sleep Induction Mat eine Akupressurmatte mit längeren Spitzen als üblich entwickelt habe, damit ihre Wirkung noch effektiver ist.

Eine weitere Methode für besseren Schlaf ist die Verwendung von Luftdruck. Viele Sportler, Vielflieger und Biohacker nutzen gelegentlich die hyperbare Sauerstofftherapie oder hyperbare Oxygenierung und schlafen in Druckkammern, in denen sich der Luftdruck auf den Körper erhöht und man gleichzeitig reinen Sauerstoff einatmet. Aber auch das Schlafen unter zusätzlichem Luftdruck ohne zusätzlichen Sauerstoff stellt den Mitochondrien mehr Sauerstoff zur Verfügung – so erhalten Sie eine verstärkte mitochondriale Funktion im Schlaf! Diese Verstärkung ist noch höher als bei der Strategie »Train high, sleep low« vieler Sportler, die auf Normalhöhe schlafen, aber in großen Höhen mit wenig Sauerstoff trainieren, um mehr Blutkörperchen zu bilden. Das Schlafen in einer Druckkammer für zu Hause ist hingegen, als würde man noch unter Normalhöhe schlafen, also quasi unter dem Meeresspiegel, bei höherem Druck.

Dieser Hack ist vermutlich eher nichts für Sie, es sei denn, Sie sind Hochleistungssportler oder scheuen keine Kosten und Mühen, um Ihr Gehirn voranzubringen. Denn die Preise für diese mobilen Druckkammern liegen bei 4700 Euro aufwärts – und sie sind zudem nicht unbedingt bequem. Ich habe zwar eine hyperbare Druckkammer, die ich zur Steigerung meiner mitochondrialen Funktion verwende, aber ich schlafe normalerweise nicht darin. Ich nutze sie nur, um unter Druck etwa eine Stunde lang reinen Sauerstoff einzuatmen, was mich nach langen Flügen enorm bei der Regeneration unterstützt. Und bereits das hilft mir, gut zu schlafen. Sollten Sie das Schlafen in einer dieser Druckkammern ausprobieren wollen, tun Sie es unter Druck, aber ohne zusätzlichen Sauerstoff, um eine Sauerstoffvergiftung zu vermeiden.

Praxen oder Zentren für hyperbare Sauerstofftherapie, wo Sie diese auch ausprobieren können, gibt es schon in vielen Städten. Die Kosten für eine Behandlung liegen bei 130 bis 250 Euro, wobei für den vollen Nutzen mindestens 20 Behandlungen erforderlich sind. Wie gesagt muss diese Therapieform für Sie nicht unbedingt notwendig sein, aber falls Sie unter einer erheblichen mitochondrialen Dysfunktion leiden, sollten Sie einen Versuch wagen.

Ein Wort der Warnung: Falls Sie an einer durch sauerstoffliebende Bakterien verursachten Infektion leiden, sollten Sie einen großen Bogen um die Sauerstoffüberdruckkammer machen, denn einige Koinfektionen der Lyme-Borreliose bevorzugen Sauerstoff und können bei der hyperbaren Sauerstofftherapie schlimmer werden!

Sie sind, was Ihre Umgebung ist

Vor 100 Jahren war die wissenschaftliche Gemeinschaft in zwei Lager aufgeteilt: Die eine Gruppe behauptete, dass der Körper elektrisch sei, während die anderen Wissenschaftler der Ansicht waren, der Körper sei chemisch. Letzten Endes gewann die »Chemie-Seite«. Dadurch entstanden der große Einfluss der Pharmaunternehmen und viele unserer heutigen Annahmen über die Funktionsweise des Körpers. Die Wahrheit ist jedoch, dass unser Körper noch um einiges komplexer ist, als die Wissenschaftler beider Lager dachten. Ja, der menschliche Körper ist eine chemische Fabrik. Nehmen Sie die Chemikalie Zyanid ein, sterben Sie, weil durch diese die Mitochondrien ihre Arbeit einstellen. Moment mal – ist das nun eine chemische oder eine elektrische Wirkung? Zyanid ist ein chemischer Stoff, der die elektrische Energieproduktion in unseren Zellen stoppt. Also ist die Wirkung sowohl chemisch als auch elektrisch.

Es ist bekannt, dass unser Körper nicht von einem Umstand alleine beeinflusst wird, sondern dass unsere Umgebung insgesamt uns beeinflusst. Natürlich reagiert der Körper auf chemische Stoffe und Elektrizität, aber auch auf Licht, Geräusche, Wasser und Luft. Jeden Tag erfahren wir mehr darüber, wie unser Körper auf unsere Umgebung reagiert. Und bis wir wirklich alles wissen, können wir ihn zumindest mithilfe der Variablen hacken, die wir bereits kennen.

Das Gehirn stimulieren

Wird der Körper unter Strom gesetzt, erhält sein System mehr Elektronen und kann schneller Energie herstellen. Das hört sich verrückt an, ist aber tatsächlich eine der einfachsten Möglichkeiten, um die Elektronentransportkette zu hacken.

Für die elektrische Stimulation gibt es zwei Möglichkeiten. Bei der kranialen Elektrostimulation (CES) wird dem Gehirn ein geringer elektrischer Wechselstrom zugeführt, der das gesamte Gehirn in den gleichen Zustand versetzt und gleichzeitig die Mitochondrien bis zum Anschlag auflädt. Diese Technologie wurde vom russischen Raumfahrtprogramm entwickelt, als die Kosten für das Entsenden der Astronauten ins Weltall zu hoch wurden. Man entschloss sich, durch weniger Astronauten die Kosten zu senken und die Astronauten dahingehend auszubilden, dass sie dank der CES bei weniger Schlaf bessere Leistung erbringen. Mittlerweile können auch Sie jederzeit über Ihr Potenzial hinauswachsen. Während ich dieses Buch schrieb, nutzte ich die elektrische Stimulation durch CES dazu, mein Gehirn schneller in den Flow-Zustand zu bringen, damit ich besser und schneller schreiben konnte.

Erst vor Kurzem wurde die CES zu einer sorgfältig steuerbaren Form der Gehirnstimulation namens transkranieller Wechselstromstimulation (transcranial Alternating Current Stimulation, tACS) weiterentwickelt, bei der ein Computer genau die elektrischen Wellen bildet, die Ihre Gehirnaktivität am meisten verändern. Die dabei erreichte Präzision übertrifft alles bisher Dagewesene. Wir nutzen die tACS in unserer Biofeedback-Einrichtung 40 Years of Zen, da sie die schnelle Neubildung von Nervenzellen und deren Isolation unterstützt, wodurch sie mehr elektrische Ströme verarbeiten können. Eine weitere ähnliche Technik, die allerdings nicht so stark entwickelt ist, ist die transkranielle Gleichstromstimulation (transcranial Direct Current Stimulation, tDCS). Im Internet können tDCS-Geräte ab etwa 250 Euro erworben werden, wobei der Kauf beispielsweise in Deutschland für den privaten Gebrauch eher schwierig bis unmöglich ist oder das Gerät online in Großbritannien bestellt werden muss.

Sie müssen Ihr Gehirn aber auch nicht direkt unter Strom setzen, um an den Nutzen der elektrischen Stimulation zu gelangen, denn sämtliche Mitochondrien in Ihrem Körper kommunizieren miteinander. Wenn Sie also Ihre Muskeln elektrisch stimulieren, hat das auch Vorteile für Ihr Gehirn. Ich selbst wende die elektrische Stimulation bei meinen Muskeln schon seit vielen Jahren an und bemerke, dass von früheren Verletzungen übrig gebliebene Muskelschmerzen stark zurückgegangen sind.

Interessant finde ich, dass auch Dr. Terry Wahls, Ärztin und Autorin des Buchs *Minding My Mitochondria*, neben bestimmten Ernährungsempfehlungen (die denen beim Hirntuning gleichen) zusätzlich elektrische Stimulation eingesetzt hat, um ihre mitochondriale Dysfunktion umzukehren. Wie bereits beschrieben, ist sie letztlich trotz fortgeschrittener Multipler Sklerose nicht mehr auf den Rollstuhl angewiesen. Sollten Sie unter einer chronischen neurodegenerativen Erkrankung leiden, möchte ich Ihnen die Lektüre ihres Buchs ans Herz legen.

Ozontherapie

Die Ozontherapie wurde Anfang der 1950er-Jahre in Deutschland entwickelt und ist mittlerweile eine beliebte Methode zur radikalen Leistungssteigerung und Regeneration bei Verletzungen – und das aus gutem Grund! Der von uns eingeatmete normale Sauerstoff besteht aus zwei Sauerstoffatomen, Ozon besteht aus drei Sauerstoffatomen. Durch das dritte Sauerstoffatom wird der Sauerstoff zu Ozon aufgeladen und erhält heilende Eigenschaften. Ozon steuert das Immunsystem und wird zur Behandlung von Autoimmunerkrankungen sowie bei Krebs, Aids und chronischen

Infektionen eingesetzt. Es regt die Zellen dazu an, mehr Sauerstoff aufzunehmen, wodurch die Mitochondrien mehr Energie produzieren können. Die zusätzlichen Elektronen, die das Ozon aufladen, können direkt in den Citratzyklus gelangen und das Verhältnis von NAD und NADH genauso verändern, wie es auch starke mitochondriale Ergänzungsmittel wie Keto-Prime tun.

Zudem schützt Ozon als mitochondriales Stimulanz die Mitochondrien vor oxidativem Stress, wie eine Studie aus dem Jahr 2015 ergab: »Eine therapeutische Behandlung [mit geringem Ozongehalt] löst positive und lang anhaltende zelluläre Reaktionen bei der zytoskelettalen Organisation und der Aktivierung der Mitochondrien aus.«[35]

Als meine Mitochondrien durch eine Lyme-Borreliose und den Kontakt mit Schimmelpilzgiften geschädigt waren, setzte ich alles daran, die volle Funktionsfähigkeit meines Gehirns wiederherzustellen, und lernte von dem Zahnchirurgen Dr. Timothy Gallagher, einem Pionier im Bereich der Ozonanwendung in der Zahnheilkunde, wie eine Ozontherapie durchgeführt wird. Dr. Gallagher war ein Freund und Berater des Silicon Valley Health Institute und verstarb leider im Jahr 2014. Da er so großzügig war, sein Wissen an mich weiterzugeben, konnte ich 18 Monate lang jede Nacht zu Hause eine Ozontherapie durchführen. In der ersten Nacht bemerkte ich, dass mein Gehirn sich nach nur fünf Minuten quasi einschaltete. Von da an wurde es mit jeder Nacht stärker, da sich meine Mitochondrien erholten. Ich bin davon überzeugt, dass die Ozontherapie einer der vielen Gründe dafür ist, dass ich heute leistungsfähiger bin als im Alter von 20 Jahren.

Es gibt drei Arten der Ozontherapie, die Sie ausprobieren können. Die stärkste Methode ist die Eigenbluttherapie mit Ozon (auch als große Eigenblutbehandlung mit Ozon bezeichnet), die Sie bei einem Arzt durchführen lassen können. Dabei wird dem Patienten Blut abgenommen, das dann mit Ozon angereichert und dem Patienten per Infusion wieder zugeführt wird. Anschließend beginnen die Mitochondrien zu heilen und Sie verspüren einen Energieschub im ganzen Körper. Die zweite Methode ist die rektale oder vaginale Ozonbegasung (Insufflation), bei der eine bestimmte Menge

Ozongas in den Körper eingeführt wird. Sie kann bei Ärzten oder Heilpraktikern durchgeführt werden. Die letzte Form der Ozontherapie, die Prolozone-Therapie, ist insbesondere bei der Regeneration nach Verletzungen sehr wirkungsvoll und wird von Ärzten und Heilpraktikern angeboten. Hierbei wird dem Patienten an der schmerzenden Stelle (beispielsweise dem Knie oder der Wirbelsäule) eine Mischung aus Ozongas und Nährstoffen injiziert. Schwellungen gehen sofort zurück, der Heilungsprozess wird in Gang gesetzt und häufig sind nur wenige Behandlungen nötig. Bei Knien, Ellenbogen und Bandscheibenvorfällen konnte ich schon enorme Verbesserungen durch die Prolozone-Therapie beobachten. Jedes Mal, wenn Sie mehr Ozon aufnehmen und gleichzeitig die mitochondriale Funktion steigern, geschehen im Körper lauter gute Dinge.

Die Ozontherapie gehört zu den stärksten und erschwinglichsten mitochondrialen Upgrades mit weitreichenden Auswirkungen, die mir bekannt sind. Bei Menschen, die an EOMS leiden (wovon 48 Prozent der unter 40-Jährigen betroffen sind), oder denjenigen von uns, die bereits über 40 sind, kann eine gelegentliche Behandlung mit Ozon die mitochondriale Funktion um einige Jahre verlängern.

Kryotherapie

Sind Sie bereit für die Kälte? Von den Vorteilen der Kältetherapie haben Sie bereits gelesen und ich hoffe, Sie haben in den letzten zwei Wochen entweder kalt geduscht oder Ihr Gesicht in Eiswasser getaucht – oder beides. Jetzt ist es aber an der Zeit, die Latte etwas höher zu legen. Suchen Sie sich in Ihrer Umgebung eine Einrichtung oder Praxis, in der eine Kryotherapie für den ganzen Körper (auch Eissauna genannt) angeboten wird und wo Sie sich sicher und kontrolliert der Kälte aussetzen können.

Bei der Kryotherapie oder Eissauna setzen Sie Ihren Körper beispielsweise in einer Eistonne bis zu drei Minuten lang einer Kälte von −160 °C aus. Das ist weniger unangenehm, als es klingt, denn die kalte Luft kühlt nur die äußere Hautschicht ab. Ein kalter Swimmingpool ist viel unangenehmer, weil er einen bis auf die Knochen durchkühlt. Ich kenne keine stärkere Wiederaufladung für die Mitochondrien, die nur drei Minuten dauert!

Ich gehe davon aus, dass die Beliebtheit der Kryotherapie in den nächsten Jahren zunehmen wird, weil sie einfach so gut funktioniert. Wie Sie bereits wissen, ist die Stimulation der Kollagensynthese in der Haut eine positive Nebenwirkung der Kryotherapie, die für weniger Falten sorgt und die Haut besser heilen lässt. Seitdem ich mein Biohacking-Labor mit einer Eissauna mit flüssigem Stickstoff ausgestattet habe, habe ich viele Komplimente über das Aussehen meiner Haut bekommen. Die Kälte hilft tatsächlich! Und natürlich hilft es auch, das von mir entwickelte Kollagen-Protein zu nehmen, damit der Körper die Bausteine für den Aufbau gesunder Haut hat. Die für die Bildung des Kollagens notwendige Energie stammt natürlich aus den Mitochondrien!

Licht an!

Mehr hochwertiges Licht und einen Anschub der Entgiftung erhalten Sie durch eine Infrarotsauna. Sie wandelt das in Ihren Zellen enthaltene Wasser in EZ-Wasser um, damit die Mitochondrien besser arbeiten können. Infrarotsaunen befinden sich in vielen Spas, Yogastudios oder Fitnesszentren, aber Sie können auch eine für Ihr Zuhause erwerben. Die Preise sind in den vergangenen Jahren stark gesunken, weshalb die Idee einer eigenen Infrarotsauna gar nicht so verrückt ist. Die Dauer eines Saunagangs hängt von Ihrer Fitness und vielen anderen Faktoren ab. Beginnen Sie mit 20 bis 30 Minuten zwei- bis dreimal pro Woche und schauen Sie, wie Sie sich fühlen. Ob Sie Ihre Saunazeit verkürzen oder verlängern sollten, müssen Sie ausprobieren. In meiner Sauna sitze ich bis zu einer Stunde bei höchster Einstellung, weil ich mich daran gewöhnt habe. Beginnen Sie mit 20 Minuten und erhöhen Sie dann langsam die Dauer.

Darüber hinaus nutze ich auch infrarote und rote Leuchtdioden für den gesamten Körper, da sie die Mitochondrien effizienter aufladen als die Sauna, und das fast ohne Schwitzen. Das von mir verwendete Gerät nennt sich REDcharger und sieht wie eine Sonnenbank aus, nur mit über 40000 roten und infraroten Leuchtdioden und einer geringen Anzahl an blauen Leuchtdioden mit einem bestimmten schmalen Spektrum, das Falten verringern soll. Damit alle meine Mitochondrien im Körper und meine Haut davon profitieren, lasse ich mich 20 Minuten täglich bestrahlen. Schauen Sie, ob es in Ihrer Gegend eine Einrichtung mit einem REDcharger gibt oder gönnen Sie sich ein kleineres Lichttherapiegerät mit infraroten und roten Leuchtdioden, um die Kollagenbildung und die Mitochondrien anzuregen. Es gibt sogar Geräte mit Infrarot- und Rotlicht, die gegen dünner werdendes Haar helfen, denn die Aktivierung der Mitochondrien kann absterbende Haarfollikel retten! Je kleiner das Gerät und die Lampen, desto länger braucht die Wirkung für den ganzen Körper, also wählen Sie möglichst Geräte mit mehr Leuchtdioden und mehr Leistung.

Schütteln, hüpfen und vibrieren

Zusätzlich zu Ihrem regelmäßigen Hirntuning-Training sollten Sie täglich noch fünf bis zehn Minuten auf einem Minitrampolin hüpfen. Dadurch wird das Wasser in den Zellen durchgeschüttelt und es kann sich die Menge an EZ-Wasser erhöhen, was sich in der Linderung von Entzündungen, größerer mentaler Klarheit und einem starken Energieschub bemerkbar macht. Und außerdem macht es Spaß! Eine ähnliche Wirkung können auch verschiedene Tai-Chi- oder Yogaformen haben, bei denen der gesamte Körper durchgeschüttelt wird.

Beim Hüpfen auf einem Minitrampolin können Sie etwa einen Sprung (also einmal Durchschütteln) pro Sekunde machen. Auf der von mir genutzten mechanischen Vibrationsplatte Bulletproof Vibe wird der gesamte Körper 30-mal pro Sekunde durchgeschüttelt, wodurch sich das Wasser schneller strukturiert und die Mitochondrien schneller aktiviert werden. Direkt neben meinem Stehtisch steht eine Vibrationsplatte, die ich eine oder zwei Minuten lang zwischen Meetings nutze. Der Unterschied bei der Energie im ganzen Körper ist nur schwer zu beschreiben, dafür aber stark spürbar. In allen Bulletproof Coffee Shops steht den Kunden eine Bulletproof Vibe zur Verfügung, damit sie sie ausprobieren können, während wir ihren Bulletproof Coffee zubereiten. Das Vibrationstraining an sich ist überraschenderweise keine allzu neue Erfindung, denn es wurde bereits vor etwa 100 Jahren von Nikola Tesla entwickelt. Diese Technik funktioniert einfach gut, aber die meisten Menschen haben trotzdem noch nie von ihr gehört.

Sich erden

Sind die Mitochondrien mit der Nutzung von Elektronen fertig, binden sich die »abgenutzten« Elektronen normalerweise an Sauerstoffmoleküle. Überschüssige Elektronen können aber auch in jede elektrische Oberfläche fließen, einschließlich der Erde. Deshalb fühlen Sie sich energiegeladener, wenn Sie barfuß über Gras spaziert oder am Strand entlanggelaufen sind, und deshalb kann es den Schlaf verbessern, Entzündungswerte senken und einem Jetlag entgegenwirken, sich elektrisch zu erden.

Um sich das zunutze zu machen, müssen Sie täglich nur ein paar Minuten barfuß herumlaufen oder Sie besorgen sich eine Erdungsmatte für den Schreibtisch oder Erdungslaken für das Bett. Die Matte und das Laken werden einfach über ein entsprechendes Kabel und einen dazugehörigen Stecker in eine Steckdose gesteckt, über deren Schutzkontakte die Elektronen dann vom Körper in das elektrische System fließen können. Das ist zwar nicht ganz so natürlich und ursprünglich wie das Barfußlaufen, aber es funktioniert. Mittlerweile gibt es auch Unternehmen, die Erdungsschuhe herstellen. Im Bulletproof Coffee Shop bauen wir die elektrische Erdung in die Möbel ein, sodass jeder, der dort einen Kaffee genießt, durch das Erden seine Mitochondrien upgraden kann.

Über die Nahrungsergänzung hinaus

Die beim Hirntuning empfohlenen Nahrungsergänzungsmittel können das Gehirn völlig verändern und die Zahl der Elektronen steigern, und zwar mit natürlichen Inhaltsstoffen. In diesem Abschnitt kommen wir nun zu ein paar zusätzlichen besonderen Stimulanzien für die Mitochondrien, die Ihre Leistungsfähigkeit noch drastischer verbessern können. Ich muss Sie allerdings warnen, denn einige dieser Methoden gelten als ziemlich extreme Hacks!

Nikotin in Mikrodosen

Die Wirkung von Koffein wird häufig mit der Wirkung von Kaffee verwechselt, obwohl es sich bei Koffein und Kaffee um unterschiedliche Substanzen handelt: Kaffee enthält Hunderte chemische Substanzen, von denen Koffein nur eine ist. Ähnlich ist es bei Nikotin, das mit Tabak in eine Schublade gesteckt wird, auch wenn Nikotin nur eine von über 5000 chemischen Substanzen in Zigaretten ist. Nikotin kann mehr, als dass es von uns nur mit Rauchen und Abhängigkeit in Verbindung gebracht werden sollte. Wie Koffein ist auch Nikotin ein leistungsstarkes Nootropikum, also eine »Smart Drug«, und kann als geringe Dosis in reiner Form – ohne die Giftstoffe und Karzinogene, die in einer Zigarette stecken – ein beeindruckender (gelegentlicher) Biohack sein, der direkte Auswirkungen auf die mitochondriale Funktion und ein geringes Suchtpotenzial hat.

Ich habe nie geraucht, weil es alles andere als gesund ist, irgendwelches Zeug zu verbrennen und es mit Kohlenmonoxid in die Lungen aufzunehmen – es ist weder gut bei Entzündungen noch gut für die Mitochondrien, es ist unter dem Strich einfach nur schlecht. Aufgrund meiner Erfahrungen mit reinem Nikotin bin ich jedoch der Ansicht, dass es in den nächsten Jahren zur Leistungssteigerung und Verbesserung der kognitiven Fähigkeiten an Beliebtheit zunehmen wird. Schließlich wurden etwa 99 Prozent der in den letzten 200 Jahren verfassten großen Werke in der Literatur ($p > 0{,}05$) unter dem Einfluss von Koffein und Nikotin geschrieben, den ursprünglichen Smart Drugs von Mutter Natur.

Ebenso wie Koffein wird auch Nikotin von Pflanzen zur Verteidigung hergestellt, damit sie nicht von Tieren, Insekten oder Pilzen aufgefressen werden, und beide Substanzen gehören sogar derselben chemischen Familie an. Viele Pflanzen produzieren Nikotin und speichern es in ihren Blättern und da es in großen Mengen bitter und giftig ist, hält es die Tiere in Schach. Nikotin ist vor allem wegen seines Vorkommens in Tabak bekannt, aber in geringen Mengen ist es auch in Nachtschattengewächsen wie Tomaten, Kartoffeln und Auberginen enthalten. Auch im Blumenkohl steckt eine winzige Menge Nikotin.

Für kleinere Tiere und Insekten ist Nikotin zwar giftig, der Mensch kann jedoch eine recht große Menge vertragen und sogar einen Nutzen daraus ziehen. Gelangt Nikotin ins Gehirn, bindet es sich an Nikotinrezeptoren und aktiviert Stoffwechselwege, die für die Steuerung von Aufmerksamkeit, Gedächtnis, motorischen Funktionen und Genuss zuständig sind.

Zu viel Nikotin kann auch für den Menschen giftig sein, weshalb Sie die niedrigste spürbare Dosis wählen und bei ihr bleiben sollten. Die genaue Menge, die als »zu viel« gilt, ist von der Verträglichkeit abhängig und von Person zu Person stark unterschiedlich. Ein starker Raucher kann gut 100 Milligramm pro Tag vertragen, mich hingegen würde diese Menge umbringen. Deshalb empfehle ich, mit der niedrigsten spürbaren Dosis zu beginnen, die bei etwa 1 Milligramm pro Tag liegt.

Richtig dosiert kann Nikotin sehr nutzbringend sein, denn es sorgt unter anderem für eine schnellere, präzisere Motorik. Nach der Einnahme von Nikotin konnte bei Testpersonen ein kontrollierteres und flüssigeres Schreiben per Hand beobachtet werden[36] und auch beim Schreiben auf der Tastatur waren sie schneller, ohne dabei ungenauer zu werden.[37] Zudem erhöht Nikotin die Aufmerksamkeit. Nikotinpflaster verwendende Testpersonen konnten einer geistig ermüdenden Aufgabe länger ihre Aufmerksamkeit schenken als die Kontrollgruppe.[38] Die gleiche Wirkung zeigte sich auch bei Nikotinkaugummi.[39] Auch das Kurzzeitgedächtnis wird durch Nikotin verbessert, wie eine Untersuchung zeigte, bei der die Teilnehmer sich nach der Einnahme von Nikotin besser an eine Wortliste erinnern konnten und beim Rezitieren einer Geschichte weniger Fehler machten als die Teilnehmer, die ein Placebo bekamen.[40] Auch hier wurde die Gedächtnisverbesserung sowohl durch Pflaster als auch Kaugummi erreicht. Zudem wurde nachgewiesen, dass Nikotin sogar die Plastizität der Synapsen steigern kann.[41]

Natürlich hat Nikotin auch ernsthafte Nebenwirkungen, von denen die berüchtigtste ist, dass es süchtig macht. Nikotin aktiviert das mesolimbische Dopaminsystem im Gehirn, das auch als »Belohnungssystem« bekannt ist. Das Belohnungssystem ist ein zweischneidiges Schwert. Dieser Teil des Gehirns wird durch Essen, Sex, Liebe und bestimmte Drogen stimuliert, wodurch ein euphorisierender Dopaminschub durch das System geschickt wird, der Sie glückselig macht. Wird dieses System jedoch regelmäßig aktiviert, sorgt die ständige Stimulation dafür, dass dieser Stoffwechselweg abstumpft. Die Rezeptoren ziehen sich in die Nervenzellen zurück, wo ihre Aktivierung schwieriger wird, und Sie fühlen sich körperlich schlecht, solange Sie nicht mehr von dem bekommen, was Ihnen den Genuss bereitet hat (oder etwas ähnlich Anregendes). So beginnt die Abhängigkeit.

In einer wegweisenden Studie aus dem Jahr 2007 wurde eine Rangliste der 20 häufigsten Freizeitdrogen erstellt. Den Drogen wurden Werte zwischen 0 und 3 zugeordnet, wobei ein höherer Wert ein höheres Abhängigkeitsrisiko bedeutete. Mit einem Wert von 2,21 erreichte Tabak den dritten Platz der am abhängigsten machenden Drogen und wurde nur von Kokain (2,39) und Heroin (3,00) übertroffen.[42]

Man muss jedoch berücksichtigen, dass die Teilnehmer der Studie Zigaretten rauchten, durch die eine erhebliche Nikotindosis von 8 bis 20 Milligramm aufgenommen wird. Diese große Menge Nikotin lässt das Belohnungszentrum aufleuchten wie ein mit Lichterketten geschmückter Weihnachtsbaum und zudem wird das Ziehen an einer Zigarette beim Rauchen stark mit dem Abhängigkeitsverhalten in Verbindung gebracht.

Andere Darreichungsformen von Nikotin wirken anders. Ein Nikotinkaugummi beispielsweise setzt über einen Zeitraum von 20 bis 30 Minuten nur 2 bis 4 Milligramm Nikotin frei, weshalb es nicht zu einem abhängig machenden, euphorisierenden Schub kommt, man aber dennoch vom Nikotin profitieren kann. Ich bevorzuge ein Nikotinspray, bei dem eine Dosis nur 1 Milligramm Nikotin enthält – etwa 5 Prozent des in einer Zigarette enthaltenen Nikotins.

Aber Nikotin hat noch weitere Nachteile. Nikotin selbst (ohne Tabak) wurde bei Ratten[43] und Mäusen[44] mit Krebs in Verbindung gebracht. Diese Verbindung konnte jedoch in Studien mit Menschen nicht nachgewiesen werden und eine vor Kurzem durchgeführte Fachliteraturanalyse ergab keine Beweise dafür, dass Nikotin beim Menschen Krebs verursacht. Allerdings ist bekannt, dass Nikotin in hohen Dosen giftig ist. Beim Konsum zu hoher Mengen können Sie schwer erkranken und Nikotinkaugummis, -lutschtabletten oder die Reste von Nikotinpflastern könnten ein Haustier oder ein Kind schwer schädigen oder sogar töten. Deshalb sollte Nikotin in sämtlichen Darreichungsformen sicher aufbewahrt werden.

Die Nachteile von Nikotin sind auch der Grund, weshalb ich eine Anwendung zur Steigerung der mitochondrialen Funktion nur gelegentlich, bei Bedarf und in sehr geringer Dosis empfehle (1 bis 2 Milligramm). Ich habe Nikotin in vielen verschiedenen Formen ausprobiert, aber es gehört zu den Dingen, die ich nicht regelmäßig zu mir nehme. Für einen gelegentlichen Energieschub ist es jedoch für mich ganz nützlich, beispielsweise bevor ich für einen wichtigen Vortrag auf die Bühne gehe oder bevor ich im Fernsehen interviewt werde. (Ja, vor wichtigen Veranstaltungen verstärke ich die Leistungsfähigkeit meiner Mitochondrien.)

Sollten Sie Nikotin gelegentlich als Nootropikum nutzen wollen, stehen Ihnen acht verschiedene Möglichkeiten zur Auswahl. Ich selbst allerdings würde vier davon von vornherein ablehnen und gebe Ihnen diese Tipps nicht als Freifahrtschein, um mit dem Rauchen anzufangen oder abhängig zu werden. Bitte seien Sie vorsichtig! Sie können Tabak rauchen, kauen oder schnupfen, Nikotinkaugummis, -sprays, -pflaster oder -lutschtabletten verwenden oder eine elektrische Zigarette (E-Zigarette) rauchen. Da das Rauchen, Kauen und Schnupfen von Tabak Krebs verursachen, sollten Sie sich aber lieber davon fernhalten. E-Zigaretten (das sogenannten Dampfen) sind umstritten. Manche Menschen halten sie für sicher, aber ich habe wegen der Nanopartikel von Schwermetallen aus den Brennkammern der E-Zigaretten ernsthafte Bedenken. Dieses Zeug möchten Sie lieber nicht einatmen! Ich habe einmal eine hochwertige E-Zigarette ausprobiert, aber sie hat nach nur einem Zug bereits meinen Hals gereizt und einen Hustenanfall verursacht. Ich nutze sie weder noch empfehle ich sie, insbesondere weil sie wie das normale Rauchen den oralen Reiz enthält, der noch süchtiger macht. (Dennoch wäre sie um einiges besser als das Rauchen oder Kauen von Tabak.)

Wie bereits erwähnt werden beim Nikotinkaugummi über einen Zeitraum von 20 bis 30 Minuten nur 2 bis 4 Milligramm Nikotin abgegeben, wodurch der euphorisierende Schub fehlt, der energetisierende Nutzen aber spürbar ist. Eine Abhängigkeit von Nikotinkaugummis ist möglich, kommt aber nicht häufig vor. Problematisch ist allerdings, dass der Trigeminusnerv durch das Kauen des Kaugummis dazu angeregt wird, stärker loszufeuern, als er es eigentlich tun sollte. Das Kauen sollte lieber dem Essen vorbehalten bleiben, damit der Kiefer (und das Nervensystem) gesund bleiben. Zudem enthalten Nikotinkaugummis egal welcher Marke meines Wissens Aspartam und häufig noch andere künstliche Süßungsmittel. Da Aspartam ein anregendes Neurotoxin ist, sollten Sie davon lieber die Finger lassen!

Nikotinpflaster sind ein Zwischending zwischen Kaugummis und Zigaretten. Sie enthalten mehr Nikotin als ein Nikotinkaugummi, die über den Tag verteilte langsame Aufnahme über die Haut sorgt jedoch für anhaltende Konzentrationsfähigkeit und Energie. Wenn ich Nikotinpflaster nutzen würde, würde ich welche mit der geringsten Dosierung wählen und sie in zwei Teile schneiden (auch wenn die Packungsbeilage davon abrät). Das halbe Pflaster würde ich dann nur ein bis zwei Stunden tragen, damit ich währenddessen etwa 1 bis 4 Milligramm Nikotin aufnehme.

Nikotin-Inhalatoren (oder Inhaler), zum Beispiel von Nicorette, sind eine weitere Möglichkeit, die keinerlei Chemikalien enthält. Die Inhalatoren bestehen nur aus einer Nikotinkapsel mit einem Schwämmchen mit Nikotin und einem Mundstück aus Plastik, an dem man die mit Nikotin angereicherte Luft einsaugt. Ich mag die Inhalatoren, weil sie keine schrecklichen Chemikalien enthalten, der Nachteil ist allerdings das Ziehen am Mundstück, was das Suchtpotenzial wieder erhöht. Bei mir lief es darauf hinaus, dass ich an meinem Schreibtisch sitzend plötzlich einen Zug nehmen wollte, obwohl ich die Energie nicht brauchte oder wollte – also habe ich sofort damit aufgehört!

Nikotin-Lutschtabletten stecken ebenso wie Nikotinkaugummis voller fürchterlicher Chemikalien und Süßungsmittel wie Aspartam, Acesulfam-K und Sucralose. Die besten Lutschtabletten, die ich finden konnte, sind die Nicorette-Lutschtabletten, die sehr klein sind und kein Aspartam enthalten. Man nimmt zwar eine kleine Dosis eines ungesunden Süßungsmittels auf, aber durch seine geringe Menge ist es unwahrscheinlich, dass es Schäden verursacht. Wenn ich die Hälfte einer Lutschtablette mit der Dosis 2 Milligramm einnehme, bemerke ich innerhalb von 15 Minuten eine kognitive Veränderung. Achten Sie darauf, dass die Lutschtabletten möglichst wenig künstliche Süßungsmittel und andere Chemikalien enthalten, die Sie Ihrem Körper lieber nicht zuführen wollen.

Nikotinspray ist eine eher neuere Erfindung. Jede Sprühdosis mit 1 Milligramm Nikotin enthält eine verschwindend geringe Menge Sucralose und durch das Sprühen unter die Zunge kommt es zu einem schnellen Energieschub, der lange anhält. Ich habe es schon bei vielen Interviews angewendet und finde es auch gegen Jetlag toll oder wenn man einen langen Tag vor sich hat, für den man anhaltende Konzentration benötigt.

Sollten Sie Nikotin ausprobieren wollen, gehen Sie unbedingt vorsichtig vor und nutzen Sie es am besten nur bei kurzfristigem Bedarf, wenn Sie für eine wichtige Präsentation oder ein lange dauerndes Meeting zusätzliche Konzentration benötigen. Täglich sollten Sie es lieber nicht nutzen!

Methylenblau

Vor ihrer Verwendung als Smart Drug in der Anti-Aging-Bewegung wurde die Chemikalie Methylenblau überwiegend als Färbemittel bei Diagnoseuntersuchungen eingesetzt. Dann fanden Wissenschaftler jedoch heraus, dass der blaue Farbstoff die Sauerstoffversorgung in bestimmten Körperteilen ansteigen lässt, insbesondere im Gehirn. Er kann die Blut-Hirn-Schranke überwinden, wirkt im Gehirn antioxidativ und verbessert zudem die Leistungsfähigkeit der Mitochondrien, indem er mehr Elektronen in die Elektronentransportkette bringt und den Sauerstoffverbrauch der Mitochondrien erhöht.

Die ersten Studien über das in Tablettenform oder als Injektion erhältliche Methylenblau als Smart Drug sind vielversprechend, denn es kann laut einer Studie aus dem Jahr 2007 unter anderem die Lebensdauer der Zellen verlängern.[45] Im Jahr 2011 wies eine Studie eine Verzögerung des Fortschreitens der Demenz nach ihrer Diagnose nach.[46] Das ist deshalb von Bedeutung, weil im Falle von Alzheimer die meisten Behandlungsmöglichkeiten die Krankheit nur vor ihrem eigentlichen Ausbruch verhindern können. In Tierstudien hat sich Methylenblau als wirkungsvolles Nootropikum erwiesen, wie die bessere kognitive Leistung und das bessere Erinnerungsvermögen bei mit Methylenblau behandelten Ratten zeigten.[47] Die gleichen Ergebnisse gab es auch bei einer anderen Studie mit Menschen, bei der Methylenblau das Kurzzeitgedächtnis unterstützte.[48]

Fest steht, dass Methylenblau der mitochondrialen Atmung hilft, und diesen Unterschied können Sie auch spüren, wenn Sie es ausprobieren.[49] Wenn irgendetwas die Mitochondrien ausbremst, kann Methylenblau entweichende Elektronen wieder einfangen und den Stoffwechsel am Laufen halten.[50] Problematisch ist nur, dass Methylenblau bei höheren Dosen *oxidationsfördernd* wird und das Gegenteil des Gewünschten bewirken kann, nämlich oxidativen Stress.[51] Höhere Dosen können auch die Darmbakterien schädigen, und bei Bluthochdruck ist es keine gute Idee, Methylenblau einzunehmen. Für Babys ist es extrem schädlich.

Nach der Veröffentlichung der ersten Studie im Jahr 2007 begann ich meine Selbstversuche mit Methylenblau, deren Ergebnisse jedoch durchwachsen waren. Wichtig ist, ein hochwertiges Methylenblau zu kaufen, denn der Großteil des auf dem Markt erhältlichen Methylenblaus ist von einer für die Chemieproduktion bestimmten Qualität oder für die Krankheitsbekämpfung in Aquarien. Besser eignet sich für die medizinische Anwendung hergestelltes Methylenblau in einer niedrigen Dosis im sicheren Bereich von 1 bis 4 Milligramm pro Kilogramm Körpergewicht.[52]

Für Leistungssportler, in deren Bereich die Anwendung von Methylenblau erlaubt ist, und auch für Menschen, die am Chronischen Erschöpfungssyndrom leiden und deren Lebensqualität eingeschränkt ist, lohnt es sich, Methylenblau auszuprobieren. Bei allen anderen Menschen ist es meiner Meinung nach sicherer, die anderen Hirntuning-Ergänzungsmittel auszuprobieren, bevor sie zu Methylenblau greifen. Wenn es hilft, bin ich jedoch dafür, es anzuwenden. Mir hat es auch geholfen, allerdings nicht so sehr, wie ich gehofft hatte.

Smart Drugs

In den Vereinigten Staaten habe ich schon mehrfach in Fernsehsendungen darüber gesprochen, dass ich während des neben meiner Vollzeitbeschäftigung laufenden MBA-Studiums Smart Drugs eingenommen habe. Dabei haben sich die Reporter jedes Mal auf ein bestimmtes von mir verwendetes Medikament mit dem Wirkstoff Modafinil konzentriert, meine Lieblinge unter den Smart Drugs, die sogenannten Racetame, aber außen vor gelassen. Deshalb möchte ich sie Ihnen hier vorstellen.

Racetame gehören zu den am besten erforschten und ältesten Medikamenten zur Verbesserung der kognitiven Funktion und sie haben eher wenig Nebenwirkungen. Der erste Arzneistoff aus dieser Gruppe sehr sicherer Medikamente ist Piracetam, den ich ein paar Jahre lang nahm, bevor ich zu erst kürzlich entwickelten Versionen wechselte. Vier unterschiedliche, gut aufgebaute Studien zeigen, dass Piracetam die mitochondriale Funktion verbessert.[53] Ich glaube, dass dies sogar einer seiner wichtigsten Wirkmechanismen ist, der aber bei der Beschreibung seiner Wirkungen meistens vernachlässigt wird. Piracetam gehört zu den sichersten Wirkstoffen, die es auf dem Markt gibt, und es sorgt für eine bessere Arbeit von Gehirn und Mitochondrien.

Da sie besser aufgenommen werden, empfehle ich aber zwei verwandte Wirkstoffe von Piracetam. Mein Favorit ist Aniracetam, denn es ist fettlöslich und verbessert nachweislich das Gedächtnis. Mein zweiter Favorit ist Carphedon oder Phenylpiracetam, denn es liefert ziemlich viel Energie. In den Vereinigten Staaten sind beide Wirkstoffe online erhältlich, in Deutschland hingegen ist Aniracetam verschreibungspflichtig und Carphedon gar nicht erhältlich. Allerdings kann es in einigen Onlineshops bestellt werden. Da sie patentfrei sind, ignoriert die westliche Medizin beide Wirkstoffe weitgehend. Ich nehme an den meisten Tagen morgens 800 Milligramm Aniracetam und 100 Milligramm Carphedon und kann den Unterschied direkt im Gehirn spüren. Dieses gesamte Buch habe ich bei höherer Dosierung beider Wirkstoffe (sowie auch jedes anderen hier aufgeführten Nahrungsergänzungsmittels) geschrieben.

Training für Augen und Ohren

Ebenso wie die durch die Augen in das Gehirn gelangenden Informationen haben auch die von den Ohren aufgenommenen Informationen große Auswirkungen auf die Energie im Gehirn. Da es weniger Energie verbraucht, ist das Hören nicht ganz so ermüdend wie die visuelle Verarbeitung und aus diesem Grund befinden sich in den Ohren auch nicht annähernd so viele Mitochondrien wie in den Augen. Dennoch verbraucht das Verarbeiten einer großen Menge an auditiven Informationen ein wenig Hirnenergie. Sobald Ihre Mitochondrien wie Rockstars auf der Bühne loslegen, ist die auditive Verarbeitung ein weiterer Bereich, dem Sie sich für zusätzliche Energie zuwenden können.

In meinen Dreißigern hatte ich stark mit auditivem Stress zu kämpfen, der meinem Gehirn Energie raubte. Immer wenn ich mich in einer geräuschvollen Umgebung befand, wurde ich sehr müde und konnte mich schlecht konzentrieren, weshalb ich ein spezielles Hörtraining, das sogenannte Auditive Integrationstraining (AIT), absolvierte. Dieses Training ist noch nicht sehr bekannt, aber es ist äußerst wirksam für die Verbesserung der Hörleistung und der Hirnenergie bei Erschöpfung durch auditive Verarbeitung.

Zunächst ging ich zu einer Gehörspezialistin, die meine Ohren untersuchte, um festzustellen, ob ich alle Frequenzen wahrnehmen konnte. Das Ergebnis zeigte, dass ich sowohl sehr hohe als auch sehr tiefe Frequenzen gut hören konnte, in der Mitte aber einige Hörlücken hatte, was mir vorher nicht aufgefallen war. Die Lücken waren nicht so groß, als dass ich mit Pauken und Trompeten durch einen normalen Hörtest gefallen wäre, aber sie führten bei mir zu Ermüdung und einem Gefühl des Benebeltseins, wenn mein Gehirn die fehlenden Informationen verarbeiten musste, die ich schlichtweg nicht hören konnte.

Das Ganze kann man sich wie eine Straße voller Schlaglöcher vorstellen. Eine Straße mit ein paar Schlaglöchern gilt zwar noch als asphaltiert und man kann noch ohne große Probleme darauf fahren, aber tagtäglich durch diese Schlaglöcher fahren zu müssen, bedeutet Stress. Durch das AIT wurden die Schlaglöcher in meinem Hörvermögen entdeckt und repariert. Dazu musste ich mir am Anfang all das anhören, was mein Gehirn nicht verarbeiten konnte, also im Grunde Musik, die nur aus Schlaglöchern bestand. Zunächst klang das furchtbar und mein Gehirn versuchte angestrengt, die Schlaglöcher zu füllen.

Dank der Fähigkeit des Gehirns, wachsen und sich verändern zu können, füllte es die Lücken dann aber langsam wieder und die Schlaglöcher wurden beseitigt. Mittlerweile werde ich in lauten Umgebungen nicht mehr extrem müde, weil mein Gehirn mit dem Verarbeiten bestimmter Frequenzen keine Probleme mehr hat und keine Energie verschwendet, die ich besser für etwas Sinnvolles einsetzen könnte. Das ist eigentlich kein Mitochondrien-Hack, sondern einfach eine Methode, um weniger Energie als normal für eine Sache aufwenden zu müssen, damit Sie mit dieser Energie etwas anderes leisten können. Wenn Sie Ihre Hirnfunktion so achten und pflegen wie ich, sollten Sie es einfach ausprobieren – und wenn Sie während des Trainings zusätzlich die anderen Techniken aus diesem Buch anwenden, wachsen Ihre Nervenzellen sogar noch schneller.

In Deutschland ist diese Form des Hörtrainings noch nicht weit verbreitet, aber auch andere Hörtrainingsmethoden oder Übungen für zu Hause können helfen. Bei der Tomatis-Methode beispielsweise werden eigens entwickelte Musik-CDs verwendet, die Krafttraining für die Ohren und das Gehirn sind. Die Musik wechselt sehr schnell zwischen hohen und niedrigen Frequenzen und zwingt die Ohren so zum Zuhören und das Gehirn zur Schwerstarbeit, um die Informationen effizient zu verarbeiten. Ähnliche Trainingsmethoden gibt es auch als App zum Herunterladen.

Eine Warnung vorweg: Dieses Training macht keinen Spaß und ist auch nicht entspannend! Es ist ein Training im wahrsten Sinne des Wortes, also harte Arbeit – aber es macht Sie stärker. Ich empfehle Ihnen, nach Beenden des Hirntuning-Programms eines dieser Hörtrainings durchzuführen. Zuerst ist es aber wichtig, die zwei Wochen des Hirntuning-Programms zur Steigerung der Energieproduktion zu nutzen und um die Giftstoffe loszuwerden, die Ihre Hirnenergie anzapfen. Nach den zwei Wochen haben Sie ein Gefühl dafür, wozu Sie bei effizient laufendem Energiesystem als Mensch fähig sind, und können dann diese zusätzliche Energie dafür nutzen, um Ihr Gehirn mit dem auditiven Training noch weiter zu tunen.

Wenn Sie auch durch eine verbesserte visuelle Verarbeitung Hirnenergie sparen wollen, sollten Sie einen Irlen-Screener aufsuchen und sich eine Irlen-Brille anpassen lassen, damit die Lichtfrequenzen, die Ihr Gehirn stören, ausgefiltert werden. Dadurch sparen Sie eine erhebliche Menge an Hirnenergie ein und können Ihre Leistungsfähigkeit um einiges verbessern. Eine günstigere Alternative ist die TrueDark-Brille, die einen Großteil der irritierenden Frequenzen ausfiltert.

Stammzellen – die Zukunft des Biohackings?

Stammzellen sind eine besondere Zellart, die sich in viele andere Zellen verwandeln kann. (Die modernen Behandlungsmethoden mit Stammzellen haben nichts mit fetalem Gewebe zu tun!) Während ich dieses Buch schrieb, habe ich der U. S. Stem Cell Clinic in Sunrise, Florida, einen Besuch abgestattet und mir aus meinem Fettgewebe Stammzellen entnehmen lassen (insbesondere aus meinem Hintern, der eine tolle Stammzellquelle ist). Diese Stammzellen wurden anschließend zentrifugiert und dann in meine Rückenmarksflüssigkeit injiziert, über die sie letztlich in mein Gehirn gewandert sind.

Für Multiple Sklerose und andere degenerative Erkrankungen, die auf mitochondrialer Dysfunktion basieren, ist dies eine neuartige Behandlungsmethode. Ich habe zwar keine MS, erlitt aber etwa drei Monate vor dieser Behandlung eine Gehirnerschütterung, als ich eine sehr schwere Lebensmittelvergiftung bekam, ohnmächtig wurde und mein Kopf auf den Boden aufschlug. Dumm gelaufen beziehungsweise gefallen. Außerdem wissen Sie ja bereits, dass meine Mitochondrien durch die vielen Jahre, in denen ich Schimmelpilzgiften ausgesetzt war, schwer geschädigt waren. Bei dieser Behandlung wusste ich, dass die Stammzellen in meinem Gehirn in jene Bereiche vordringen, in denen sie am meisten benötigt werden, und das Wachstum neuer Gehirnzellen unterstützen würden.

Der gesamte Wachstumsprozess neuer Gehirnzellen dauert etwa sechs Monate, weshalb ich mich während dieses Zeitraums an das Hirntuning-Programm hielt und zusätzliches Biofeedback-Training und andere Hacks nutzte, um die stärksten und effizientesten neuen Gehirnzellen wachsen zu lassen. Zu meinem Unglück (und Ihrem Glück) blieb ich häufig bis tief in die Nacht wach, um dieses Buch zu schreiben, auch wenn ich die Stammzellen lieber mit mehr Schlaf hätte unterstützen sollen. Die positiven Auswirkungen konnte ich dennoch spüren.

Das war allerdings nicht meine erste Stammzellenbehandlung. Vor einem Jahr habe ich bereits eine Reihe von Stammzellinjektionen durchführen lassen, um alte Verletzungen zu beheben und dem Altern vorzubeugen. Damals wurden die Stammzellen meinem Rückenmark entnommen und in meine verletzte Schulter, mein verletztes Knie, in meinen schmerzenden Rücken, ins Gesicht, in die Kopfhaut und in meinen Penis injiziert. Ich möchte nicht auf die Einzelheiten eingehen, aber die Wirkung der Stammzellenbehandlung hat mein Leben verändert. Stammzellen senken die Entzündungswerte und bringen Heilungsprozesse in Gang, für die mitochondriale Energie benötigt wird.

Noch ist nicht alles über die Anwendung von Stammzellen und ihre Wirkung auf die Mitochondrien erforscht. Bekannt ist aber, dass die von Ihrer Mutter, Großmutter und all den Frauen davor geerbte mitochondriale DNA (mtDNA) – und die Mutationen, die sie im Laufe der Zeit durchgemacht hat – einen enormen Einfluss auf die Funktion Ihres Gehirns sowie alle möglichen anderen Parameter der Alterung hat. Anders ausgedrückt ist möglicherweise nicht das Genom Ihrer DNA das Problem, wenn Sie unter einer degenerativen Erkrankung leiden, sondern die mtDNA, also die Anleitung für den Aufbau der Kraftwerke in Ihren Zellen.[54]

Erhalten Sie die Stammzellen einer anderen Person mit einer anderen mitochondrialen DNA, dann haben die aus diesen Stammzellen wachsenden neuen Zellen eine andere mitochondriale DNA und andere Leistungsmerkmale, was erstaunlich ist. Denken Sie daran, dass das nichts mit der alten Methode der fetalen Stammzellen zu tun hat, denn mittlerweile können wir Stammzellen von Erwachsenen gewinnen und sie entdifferenzieren. Die Transplantation von Stammzellen einer anderen Person birgt dennoch Risiken, da sie das falsche Gewebe bilden können. Und niemand möchte, dass ihm auf der Stirn ein Fußnagel wächst! Ich bin jedoch hoffnungsvoll, dass diese Risiken in naher Zukunft verringert werden und wir diese Methode dann erfolgreich einsetzen können.

Mein Plan ist es, einer der ersten Menschen zu sein, dem Mitochondrien transplantiert werden, um meinem Körper viele andere mitochondriale Fähigkeiten schenken zu können, die ich selbst nicht habe. Wenn das funktioniert, könnte der Körper eine allumfassende Widerstandsfähigkeit aufbauen. Aber bis dahin wird es wohl noch eine Weile dauern. Dank der Hacks in diesem Buch stehen die Chancen jedoch gut, dass Sie und ich diesen Tag noch erleben werden und unsere Gehirne dann immer noch leistungsfähig sind.

NACHWORT

Ich möchte ehrlich mit Ihnen sein: Nach all den Jahren als professioneller Biohacker, in denen ich Hunderttausende Dollar investiert habe, um meine Biologie zu hacken und auf der Suche nach den aktuellsten, extremsten und ältesten Hacks zur Verbesserung der menschlichen Leistungsfähigkeit in alle Welt zu reisen, hat es mich am Ende überrascht, dass es dabei eigentlich nur um unsere Mitochondrien geht. Ich hatte nicht geahnt, in welchem Ausmaß diese Milliarden in uns lebender winziger Bakterien das Sagen haben, unsere Energie, unser Gehirn und unsere Leistungsfähigkeit steuern und im Grunde genommen bestimmen, wer wir sind.

Das ist gleichzeitig erschreckend wie auch spannend, denn während unsere Mitochondrien uns steuern, können wir durch Veränderungen in unserer Umgebung tatsächlich die Kontrolle über sie gewinnen! Mit den relativ einfachen Techniken, die Sie jetzt kennen, können Sie nun das Kommando übernehmen. Sie können entscheiden, wie viel Energie Sie haben wollen, wie Sie sich fühlen möchten und wie Sie Ihre Mitmenschen behandeln wollen.

Seitdem ich gelernt habe, meine Mitochondrien zu hacken, bin ich natürlich erfolgreicher geworden, aber zudem auch ein besserer Mensch. Ich bin geduldiger, freundlicher und empathischer. Wenn ich mit den Menschen zusammen bin, die ich liebe, bin ich präsenter, weil ich die Kontrolle über meine Mitochondrien übernommen habe und es dadurch für mich leichter wurde, mich selbst zu verbessern.

Sie verstehen Ihren Körper jetzt auf einer tiefen Ebene besser als je zuvor. Sie wissen jetzt, wie Sie Ihre Mitochondrien dabei unterstützen können, effizienter zu arbeiten, und was Sie tun können, um sie zu bremsen. Mit jedem Mal, wenn Sie das Licht anschalten, etwas essen oder sich bewegen, entscheiden Sie, wie Sie Ihre Mitochondrien behandeln und wie viel Stärke Sie haben wollen. Sobald Sie einmal erlebt haben, wie es sich anfühlt, die Kontrolle über Ihre Mitochondrien zu haben (und nicht umgekehrt), fällt es schwer, wieder in alte Muster zu verfallen. Ich hoffe, dass Sie es nie tun werden, sondern stattdessen dieses Wissen und die Macht, die es Ihnen über Ihr Schicksal gibt, genießen werden. Und ich hoffe, dass Sie großartige Dinge damit leisten werden.

WAS KOMMT ALS NÄCHSTES?

Kostenlose Videos und weitere Informationen finden Sie online unter www.bulletproof.com/headstrong, wo ich exklusive Inhalte für Sie zusammengestellt habe, allerdings sind diese nur auf Englisch verfügbar. Dort können Sie dem – ebenfalls englischsprachigen – Leserforum von *Hirntuning* mit dem englischen Titel *Head Strong* beitreten und Sie finden dort informative Themenüberblicke auf Englisch, falls Sie sich in bestimmte Themen des Buchs tiefer einarbeiten möchten (als Audio-, Video- oder Textversionen).

Bis zum Zeitpunkt der Fertigstellung dieses Buchs ist es immer noch schwierig, zuverlässige Informationen darüber zu bekommen, wie die eigenen Mitochondrien abschneiden (insbesondere langfristig). Nachdem ich mich über fast jedes Gesundheitsunternehmen auf dem digitalen Markt informiert habe, bin ich dem wissenschaftlichen Beirat von Viome beigetreten – einem revolutionären Wellnessunternehmen, das auf regelmäßigen umfassenden Analysen der Darmflora, der Mitochondrienfunktion und deren Wechselwirkung basierende personalisierte Empfehlungen ausspricht. Auf viome.com/headstrong erhalten Sie weitere Informationen (ausschließlich auf Englisch) und können sich eintragen, um ein Untersuchungsset zu bestellen.

Die Untersuchung der Mitochondrienfunktion gehört zu den wichtigsten Untersuchungen überhaupt – und es gibt ständig Neuerungen auf dem Markt. Eine regelmäßig aktualisierte Liste mit von mir empfohlenen Mitochondrientests finden Sie ebenfalls auf bulletproof.com/headstrong.

DANK

Zum Schreiben dieses Buchs haben mich Millionen von Bulletproof Followern, -Lesern und -Hörern motiviert, die mich täglich mit ihren Fragen und Kommentaren auf Facebook, der Bulletproof-Webseite und bei *Bulletproof Radio* inspirieren. Ich danke euch für die Zeit und Aufmerksamkeit, die ihr mir schenkt – und ich verspreche, jede Minute davon mit den besten und hilfreichsten Informationen zu füllen. Es inspiriert mich und macht mir viel Spaß zu wissen, dass meine Arbeit für große Veränderungen sorgt.

Während ich dieses Buch schrieb, erlitt ich ein Schädel-Hirn-Trauma, das mich wirklich außer Gefecht setzte. Natürlich wendete ich die Hirntuning-Techniken an, um den Schaden zu minimieren und meine Mitochondrien zu schützen, aber das allein reichte leider nicht. Glücklicherweise konnte ich bei der Eröffnung des weltweit besten Zentrums für Gehirntraining dabei sein – mein besonderer Dank geht an Dr. Drew Pierson, Jenna und Chris Keane und das gesamte Team des Instituts für Biofeedback-Gehirn-Training 40 Years of Zen. Ihr habt mein Gehirn wieder

»zusammengesetzt« und dafür gesorgt, dass es nach jedem Besuch besser wurde. Ohne euren besonderen Einsatz hätte ich dieses Buch nicht beenden können.

Selbst wenn man sein Gehirn dazu bringt, volle Leistung zu geben (und dann noch eine Schippe drauflegt), ist es schwierig, eine vollständige Liste mit all den Menschen zu erstellen, die einem geholfen haben. Soll ich alle 350 Gäste mit auf die Liste nehmen, die ihr Wissen und ihre Erfahrung im *Bulletproof Radio* verbreitet haben? Die 200 Dozenten und Vortragenden, die ihr Wissen im Silicon Valley Health Institute (SVHI) an das Publikum weitergegeben haben? Was ist mit der gesamten American Academy of Anti-Aging Medicine, weil diese Ärzte 20 Jahre lang die mitochondrialen Grenzen erweitert haben?

Die knappe Antwort ist: Ja, natürlich. Also vielen Dank.

Ich danke Dr. Barry Morguelan, der die Mitochondrienmeditation für dieses Buch geschrieben hat und dessen Programm und Behandlungen bei mir für unglaubliche Energie gesorgt haben. Vishen Lakhiani, Begründer von Mindvalley, hat mir sehr bei den Plänen für die Buchveröffentlichung geholfen. Mein Dank geht auch an Jenna und Chris Keane, die sich um die vierteljährliche handverlesene Biohacked-Box kümmern, die für unsere Fans viele Biohacking-Werkzeuge zu einem günstigen Preis enthält.

Besonderer Dank geht auch an Barry Sears, den Autor der bekannten Sears-Diät, der mir im Interview in meiner Show die volle Bedeutung der Polyphenole nahegebracht hat. Die zahlreichen Werke von Dr. David Perlmutter über das Gehirn haben unzähligen Menschen dabei geholfen, besser denken zu können, und Dr. Mark Hyman von der Cleveland Clinic und Dr. David Ludwig vom Harvard and Boston Children's Hospital haben die nationale Diskussion über Fett vorangetrieben. Die wegweisende Arbeit von Dr. Daniel Amen hat mir gezeigt, dass eine Dysfunktion des Gehirns keine charakterliche Schwäche ist, sondern ein Fehler in der Hardware. Auch Dominic D'Agostino und Dr. Richard Veech, zwei der führenden Keton-Forscher, kamen zu *Bulletproof Radio*, um ihr Wissen zu teilen. Mein ewiger Dank gilt auch Steve Fowkes, dem Autoren eines der ersten Bücher über Smart Drugs, das vor vielen Jahren meine kognitive Funktion und meine Karriere gerettet hat, als meine Mitochondrien nicht richtig arbeiteten. Dr. Frank Shallenberger war der Erste, der öffentlich vor der früh einsetzenden mitochondrialen Dysfunktion warnte (und zeigte, wie Ozon dagegen helfen kann), wofür ich sehr dankbar bin.

Dann gibt es da noch viele Menschen, die mir gezeigt haben, wie ich meine wichtige Arbeit auch geschäftlich effektiv verbreiten kann. Der bekannte Marketingguru Jay Abraham hat unzählige Stunden damit verbracht, mich zu unterstützen und voranzubringen. Danke, Jay! Auch Joe Polish und sein Genius Network haben mir Türen eröffnet, von denen ich nicht wusste, dass sie da sind. Dank Dan Sullivan von Strategic Coach habe ich gelernt, mich auf das zu konzentrieren, was wirklich wichtig ist, und Cameron Herald hat mir gezeigt, wie ich das auch umsetzen kann. Meine lieben Freunde JJ Virgin und Mike Koenigs haben mich gelehrt, ein erfolgreicher Autor und Marketer zu werden. Der unglaubliche Brendon Burchard inspiriert mich jedes Mal, wenn ich mit ihm Zeit verbringe. Peter Diamandis und Rick Rubin haben mich jeder auf seine Weise dazu inspiriert, mein Denken zu verändern und tiefer werden zu lassen. Ich danke euch allen!

Die unglaublichsten Mitochondrien in ihrem Gehirn hat wohl Celeste Fine, meine Literaturagentin – sie ist fantastisch. Dein blitzschnelles Redigieren und deine Schreibkunst waren extrem hilfreich, Jodi Lipper. Besonderer Dank geht an das Team von Harper Wave, einschließlich der außerordentlichen Redakteurinnen Sarah Murphy und Julie Will sowie den Marketing- und Öffentlichkeitsgenies Brian Perrin und Victoria Comella.

Das Bulletproof-Team arbeitet unermüdlich daran, Millionen von Menschen zu helfen, und ich bin über alle Maßen dankbar, dass diese Menschen sich der Mission angeschlossen haben. Danke für eure zusätzliche Hilfe, damit *Hirntuning* geschrieben werden konnte: Zak Garcia, Susan Lyon, Karen Huh, Amy Herrera, Genevieve Gunderson, Nikki Hoyrup und Mary Polzella. Danke für das Überprüfen und Ausprobieren aller Rezepte, Steven und Kathleen Crandell! Kailey und Gedaly, eure Unterstützung dabei, dieses Buch so vielen Händen wie möglich zugänglich zu machen, ist unglaublich wichtig. Danke. Kathleen Raferty und Arthur Page danke ich für die Abbildungen!

Schließlich danke ich noch meiner Frau, Dr. Lana Asprey, und meinen Kindern Anna und Alan für ihre Geduld und Unterstützung, damit ich tagsüber als CEO von Bulletproof arbeiten und nachts lange aufbleiben konnte, um *Hirntuning* zu schreiben. Liebe Leser, sollten Sie jemals einem meiner Familienmitglieder persönlich begegnen, danken Sie ihm bitte dafür, dass *Hirntuning* entstehen konnte! Und danke für deine Mitochondrien, Mama – dir auch vielen Dank, Papa, aber nicht für deine Mitochondrien! Denn die kommen alle von Mama.

ÜBER DEN AUTOR

David Asprey ist Tech-Unternehmer im Silicon Valley, professioneller Biohacker, Bestsellerautor sowie Erfinder des mit Butter zubereiteten Bulletproof
Coffees und arbeitet täglich aktiv an seinem Plan, mindestens 180 Jahre alt
zu werden. Er moderiert den Podcast *Bulletproof Radio* mit 50 Millionen
Downloads, für den er mit einem Webby Award ausgezeichnet wurde und
der auf Platz 1 der Gesundheits-Podcasts steht. Seine Beiträge waren bereits
in den Fernsehsendungen *Today* Show und *Nightline* sowie auf den Fern-
sehsendern Fox News und CNN zu sehen und in Zeitungen und Magazi-
nen wie der *Financial Times*, *GQ*, *Men's Fitness*, *Rolling Stone*, *Men's Health*,
Vogue, *Marie Claire*, *New York Times*, *Cosmopolitan*, *Forbes* und vielen anderen zu lesen. Er lebt im kanadischen Victoria (British Columbia) und in
Seattle in den Vereinigten Staaten.

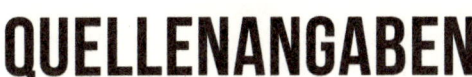

QUELLENANGABEN

Teil I: Alles beginnt in Ihrem Kopf

Kapitel 1: Was Sie über Ihr Gehirn wissen sollten

1. Fei, Du et al. (2008). »Tightly Coupled Brain Activity and Cerebral ATP Metabolic Rate«. *Proceedings of the National Academy of Sciences* 105, Nr. 17, 29. April 2008, 6409–6414, DOI: 10.1073/pnas.0710766105.

2. Vohs, K. D. et al. (2005). »Running Head: Self-Regulation and Choice« (unveröffentlichter Konferenzbeitrag, Chicago Booth Marketing Workshop, Chicago/Illinois, 2005), https://www.chicagobooth.edu/research/workshops/marketing/archive/WorkshopPapers/vohs.pdf.

Kapitel 2: Die mächtigen Mitochondrien

3. Matthews, C. M. (2011). »Nurturing Your Divine Feminine«. *Proceedings (Baylor University Medical Center)* 24, Nr. 3, 248.

4. Seppan, P. et al. (2014). »Influence of Testosterone Deprivation on Oxidative Stress Induced Neuronal Damage in Hippocampus of Adult Rats«. (Konferenzposter, 39. American Society of Andrology Annual Meeting, 6. April 2014.) *Andrology* 2 (Suppl. 1), April 2014, 62, DOI: 10.1111/j.2047–2927.2014.00221.x.

5. Sharpe, M. A., Gist, T. L., Baskin, D. S. (2013). »Alterations in Sensitivity to Estrogen, Dihydrotestosterone, and Xenogens in B-Lymphocytes from Children with Autism Spectrum Disorder and Their Unaffected Twins/Siblings«. *Journal of Toxicology*, 2013.

6. Mattingly, K. A. et al. (2008). »Estradiol Stimulates Transcription of Nuclear Respiratory Factor-1 and Increases Mitochondrial Biogenesis«. *Molecular Endocrinology* 22, Nr. 3, März 2008, 609–622, DOI: 10.1210/me.2007-0029.

7. Hara, Y. et al. (2014). »Presynaptic Mitochondrial Morphology in Monkey Prefrontal Cortex Correlates with Working Memory and Is Improved with Estrogen Treatment«. *Proceedings of the National Academy of Sciences of the United States of America* 111, Nr. 1, 7. Januar 2014, 486–491, DOI: 10.1073/pnas.1311310110.

8. Cioffi, F. et al. (2013). »Thyroid Hormones and Mitochondria: With a Brief Look at Derivatives and Analogues«. *Mitochondrial Endocrinology–Mitochondria as Key to Hormones and Metabolism* 379, Nr. 1–2, 15. Oktober 2013, 51–61, DOI: 10.1016/j.mce.2013.06.006.

9. Gvozdjáková, A. (2008). *Mitochondrial Medicine: Mitochondrial Metabolism, Diseases, Diagnosis and Therapy.* Springer Science & Business Media.

Kapitel 3: So werden Sie zum Meister Ihrer Nervenzellen

10. Sheng, Z. (2014). »Mitochondrial Trafficking and Anchoring in Neurons: New Insight and Implications«. *Journal of Cell Biology* 204, Nr. 7, 31. März 2014, 1087, DOI: 10.1083/jcb.201312123.

11. Zhu, X. et al. (2012). »Quantitative Imaging of Energy Expenditure in Human Brain«. *Neuroimage* 60, Nr. 4, 2107–2117.

12. Stowers, R. S. et al. (2002). »Axonal Transport of Mitochondria to Synapses Depends on Milton, A Novel *Drosophila* Protein«. *Neuron* 36, Nr. 6, 1063–1077, DOI: 10.1016/S0896–6273(02)01094–2.
    Guo, X. et al. (2005). »The GTPase dMiro is Required for Axonal Transport of Mitochondria to *Drosophila* Synapses«. *Neuron* 47, Nr. 3, 379–393.
    Ma, H. et al. (2009). »KIF5B Motor Adaptor Syntabulin Maintains Synaptic Transmittion in Sympathetic Neurons«. *Journal of Neuroscience* 29, Nr. 41, 13019–13029.

13. Nicholls, D. G., Budd, S. L. (2000). »Mitochondria and Neuronal Survival«. *Physiological Reviews* 80, Nr. 1, 315–360.

14. Sheng, Z. (2014). »Mitochondrial Trafficking and Anchoring in Neurons: New Insight and Implications«. *Journal of Cell Biology* 204, Nr. 7, 31. März 2014, 1087, DOI: 10.1083/jcb.201312123.
    Morris, R. L., Hollenbeck, P. J. (1993). »The Regulation of Bidirectional Mitochondrial Transport Is Coordinated with Axonal Outgrowth«. *Journal of Cell Science* 104, Nr. 3, 917–927.
    Ruthel, G., Hollenbeck, P. J. (2003). »Response of Mitochondrial Traffic to Axon Determination and Differential Branch Growth«. *Journal of Neuroscience* 23, Nr. 24, 8618–8624.

15. Kang, J. et al. (2008). »Docking of Axonal Mitochondria by Syntaphilin Controls Their Mobility and Affects Short-Term Facilitation«. *Cell* 132, Nr. 1, 137–148.

16. Sheng, Z., Cai, Q. (2012). »Mitochondrial Transport in Neurons: Impact on Synaptic Homeostasis and Neurodegeneration«. *Nature Reviews Neuroscience* 13, Nr. 2, 77–93.

17. Tremblay, S. et al. (2015). »Attentional Filtering of Visual Information by Neuronal Ensembles in the Primate Lateral Prefrontal Cortex«. *Neuron* 85, Nr. 1, 202–215, DOI: 10.1016/j.neuron.2014.11.021.

18. Lajtha, A. et al. (1977). »Turnover of Myelin Proteins in Mouse Brain in Vivo«. *Biochemical Journal* 164, Nr. 2, 15. Mai 1977, 323–329.

19. Jones, S. A. et al. (2003). »Triiodothyronine is a Survival Factor for Developing Oligodendrocytes«. *Molecular and Cellular Endocrinology* 199, Nr. 1–2, 31. Januar 2003, 49–60.

20. Garay, L. I. et al. (2012). »Progesterone Down-Regulates Spinal Cord Inflammatory Mediators and Increases Myelination in Experimental Autoimmune Encephalomyelitis«. *Neuroscience* 226, 13. Dezember 2012, 40–50, DOI: 10.1016/j. neuroscience.2012.09.032.

21. Dietschy, J. M., Turley, S. D. (2001). »Cholesterol Metabolism in the Brain«. *Current Opinion in Lipidology* 12, Nr. 2, April 2001, 105–112.

22. Seneff, S., Wainwright, G., Mascitelli, L. (2011). »Nutrition and Alzheimer's Disease: The Detrimental Role of a High Carbohydrate Diet«. *European Journal of Internal Medicine* 22, Nr. 2, April 2011, 134–140, DOI: 10.1016/j.ejim.2010.12.017.

23. Paturel, A. (2009). »Good Fats–Boost Brain Power with Good Fats«. Cleveland Clinic Wellness, 8. September 2009, http://www.clevelandclinicwellness.com/food/GoodFats/Pages/BoostBrainPowerwithGoodFats.aspx.

24. Choi, I. et al. (2016). »A Diet Mimicking Fasting Promotes Regeneration and Reduces Autoimmunity and Multiple Sclerosis Symptoms«. *Cell Reports* 15, Nr. 10, 7. Juni 2016, 2136–2146, DOI: 10.1016/j.celrep.2016.05.009.

25. Hoban, A. E. et al. (2016). »Regulation of Prefrontal Cortex Myelination by the Microbiota«. *Translational Psychiatry* 6, 5. April 2016, e774, DOI: 10.1038/tp.2016.42.

26. »The Life and Death of a Neuron«. National Institute of Neurological Disorders and Stroke, 1. Juli 2015, http://www.ninds.nih.gov/disorders/brain_basics/ninds_neuron.htm.

27. Molteni, R. et al. (2002). »A High-Fat, Refined Sugar Diet Reduces Hippocampal Brain-Derived Neurotrophic Factor, Neuronal Plasticity, and Learning«. *Neuroscience* 112, Nr. 4, 803–814.

28. Beltz, B. et al. (2007). »Omega-3 Fatty Acids Upregulate Adult Neurogenesis«. *Neuroscience Letters* 541, Nr. 2, 26. März 2007, 154–158, DOI: 10.1016/j.neulet.2007.01.010.

29. Wang, Y. et al. (2012). »Green Tea Epigallocathechin-3-Gallate (EGCG) Promotes Neural Progenitor Cell Proliferation and Sonic Hedgehog Pathway Activation during Adult Hippocampal Neurogenesis«. *Molecular Nutrition and Food Research* 56, Nr. 8, August 2012, 1292–1303, DOI: 10.1002/mnfr.201200035.

30. Mirescu, C., Gould, E. (2006). »Stress and Adult Neurogenesis«. *Hippocampus* 16, Nr. 3, 233–238, DOI: 10.1002/hipo.20155.

31. Warner-Schmidt, J. L., Duman, R. S. (2006). »Hippocampal Neurogenesis: Opposing Effects of Stress and Antidepressant Treatment«. *Hippocampus* 16, Nr. 3, 239–249, DOI: 10.1002/hipo.20156.

32. »Neurogenesis in Adult Brain: Association with Stress and Depression«. *ScienceDaily*, 2. September 2008, https://www.sciencedaily.com/releases/2008/08/080831114717.htm.

33. Nokia, M. S. et al. (2016). »Physical Exercise Increases Adult Hippocampal Neurogenesis in Male Rats Provided It Is Aerobic and Sustained«. *Journal of Physiology* 594, Nr. 7, 1. April 2016, 1855–1873, DOI: 10.1113/JP271552.

34. Kaplan, M. S. (2001). »Environment Complexity Stimulates Visual Cortex Neurogenesis: Death of Dogma and a Research Career«. *Trends in Neurosciences* 24, Nr. 10, Oktober 2001, 617–620.

35. Leuner, B., Glasper, E. R, Gould, E. (2010). »Sexual Experience Promotes Adult Neurogenesis in the Hippocampus Despite an Initial Elevation in Stress Hormones«. *PLOS ONE* 5, Nr. 7, 14. Juli 2010, e11597, DOI: 10.1371/journal.pone.0011597.

Kapitel 4: Entzündungen: Der Bauchspeck in Ihrem Gehirn

36. Aggarwal, B. B. et al. (2006). »Inflammation and Cancer: How Hot Is the Link?«. *Biochemical Pharmacology* 72, Nr. 11, 30. November 2006, 1605–1621, DOI: 10.1016/j.bcp.2006.06.029.

37. Giugliano, D., Ceriello, A., Esposito, K. (2006). »The Effects of Diet on Inflammation: Emphasis on the Metabolic Syndrome«. *Journal of the American College of Cardiology* 48, Nr. 4, 15. August 2006, 677–685, DOI: 10.1016/j.jacc.2006.03.052.

38. Das, P. »Overview–Alzheimer's Disease and Inflammation Lab: Pritam Das–Mayo Clinic Research«. Mayo Clinic, aufgerufen am 20. Oktober 2016, http://www.mayo.edu/research/labs/alzheimers-disease-inflammation/overview.

39. Simen, A. A. et al. (2011). »Cognitive Dysfunction with Aging and the Role of Inflammation«. *Therapeutic Advances in Chronic Disease* 2, Nr. 3, Mai 2011, 175–195, DOI: 10.1177/2040622311399145.

40. Hilsabeck, R. C. et al. (2010). »Cognitive Efficiency Is Associated with Endogenous Cytokine Levels in Patients with Chronic Hepatitis C«. *Journal of Neuroimmunology* 221, Nr. 1–2, April 2010, 53–61, DOI: 10.1016/j.jneuroim.2010.01.017.
van den Kommer, T. N. et al. (2012). »The Role of Lipoproteins and Inflammation in Cognitive Decline: Do They Interact?«. *Neurobiology of Aging* 33, Nr. 1, Januar 2012, 196.e1–196.e12, DOI: 10.1016/j.neurobiolaging.2010.05.024.
Magaki, S. et al. (2007). »Increased Production of Inflammatory Cytokines in Mild Cognitive Impairment«. *Experimental Gerontology* 42, Nr. 3, März 2007, 233–244, DOI: 10.1016/j.exger.2006.09.015.
Dik, M. G. et al. (2005). »Serum Inflammatory Proteins and Cognitive Decline in Older Persons«. *Neurology* 64, Nr. 8, 26. April 2005, 1371–1377, DOI: 10.1212/01.WNL.0000158281.08946.68.

41. Godbout, J. P. et al. (2005). »Exaggerated Neuroinflammation and Sickness Behavior in Aged Mice Following Activation of the Peripheral Innate Immune System«. *FASEB Journal: Official Publication of the Federation of American Societies for Experimental Biology* 19, Nr. 10, August 2005, 1329–1331, DOI: 10.1096/fj.05–377fje.
Prolla, T. A. (2002). »DNA Microarray Analysis of the Aging Brain«. *Chemical Senses* 27, Nr. 3, März 2002, 299–306.

42. Dilger, R. N., Johnson, R. W. (2008). »Aging, Microglial Cell Priming, and the Discordant Central Inflammatory Response to Signals form the Peripheral Immune System«. *Journal of Leukocyte Biology* 84, Nr. 4, Oktober 2008, 932–939, DOI: 10.1189/jlb.0208108.
Rosczyk, H. A., Sparkman, N. L., Johnson, R. W. (2008). »Neuroinflammation and Cognitive Function in Aged Mice Following Minor Surgery«. *Experimental Gerontology* 43, Nr. 9, September 2008, 840–846, DOI: 10.1016/j.exger.2008.06.004.
Godbout, J. P. et al. (2005). »Exaggerated Neuroinflammation and Sickness Behavior in Aged Mice Following Activation of the Peripheral Innate Immune System«. *FASEB Journal*, 1329–1331.
Kelly, A. et al. (2003). »Activation of p38 Plays a Pivotal Role in the Inhibitory Effect of Lipopolysaccharide and Interleukin-1 Beta on Long-Term Potentiation in Rat Dentate Gyrus«.

Journal of Biological Chemistry 278, Nr. 21, 23. Mai 2003, 19453–19462, DOI: 10.1074/jbc. M301938200.

43. Simen, A. A. et al. (2011). »Cognitive Dysfunction with Aging and the Role of Inflammation«. *Therapeutic Advances in Chronic Disease* 2, Nr. 3, Mai 2011, 175–195, DOI: 10.1177/2040622311399145.

44. Ebenda.

45. Hanson, L. Å. (1998). »Immune Effects of the Normal Gut Flora«. *Monatsschrift Kinderheilkunde* 146, Nr. 1, August 1998, S2-6, DOI: 10.1007/PL00014761.

46. Canani, R. B. et al. (2011). »Potential Beneficial Effects of Butyrate in Intestinal and Extraintestinal Diseases«. *World Journal of Gastroenterology* 17, Nr. 12, 28. März 2011, 1519–1528, DOI: 10.3748/wjg.v17.i12.1519.

47. Vijay-Kumar, M. et al. (2010). »Metabolic Syndrome and Altered Gut Microbiota in Mice Lacking Toll-Like Receptor 5«. *Science* 328, Nr. 5975, 9. April 2010, 228–231, DOI: 10.1126/science.1179721.

48. Ley, R. E. et al. (2006). »Microbial Ecology: Human Gut Microbes Associated with Obesity«. *Nature* 444, Nr. 7122, 21. Dezember 2006, 1022–1023, DOI: 10.1038/4441022a.

49. De Bandt, J. P., Waligora-Dupriet, A. J., Butel, M. J. (2011). »Intestinal Microbiota in Inflammation and Insulin Resistance: Relevance to Humans«. *Current Opinion in Clinical Nutrition and Metabolic Care* 14, Nr. 4, Juli 2011, 334–340, DOI: 10.1097/MCO.0b013e328347924a.

50. Davinelli, S. et al. (2013). »Enhancement of Mitochondrial Biogenesis with Polyphenols: Combined Effects of Resveratrol and Equol in Human Endothelial Cells«. *Immunity and Ageing* 10/2013, 28, DOI: 10.1186/1742-4933-10-28.

51. Sandoval-Acuña, C., Ferreira, J., Speisky, H. (2014). »Polyphenols and Mitochondria: An Update on Their Increasingly Emerging ROS-Scavenging Independent Actions«. *Archives of Biochemistry and Biophysics* 559, 1. Oktober 2014, 75–90, DOI: 10.1016/j.abb.2014.05.017.

52. Louveau, A. et al. (2015). »Structural and Functional Features of Central Nervous System Lymphatic Vessels«. *Nature* 523, Nr. 7560, 16. Juli 2015, 337–341, DOI: 10.1038/nature14432.

53. Pergola, C. et al. (2011). »Testosterone Suppresses Phospholipase D, Causing Sex Differences in Leukotriene Biosynthesis in Human Monocytes«. *FASEB Journal: Official Publication of the Federation of American Societies for Experimental Biology* 25, Nr. 10, Oktober 2011, 3377–3387, DOI: 10.1096/fj.11-182758.

54. Straub, R. H. (2006). »The Complex Role of Estrogens in Inflammation«. *Endocrine Reviews* 28, Nr. 5, 1. Dezember 2006, 521–574, DOI: 10.1210/er.2007-0001.

55. Harmar, A. J. et al. (2012). »Pharmacology and Functions of Receptors for Vasoactive Intestinal Peptide and Pituitary Adenylate Cyclase-Activating Polypeptide: IUPHAR Review 1«. *British Journal of Pharmacology* 166, Nr. 1, Mai 2012, 4–17, DOI: 10.1111/j.1476-5381.2012.01871.x.

56. Samarasinghe, A. E., Hoselton, S. A., Schuh, J. M. (2010). »Spatio-Temporal Localization of Vasoactive Intestinal Peptide and Neutral Endopeptidase in Allergic Murine Lungs«. *Regulatory Peptides* 164, Nr. 2–3, 24. September 2010, 151–157, DOI: 10.1016/j.regpep.2010.05.017.

57. Martin, B. et al. (2010). »Vasoactive Intestinal Peptide-Null Mice Demonstrate Enhanced Sweet Taste Preference, Dysglycemia, and Reduced Taste Bud Leptin Receptor Expression«. *Diabetes* 59, Nr. 5, Mai 2010, 1143–1152, DOI: 10.2337/db09-0807.

58. Laplante, M., Sabatini, D. M. (2012). »mTOR Signaling in Growth Control and Disease«. *Cell* 149, Nr. 2, 13. April 2012, 274–293, DOI: 10.1016/j.cell.2012.03.017.

59. Blundell, J., Kouser, M., Powell, C. M. (2008). »Systemic Inhibition of Mammalian Target of Rapamycin Inhibits Fear Memory Reconsolidation«. *Neurobiology of Learning and Memory* 90, Nr. 1, Juli 2008, 28–35, DOI: 10.1016/j.nlm.2007.12.004.

60. Dello Russo, C. et al. (2009). »Involvement of mTOR Kinase in Cytokine-Dependent Microglial Activation and Cell Proliferation«. *Biochemical Pharmacology* 78, Nr. 9, 1. November 2009, 1242–1251, DOI: 10.1016/j.bcp.2009.06.097.

61. United States Department of Agriculture (2003). »Chapter 2 Profiling Food Consumption in America«. *Agriculture Fact Book, 2001–2002*, Washington, DC, United States Department of Agriculture, Office of Communications.

62. Gaby, A. R. (2005). »Adverse Effects of Dietary Fructose«. *Alternative Medicine Review: A Journal of Clinical Therapeutic* 10, Nr. 4, Dezember 2005, 294–306.

63. Myhill, S., Booth, N. E., McLaren-Howard, J. (2013). »Targeting Mitochondrial Dysfunction in the Treatment of Myalgic Encephalomyelitis/Chronic Fatigue Syndrome (ME/CFS)–a Clinical Audit«. *International Journal of Clinical and Experimental Medicine* 6, Nr. 1, 1–15.

64. Wallace, D. C. (2013). »A Mitochondrial Bioenergetic Etiology of Disease«. *Journal of Clinical Investigation* 123, Nr. 4, April 2013, 1405–1412, DOI: 10.1172/JCI61398.

65. Chevalier, G. et al. (2012). »Earthing: Health Implications of Reconnecting the Human Body to Earth's Surface Electrons«. *Journal of Environmental and Public Health*, 2012, 291541, DOI: 10.1155/2012/291541.

66. Gavish, L. et al. (2004). »Low-Level Laser Irradiation Stimulates Mitochondrial Membrane Potential and Disperses Subnuclear Promyelocytic Leukemia Protein«. *Lasers in Surgery and Medicine* 35, Nr. 5, 369–376, DOI: 10.1002/lsm.20108.

67. Ferraresi, C., Hamblin, M. R., Parizotto, N. A. (2012). »Low-Level Laser (Light) Therapy (LLLT) on Muscle Tissue: Performance, Fatigue and Repair Benefited by the Power of Light«. *Photonics and Lasers in Medicine* 1, Nr. 4, 1. November 2012, 267–286, DOI: 10.1515/plm-2012-0032.

Teil II: Sie haben die Kontrolle über Ihren Kopf

Kapitel 5: Treibstoff fürs Gehirn

1. Vendrame, S. et al. (2011). »Six-Week Consumption of a Wild Blueberry Powder Drink Increases Bifidobacteria in the Human Gut«. *Journal of Agricultural and Food Chemistry* 59, Nr. 24, 28. Dezember 2011, 12815–12820, DOI: 10.1021/jf2028686.

2. Puupponen-Pimiä, R. et al. (2005). »Berry Phenolics Selectively Inhibit the Growth of Intestinal Pathogens«. *Journal of Applied Microbiology* 98, Nr. 4, 1. April 2005, 991–1000, DOI: 10.1111/j.1365-2672.2005.02547.x.

3. Cowan, T. E. et al. (2014). »Chronic Coffee Consumption in the Diet-Induced Obese Rat: Impact on Gut Microbiota and Serum Metabolomics«. *Journal of Nutritional Biochemistry* 25, Nr. 4, April 2014, 489–495, DOI: 10.1016/j.jnutbio.2013.12.009.

4. Carito, V. et al. (2014). »Effects of Olive Leaf Polyphenols on Male Mouse Brain NGF, BDNF and Their Receptors TrkA, TrkB and p75«. *Natural Product Research* 28, Nr. 22, 1970–1984, DOI: 10.1080/14786419.2014.918977.

5. Yamada, K., Nabeshima, T. (2003). »Brain-Derived Neurtrophic Factor/TrkB Signaling in Memory Processes«. *Journal of Pharmacological Sciences* 91, Nr. 4, 267–270, DOI: 10.1254/jphs.91.267.

6. Spencer, J. P. E. (2005). »Interactions of Flavonoids and Their Metabolites with Cell Signaling Cascades«. *Nutrigenomics*, Hrsg. Gerald Limbach, Jürgen Fuchs und Lester Packer, CRC Press/Boca Raton, 353–378, http://www.crcnetbase.com/doi/abs/10.1201/9781420028096.ch17.

7. Ebenda.

8. D'Archivio, M. et al. (2010). »Bioavailability of the Polyphenols: Status and Controversies«. *International Journal of Molecular Sciences* 11, Nr. 4, 31. März 2010, 1321–1342, DOI: 10.3390/ijms11041321.

9. Higdon, J. V., Frei, B. (2006). »Coffee and Health: A Review of Recent Human Research«. *Critical Reviews in Food Science and Nutrition* 46, Nr. 2, 101–123, DOI: 10.1080/10408390500400009.

10. Mukamal, K. J. et al. (2009). »Coffee Consumption and Mortality after Acute Myocardial Infarction: The Stockholm Heart Epidemiology Program«. *American Heart Journal* 157, Nr. 3, März 2009, 495–501, DOI: 10.1016/j.ahj.2008.11.009.

11. Uto-Kondo, H. et al. (2010). »Coffee Consumption Enhances High-Density Lipoprotein-Mediated Cholesterol Efflux in Macrophages«. *Circulation Research* 106, Nr. 4, 5. März 2010, 779–787, DOI: 10.1161/CIRCRESAHA.109.206615.

12. Chu, Y. F. et al. (2009). »Roasted Coffees High in Lipophilic Antioxidants and Chlorogenic Acid Lactones Are More Neuroprotective Than Green Coffees«. *Journal of Agricultural and Food Chemistry* 57, Nr. 20, 28. Oktober 2009, 9801–9808, DOI: 10.1021/jf902095z.

13. Lopez-Garcia, E. et al. (2008). »The Relationship of Coffee Consumption with Mortality«. *Annals of Internal Medicine* 148, Nr. 12, 17. Juni 2008, 904–914.

14. Lopez-Garcia, E. et al. (2009). »Coffee Consumption and Risk of Stroke in Women«. *Circulation* 119, Nr. 8, 3. März 2009, 1116–1123, DOI: 10.1161/CIRCULATIONAHA.108.826164.

15. Zhang, W. L. et al. (2009). »Coffee Consumption and Risk of Cardiovascular Events and All-Cause Mortality among Women with Type 2 Diabetes«. *Diabetologia* 52, Nr. 5, Mai 2009, 810–817, DOI: 10.1007/s00125-009-1311-1.

16. Mellor, D. D. et al. (2010). »High-Cocoa Polyphenol-Rich Chocolate Improves HDL Cholesterol in Type 2 Diabetes Patients«. *Diabetic Medicine: A Journal of the British Diabetic Association* 27, Nr. 11, November 2010, 1318–1321.

17. Sánchez-Hervás, M. et al. (2008). »Mycobiota and Mycotoxin Producing Fungi from Cocoa Beans«. *International Journal of Food Microbiology* 125, Nr. 3, 31. Juli 2008, 336–340, DOI: 10.1016/j.ijfoodmicro.2008.04.021.

18. Wilson, M. et al. (2006). »Blueberry Polyphenols Increase Lifespan and Thermotolerance in Caenorhabditis Elegans«. *Aging Cell* 5, Nr. 1, Februar 2006, 59–68, DOI: 10.1111/j.1474-9726.2006.00192.x.

19. Mateos-Rodriguez, A. et al. (2013). »Intake and Time Dependence of Blueberry Flavonoid-Induced Improvements in Vascular Function: A Randomized, Controlled, Double-Blind, Crossover Intervention Study with Mechanistic Insights into Biological Activity«. *American Journal of Clinical Nutrition* 98, Nr. 5, November 2013, 1179–1191, DOI: 10.3945/ajcn.113.066639.

20. Seeram, N. P., Lee, R., Heber, D. (2004). »Bioavailability of Elagic Acid in Human Plasma After Consumption of Ellagitannins from Pomegranate (*Punica Granatum L.*) Juice«. Clinica Chimica Acta. *International Journal of Clinical Chemistry* 348, Nr. 1–2, Oktober 2004, 63–68, DOI: 10.10167j. ccn.2004.04.029.

21. Vitseva, O. et al. (2005). »Grape Seed and Skin Extracts Inhibit Platelet Function and Release of Reactive Oxygen Intermediates«. *Journal of Cardiovascular Pharmacology* 46, Nr. 4, Oktober 2005, 445–451.

22. Bagchi, D. et al. (2003). »Molecular Mechanisms of Cardioprotection by a Novel Grape Seed Proanthocyanidin Extract«. *Mutation Research* 523–524, März 2003, 87–97.

23. Pajuelo, D. et al. (2012). »Chronic Dietary Supplementation of Proanthocyanidins Corrects the Mitochondrial Dysfunction of Brown Adipose Tissue Caused by Diet-Induced Obesity in Wistar Rats«. *British Journal of Nutrition* 107, Nr. 2, Januar 2012, 170–178, DOI: 10.1017/S0007114511002728.

24. Zhen, J. et al. (2014). »Effects of Grape Seed Proanthocyanidin Extract on Pentylenetetrazole-Induced Kindling and Associated Cognitive Impairment in Rats«. *International Journal of Molecular Medicine* 34, Nr. 2, August 2014, 391–398, DOI: 10.3892/ijmm.2014.1796.

25. Desquiret-Dumas, V. et al. (2013). »Resveratrol Induces a Mitochondrial Complex I Dependent Increase in NADH Oxidation Responsible for Sirtuin Activation in Liver Cells«. *Journal of Biological Chemistry*, 31. Oktober 2013, DOI: 10.1074/jbc.M113.466490.

26. Lagouge, M. et al. (2006). »Resveratrol Improves Mitochondrial Function and Protects Against Metabolic Disease by Activating SIRT1 and PGC-1 alpha«. *Cell* 127, Nr. 6, 15. Dezember 2006, 1109–1122, DOI: 10.1016/j.cell.2006.11.013.

27. Semba, R. D., Ferrucci, L., Bartali, B. (2014). »Resveratrol Levels and All-Cause Mortality in Older Community-Dwelling Adults«. *JAMA International Medicine* 174, Nr. 7, 1. Juli 2014, DOI: 10.1001/jamainternmed.2014.1582.

28. Shiner, T. et al. (2012). »Dopamine and Performance in a Reinforcement Learning Task: Evidence from Parkinson's Disease«. *Brain: A Journal of Neurology* 135, Juni 2012, 1871–1883, DOI: 10.1093/brain/aws083.

29. Francis, P. T. et al. (1999). »The Cholinergic Hypothesis of Alzheimer's Disease: A Review of Progress«. *Journal of Neurology, Neurosurgery and Psychiatry* 66, Nr. 2, 1. Februar 1999, 137–147, DOI: 10.1136/jnnp.66.2.137.

30. Hall, R. H. (1998). »Neurotransmitters and Sleep« (Vorlesungsinhalt, Missouri University of Science and Technology), http://web.mst.edu/~rhall/neuroscience/03_sleep/sleepneuro.pdf.

31. Vitali, C., Wellington, C. L., Calabresi, L. (2014). »HDL and Cholesterol Handling in the Brain«. *Cardiovascular Research* 103, Nr. 3, 1. August 2014, 405–413, DOI: 10.1093/cvr/cvu148.

32. Singh, M. (2005). »Essential Fatty Acids, DHA and Human Brain«. *Indian Journal of Pediatrics* 72, Nr. 3, März 2005, 239–242.

33. Crawford, M. A. et al. (1999). »Evidence for the Unique Function of Docosahexaenoic Acid during the Evolution of the Modern Hominid Brain«. *Lipids* 34, Nr. 1, S39–S47, DOI: 10.1007/BF02562227.

34. Yurko-Mauro, K. et al. (2010). »Beneficial Effects of Docosahexaenoic Acid on Cognition in the Age-Related Cognitive Decline«. *Alzheimer's and Dementia: The Journal of the Alzheimer's Association* 6, Nr. 6, November 2010, 456–464, DOI: 10.1016/j.jalz.2010.01.013.

35. Arsenault, D. et al. (2011). »DHA Improves Cognition and Prevents Dysfunction of Entorhinal Cortex Neurons in 3xTg-AD Mice«. *PLOS ONE* 6, Nr. 2, 23. Februar 2011, e17397, DOI: 10.1371/journal.pone.0017397.

36. Ponnampalam, E. N., Mann, N. J., Sinclair, A. J. (2006). »Effect of Feeding Systems on Omega-3 Fatty Acids, Conjugated Linoleic Acid and Trans Fatty Acids in Australian Beef Cuts: Potential Impact on Human Health«. *Asia Pacific Journal of Clinical Nutrition* 15, Nr. 1, 21–29.

37. Leheska, J. M. et al. (2008). »Effects of Conventional and Grass-Feeding Systems on the Nutrient Composition of Beef«. *Journal of Animal Science* 86, Nr. 12, Dezember 2008, 3575–3585, DOI: 10.2527/jas.2007-0565.

38. Segura, G. (2015). »Ketogenic Diet–a Connection between Mitochondria and Diet«. *DoctorMyhill*, 20. November 2015, http://www.drmyhill.co.uk/wiki/Ketogenic_diet_-_a_connection_between_mitochondria_and_diet.

39. Manninen, A. H. (2004). »Metabolic Effects of the Very-Low-Carbohydrate Diets: Misunderstood ›Villains‹ of Human Metabolism«. *Journal of the International Society of Sports Nutrition* 1, Nr. 2, 31. Dezember 2004, 7–11, DOI: 10.1186/1550-2783-1-2-7.

40. Pasquali, R. et al. (1982). »Effect of Dietary Carbohydrates during Hypocaloric Treatment of Obesity on Peripheral Thyroid Hormone Metabolism«. *Journal of Endocrinological Investigation* 5, Nr. 1, Februar 1982, 47–52, DOI: 10.1007/BF03350482.

41. Babayan, V. K. (1981). »Medium Chain Length Fatty Acid Esters and Their Medical and Nutritional Applications«. *Journal of the American Oil Chemists' Society* 58, Nr. 1, 49A–51A, DOI: 10.1007/BF02666072.

42. Gibson, A. A. et al. (2015). »Do Ketogenic Diets Really Suppress Appetite? A Systematic Review and Meta-Analysis«. *Obesity Reviews: An Official Journal of the International Association for the Study of Obesity* 16, Nr. 1, Januar 2015, 64–76, DOI: 10.1111/obr.12230.

43. Mattson, M. P., Duan, W., Guo, Z. (2003). »Meal Size and Frequency Affect Neuronal Plasticity and Vulnerability to Disease: Cellular and Molecular Mechanisms«. *Journal of Neurochemistry* 84, Nr. 3, Februar 2003, 417–431.

Kapitel 6: Das Gehirn hemmende Nahrungsmittel

44. Larqué, E. et al. (2003). »Dietary Trans Fatty Acids Alter the Compositions of Microsomes and Mitochondria and the Activities of Microsome Delta6-Fatty Acid Desaturase and Glucose-6-Phosphatase in Livers of Pregnant Rats«. *Journal of Nutrition* 133, Nr. 8, August 2003, 2526–2531.

45. Yu, W. et al. (2004). »Leaky β-Oxidation of a Trans-Fatty Acid: Incomplete β-Oxidation of Elaidic Acid Is Due to the Accumulation of 5-Trans-Tetradecenoyl-Coa and Its Hydrolysis and Conversion to 5-Transtetradecenoylcarnitine in the Matrix of Rat Mitochondria«. *Journal of Biological Chemistry* 279, Nr. 50, 10. Dezember 2004, 52160–52167, DOI: 10.1074/jbc.M409640200.

46. Mozaffarian, D. et al. (2004). »Dietary Intake of Trans Fatty Acids and Systemic Inflammation in Women«. *American Journal of Clinical Nutrition* 79, Nr. 4, April 2004, 606–612.

47. Duarte, G. S., Farah, A. (2011). »Effect of Simultaneous Consumption of Milk and Coffee on Chlorogenic Acids' Bioavailability in Humans«. *Journal of Agricultural and Food Chemistry* 59, Nr. 14, 27. Juli 2011, 7925–7931, DOI: 10.1021/jf201906p.

48. Gao, Z. et al. (2009). »Butyrate Improves Insulin Sensitivity and Increases Energy Expenditure in Mice«. *Diabetes* 58, Nr. 7, Juli 2009, 1509–1517, DOI: 10.2337/db08-1637.

49. Fasano, A. (2011). »Zonulin and Its Regulation of Intestinal Barrier Function: The Biological Door to Inflammation, Autoimmunity, and Cancer«. *Physiological Reviews* 91, Nr. 1, Januar 2011, 151–175, DOI: 10.1152/physrev.00003.2008.

50. Sategna-Guidetti, C. et al. (1998). »Autoimmune Thyroid Diseases and Coeliac Disease«. *European Journal of Gastroenterology and Hepatology* 10, Nr. 11, November 1998, 927–931.

51. Madsen, K. L. et al. (1995). »FK506 Increases Permeability in Rat Intestine by Inhibiting Mitochondrial Function«. *Gastroenterology* 109, Nr. 1, 1. Juli 1995, 107–114, DOI: 10.1016/0016-5085(95)90274-0.

52. Novak, E. A., Mollen, K. P. (2015). »Mitochondrial Dysfunction in Inflammatory Bowel Disease«. *Frontiers in Cell and Developmental Biology* 3, 62, DOI: 10.3389/fcell.2015.00062.

53. Bouaziz, C., Bacha, H., Laboratory of Research on Biologically Compatible Compounds, Faculty of Dentistry, Monastir, Tunisia (2011). »Mitochondrial Dysfunctions in Response to Mycotoxins: An Overview«. *Mitochondria: Structure, Functions and Dysfunctions*, Hrsg. Oliver L. Svensson, NOVA Science Publishers, 811–828, https://www.novapublishers.com/catalog/product_info.php?products_id=46019.

54. Ebenda.

55. Studer-Rohr, I. et al. (1995). »The Occurrence of Ochratoxin A in Coffee«. *Food and Chemical Toxicology: An International Journal Published for the British Industrial Biological Research Association* 33, Nr. 5, Mai 1995, 341–355.

56. Wei, Y. H. et al. (1985). »Effect of Ochratoxin A on Rat Liver Mitochondrial Respiration and Oxidative Phosphorylation«. *Toxicology* 36, Nr. 2–3, August 1985, 119–130.

57. Meisner, H. (1976). »Energy-Dependent Uptake of Ochratoxin A by Mitochondria«. *Archives of Biochemistry and Biophysics* 173, Nr. 1, März 1976, 132–140, DOI: 10.1016/0003-9861(76)90243-5.

58. Hsuuw, Y. D., Chan, W. H., Yu, J. S. (2013). »Ochratoxin A Inhibits Mouse Embryonic Development by Activating a Mitochondrion-Dependent Apoptotic Signaling Pathway«. *International Journal of Molecular Sciences* 14, Nr. 1, 7. Januar 2013, 935–953, DOI: 10.3390/ijms14010935.

59. Brewer, J. H. et al. (2013). »Detection of Mycotoxins in Patients with Chronic Fatigue Syndrome«. *Toxins* 5, Nr. 4, 11. April 2013, 605–617, DOI: 10.3390/toxins5040605.

60. BIOMIN Holding GmbH (2015). »Biomin Global Mycotoxin Survey 2015«, https://info.biomin.net/action/fs/blocks/showLandingPage/a/14109/p/p-004e/t/page/fm/17.

61. Benford, D. et al. (2001).»Ochratoxin A«. *International Programme on Chemical Safety*, WHO Food Additives, Safety Evaluation of Certain Mycotoxins in Food 74, 281–415.

62. Martins, H. M., Guerra, M. M., Bernardo, F. (2005). »A Six-Year Survey (1999–2004) of the Occurrence of Aflatoxin M1 in Daily Products Produced in Portugal«. *Mycotoxin Research* 21, Nr. 3, September 2005, 192–195, DOI: 10.1007/BF02959261.

63. Martins, M. L., Martins, H. M., Gimeno, A. (2003). »Incidence of Microflora and of Ochratoxin A in Green Coffee Beans (*Coffea Arabica*)«. *Food Additives and Contaminants* 20, Nr. 12, Dezember 2003, 1127–1131, DOI: 10.1080/02652030310001620405.

64. Ebenda.

65. Studer-Rohr, I. et al. (1995). »The Occurrence of Ochratoxin A in Coffee«. *Food and Chemical Toxicology: An International Journal Published for the British Industrial Biological Research Association* 33, Nr. 5, Mai 1995, 341–355.

66. Ferraz, M. B. M. et al. (2010). »Kinetics of Ochratoxin A Destruction During Coffee Roasting«. *Food Control* 21, Nr. 6, Juni 2010, 872–877, DOI: 10.1016/j.foodcont.2009.12.001.

67. Mateo, R. et al. (2007). »An Overview of Ochratoxin A in Beer and Wine«. *International Journal of Food Microbiology*, Mycotoxins from the Field to the Table, 119, Nr. 1–2, 20. Oktober 2007, 79–83, DOI: 10.1016/j.ijfoodmicro.2007.07.029.

68. Copetti, M. V. et al. (2012). »Co-Occurrence of Ochratoxin A and Aflatoxins in Chocolate Marketed in Brazil«. *Food Control* 26, Nr. 1, Juli 2012, 36–41, DOI: 10.1016/j.foodcont.2011.12.023.

69. Majeed, S. et al. (2013). »Aflatoxins and Ochratoxin A Contamination in Rice, Corn and Corn Products from Punjab, Pakistan«. *Journal of Cereal Science* 58, Nr. 3, November 2013, 446–450, DOI: 10.1016/j.jcs.2013.09.007.

70. Domijan, A. M., Abramov, A. Y. (2011). »Fumonisin B1 Inhibits Mitochondrial Respiration and Deregulates Calcium Homeostasis–Implication to Mechanism of Cell Toxicity«. *International Journal of Biochemistry and Cell Biology* 43, Nr. 6, Juni 2011, 897–904, DOI: 10.1016/j.biocel.2011.03.003.

71. Singh, P. et al. (2003). »Prolonged Glutamate Excitotoxicity: Effects of Mitochondrial Antioxidants and Antioxidant Enzymes«. *Molecular and Cellular Biochemistry* 243, Nr. 1–2, Januar 2003, 139–145.

72. Humphries, P., Pretorius, E., Naude, H. (2007). »Direct and Indirect Cellular Effects of Aspartame on the Brain«. *European Journal of Clinical Nutrition* 62, Nr. 4, 8. August 2007, 451–462, DOI: 10.1038/sj.ejcn.1602866.

73. Zerin, T. et al. (2015). »Effects of Formaldehyde on Mitochondrial Dysfunction and Apoptosis in SK-N-SH Neuroblastoma Cells«. *Cell Biology and Toxicology* 31, Nr. 6, Dezember 2015, 261–272, DOI: 10.1007/s10565-015-9309-6.

74. Yu, F. Y. et al. (2006). »Citrinin Induces Apoptosis in HL-60 Cells via Activation of the Mitochondrial Pathway«. *Toxicology Letters* 161, Nr. 2, 20. Februar 2006, 143–151, DOI: 10.1016/j.toxlet.2005.08.009.

75. Hauptmann, N. et al. (1996). »The Metabolism of Tyramine by Monoamine Oxidase A/B Causes Oxidative Damage to Mitochondrial DNA«. *Archives of Biochemistry and Biophysics* 335, Nr. 2, 15. November 1996, 295–304, DOI: 10.1006/abbi.1996.0510.

76. Hamblin, J. (2014). »The Toxins That Threaten Our Brains«. *The Atlantic*, 18. März 2014, http://www.theatlantic.com/health/archive/2014/03/the-toxins-that-threaten-our-brains/284466/.

77. Peckham, S., Lowery, D., Spencer, S. (2015). »Are Fluoride Levels in Drinking Water Associated with Hypothyroidism Prevalence in England? A Large Observational Study of GP Practice Data and Fluoride Levels in Drinking Water«. *Journal of Epidemiology and Community Health* 39, Nr. 7, Juli 2015, 619–624, DOI: 10.1136/jech-2014-204971.

78. Goodman, B. (2011). »Pesticide Exposure in Womb Linked to Lower IQ«. *WebMD*, 21. April 2011, http://www.webmd.com/baby/news/20110421/pesticide-exposure-in-womb-linked-to-lower-iq.

79. Somayyeh, K. M., Abdollahi, M. (2013). »Mitochondrial Dysfunction and Organophosphorus Compounds«. *Toxicology and Applied Pharmacology* 270, Nr. 1, 1. Juli 2013, 39–44, DOI: 10.1016/j. taap.2013.04.001.

80. Carocci, A. et al. (2014). »Mercury Toxicity and Neurodegenerative Effects«. *Reviews of Environmental Contamination and Toxicology* 229, 1–18, DOI: 10.1007/978-3-319-03777-6_1.

81. Hamblin, J. (2014). »The Toxins That Threaten Our Brains«. *The Atlantic*, 18. März 2014, http://www. theatlantic.com/health/archive/2014/03/the-toxins-that-threaten-our-brains/284466/.

82. Cran, P. K. et al. (2013). »Glucose Levels and Risk of Dementia«. *New England Journal of Medicine* 369, Nr. 6, 8. August 2013, 540–548, DOI: 10.1056/NEJMoa1215740.

83. Agrawal, R., Gomez-Pinilla, F. (2012). »›Metabolic Syndrome‹ in the Brain: Deficiency in Omega-3 Fatty Acid Exacerbates Dysfunctions in Insulin Receptor Signalling and Cognition«. *Journal of Physiology* 590, Nr. 10, 15. Mai 2012, 2485–2499, DOI: 10.1113/jphysiol.2012.230078.

84. Gaby, A. R. (2005). »Adverse Effects of Dietary Fructose«. *Alternative Medicine Review: A Journal of Clinical Therapeutic* 10, Nr. 4, Dezember 2005, 294–306.

85. Jaiswal, N. et al. (2015). »Fructose Induces Mitochondrial Dysfunction and Triggers Apoptosis in Skeletal Muscle Cells by Provoking Oxidative Stress«. *Apoptosis: An International Journal on Programmed Cell Death* 20, Nr. 7, Juli 2015, 930–947, DOI: 10.1007/s10495-015-1128-y.

86. Hoek, J. B., Cahill, A., Pastorino, J. G. (2002). »Alcohol and Mitochondria: A Dysfunctional Relationship«. *Gastroenterology* 122, Nr. 7, Juni 2002, 2049–2063, DOI: 10.1053/gast.2002.33613.

87. Haghikia, A., Jörg, S. et al. (2015). »Dietary Fatty Acids Directly Impact Central Nervous System Autoimmunity via the Small Intestine«. *Immunity* 43, Nr. 4, Oktober 2015, 817–829.

88. Louis, E. D. et al. (2008). »Elevated Blood Harmane (1-Methyl-9h-pyrido[3,4-B] indole) Concentrations in Essential Tremor«. *Neurotoxicology* 29, Nr. 2, März 2008, 294–300, DOI: 10.1016/j.neuro.2007.12.001.

89. Davis, C. D. et al. (1994). »Cardiotoxicity of Heterocyclic Amine Food Mutagens in Cultured Myocytes and in Rats«. *Toxicology and Applied Pharmacology* 124, Nr. 2, Februar 1994, 201–211.

90. Takahashi, S. et al. (1996). »Chronic Administration of the Mutagenic Heterocyclic Amine 2-Amino-1-Methyl-6-Phenylimidazo[4,5-B]pyridine Induces Cardiac Damage with Characteristic Mitochondrial Changes in Fischer Rats«. *Toxicologic Pathology* 24, Nr. 3, 1. Mai 1996, 273–277.

91. Bansal, S. et al. (2014). »Mitochondrial Targeting of Cytochrome P450 (CYP) 1B1 and Its Role in Polycyclic Aromatic Hydrocarbon-Induced Mitochondrial Dysfunction«. *Journal of Biological Chemistry* 289, Nr. 14, 4. April 2014, 9936–9951, DOI: 10.1074/jbc.M113.525659.

92. Ferecatu, I. et al. (2010). »Polycyclic Aromatic Hydrocarbon Components Contribute to the Mitochondria-Antiapoptotic Effect of Fine Particulate Matter on Human Bronchial Epithelial Cells via the Aryl Hydrocarbon Receptor«. *Particle and Fibre Toxicology* 7, Nr. 1/2010, 18, DOI: 10.1186/1743-8977-7-18.

93. Bounous, G., Gold, P. (1991). »The Biological Activity of Undenatured Dietary Whey Proteins: Role of Glutathione«. *Clinical and Investigative Medicine. Médecine Clinique et Experimentale* 14, Nr. 4, August 1991, 296–309.

94. Rabbani, N., Thornalley, P. J. (2008). »Dicarbonyls Linked to Damage in the Powerhouse: Glycation of Mitochondrial Proteins and Oxidative Stress«. *Biochemical Society Transactions* 36, Pt 5, Oktober 2008, 1045–1050, DOI: 10.1042/BST0361045.

95. Pun, P. B. L., Murphy, M. P. (2012). »Pathological Significance of Mitochondrial Glycation«. *International Journal of Cell Biology* 2012, DOI: 10.1155/2012/843505.

96. Deol, P. et al. (2015). »Soybean Oil Is More Obesogenic and Diabetogenic Than Coconut Oil and Fructose in Mouse: Potential Role for the Liver«. *PLOS ONE* 10, Nr. 7, 22. Juli 2015, e0132672, DOI: 10.1371/journal.pone.0132672.

97. Wu, B. et al. (2004). »Dietary Corn Oil Promotes Colon Cancer by Inhibiting Mitochondria-Dependent Apoptosis in Azoxymethane-Treated Rats«. *Experimental Biology and Medicine* 229, Nr. 10, November 2004, 1017–1025.

Kapitel 7: Gifte vermeiden, Entgiftung fördern

98. El-Din, H., Omar, M. (2013). »Mycotoxins-Induced Oxidative Stress and Disease«. In *Mycotoxin and Food Safety in Developing Countries*, Hrsg. Hussaini Makun (InTech), http://www.intechopen.com/books/mycotoxin-and-food-safety-in-developing-countries/mycotoxins-induced-oxidative-stress-and-disease.

99. Surai, P. F. et al. (2008). »Mycotoxins and Animal Health: From Oxidative Stress to Gene Expression«. *Krmiva* 50, Nr. 1, 10. März 2008, 35–43.

100. El-Din, H., Omar, M. (2013). »Mycotoxins-Induced Oxidative Stress and Disease«.

101. Doi, K., Uetsuka, K. (2011). »Mechanisms of Mycotoxin-Induced Neurotoxicity Through Oxidative Stress-Associated Pathways«. *International Journal of Molecular Sciences* 12, Nr. 8, 15. August 2011, 5213–5237, DOI: 10.3390/ijms12085213.

102. Belyaeva, E. A. et al. (2008). »Mitochondria as an Important Target in Heavy Metal Toxicity in Rat Hepatoma AS-30D Cells«. *Toxicology and Applied Pharmacology* 231, Nr. 1, 15. August 2008, 34–42, DOI: 10.1016/j.taap.2008.03.017.

103. Belyaeva, E. A. et al. (2012). »Mitochondrial Electron Transport Chain in Heavy Metal-Induced Neurotoxicity: Effects of Cadmium, Mercury, and Copper«. *Scientific World Journal* 2012, 24. April 2012, DOI: 10.1100/2012/136063.

104. Xu, S. et al. (2013). »Cadmium Induced Drp1-Dependent Mitochondrial Fragmentation by Disturbing Calcium Homeostasis in Its Hepatotoxicity«. *Cell Death and Disease* 4, Nr. 3, 14. März 2013, e540, DOI: 10.1038/cddis.2013.7.

105. Devi, C. B. et al. (2005). »Developmental Lead Exposure Alters Mitochondrial Monoamine Oxidase and Synaptosomal Catecholamine Levels in Rat Brain«. *International Journal of Developmental Neuroscience: The Official Journal of the International Society for Developmental Neuroscience* 23, Nr. 4, Juni 2005, 375–381, DOI: 10.1016/j.ijdevneu.2004.11.003.

106. Watrach, A. M. (1964). »Degeneration of Mitochondria in Lead Poisoning«. *Journal of Ultrastructure Research* 10, Nr. 3, 1. April 1964, 177–181, DOI: 10.1016/S0022-5320(64)80001-0.

107. Dykens, J. (2009). »Drug-Induced Mitochondrial Dysfunction: An Emerging Model for Idiosyncratic Drug Toxicity« (Präsentation, MitoAction-Telekonferenz, online), http://www.mitoaction.org/files/Dykens%20for%20Mitoaction.pdf.

108. Kalghatgi, S. et al. (2013). »Bactericidal Antibiotics Induce Mitochondrial Dysfunction and Oxidative Damage in Mammalian Cells«. *Science Translational Medicine* 5, Nr. 192, 3. Juli 2013, 192ra85, DOI: 10.1126/scitranslmed.3006055.

109. Wang, X. et al. (2015). »Antibiotic Use and Abuse: A Threat to Mitochondria and Chloroplasts with Impact on Research, Health, and Environment«. *BioEssays* 37, Nr. 10, 1045–1053, DOI: 10.1002/bies.201500071.

110. Stauber, J. L., Florence, T. M. (1988). »A Comparative Study of Copper, Lead, Cadmium and Zinc in Human Sweat and Blood«. *Science of the Total Environment* 74, 1. August 1988, 235–247, DOI: 10.1016/0048-9697(88)90140-4.

111. Genius, S. J. et al. (2011). »Blood, Urine, and Sweat (BUS) Study: Monitoring and Elimination of Bioaccumulated Toxic Elements«. *Archives of Environmental Contamination and Toxicology* 61, Nr. 2, August 2011, 344–357, DOI: 10.1007/s00244-010-9611-5.

Kapitel 8: Die Auswirkungen von Licht, Luft und Kälte auf das Gehirn

112. Moran, D., Softley, R., Warrant, E. J. (2015). »The Energetic Cost of Vision and the Evolution of Eyeless Mexican Cavefish«. *Science Advances* 1, Nr. 8, 11. September 2015, e1500363, DOI: 10.1126/sciadv.1500363.

113. Picard, M. (2015). »Mitochondrial Synapses: Intracellular Communication and Signal Integration«. *Trends in Neurosciences* 38, Nr. 8, 1. August 2015, 468–474, DOI: 10.1016/j.tins.2015.06.001.

114. Godley, B. F. et al. (2005). »Blue Light Induces Mitochondrial DNA Damage and Free Radical Production in Epithelial Cells«. *Journal of Biological Chemistry* 280, Nr. 22, 3. Juni 2005, 21061–21066. DOI: 10.1074/jbc.M502194200.

115. Roehlecke, C. et al. (2009). »The Influence of Sublethal Blue Light Exposure on Human RPE Cells«. *Molecular Vision* 15, 1929–1938.

116. Mainster, M. A. (1987). »Light and Macular Degeneration: A Biophysical and Clinical Perspective«. *Eye* 1, Pt2, 304–310, DOI: 10.1038/eye.1987.49.

117. Taylor, H. R. et al. (1992). »The Long-Term Effects of Visible Light on the Eye«. *Archives of Ophtalmology* 110, Nr. 1, Januar 1992, 99–104.

118. Margrain, T. H. et al. (2004). »Do Blue Light Filters Confer Protection Against Age-Related Macular Degeneration?«. *Progress in Retinal and Eye Research* 23, Nr. 5, September 2004, 523–531. DOI: 10.1016/j.preteyeres.2004.05.001.

119. Klein, R. et al. (2008). »The Epidemiology of Retinal Reticular Drusen«. *American Journal of Ophtalmology* 145, Nr. 2, Februar 2008, 317–326, DOI: 10.1016/j.ajo.2007.09.008.

120. Howard, T. (2012). »Colors: Why Isn't the Sky Blue?«. Audio-Podcast, *Radiolab* (WNYC), 21. Mai 2012, http://www.radiolab.org/story/211213-sky-isnt-blut/.

121. Rybnikova, N. A., Haim, A., Portnov, B. A. (2016). »Does Artificial Light-at-Night Exposure Contribute to the Worldwide Obesity Pandemic?«. *International Journal of Obesity* 40, Nr. 5, Mai 2016, 815–823, DOI: 10.1038/ijo.2015.255.

122. Rizzuto, R. (2003). »The Collagen-Mitochondria Connection«. *Nature Genetics* 35, Nr. 4, Dezember 2003, 300–301, DOI: 10.1038/ng1203-300.

123. Helan, M. et al. (2012). »Hypoxia Enhances BDNF Secretion and Signaling in Pulmonary Artery Endothelial Cells«. (unveröffentlichter Konferenzbeitrag, American Society of Anesthesiologists, Anesthesiology Annual Meeting, Washington DC), 6. Oktober 2012, http://www.asaabstracts.com/strands/asaabstracts/abstract. htm;jsessionid=281DD5C69F19839A5616F972343509DF?year=2012&index=9&absnum=3709.

124. Valentino, F. L. et al. (2008). »Measurements and Trend Analysis of O2, CO2 and delta13C of CO2 from the High Altitude Research Station Jungfraujoch, Switzerland–a Comparison with the Observations from the Remote Site Puy de Dôme, France«. *Science of the Total Environment* 391, Nr. 2–3, 1. März 2008, 203–210, DOI: 10.1016/j.scitotenv.2007.10.009.

Sirignano, C. et al. (2010). »Atmospheric Oxygen and Carbon Dioxide Observations from Two European Coastal Stations 2000–2005: Continental Influence, Trend Changes and APO Climatology«. *Atmospheric Chemistry and Physics* 10, Nr. 4, 15. Februar 2010, 1599–1615, DOI: 10.5194/acp-10-1599-2010.

Tohjima, Y. et al. (2003). »Gas-Chromatographic Measurements of the Atmospheric Oxygen/ Nitrogen Ratio at Hateruma Island and Cape Ochi-Ishi, Japan«. *Geophysical Research Letters* 30, Nr. 12, Juni 2003, 1653, DOI: 10.1029/2003GL017282.

125. Ramos, C. A., Wolterbeek, H. T., Almeida, S. M. (2014). »Exposure to Indoor Air Pollutants during Physical Activity in Fitness Centers«. *Building and Environment* 82, Dezember 2014, 349–360, DOI: 10.1016/j.buildenv.2014.08.026.

126. Zaninovich, A. A. et al. (2003). »Mitochondrial Respiration in Muscle and Liver from Cold-Acclimated Hypothyroid Rats«. *Journal of Applied Physiology* 95, Nr. 4, 1. Oktober 2003, 1584–1590. DOI: 10.1152/japplphysiol.00363.2003.

127. Ouellet, V. et al. (2012). »Brown Adipose Tissue Oxidative Metabolism Contributes to Energy Expenditure during Acute Cold Exposure in Humans«. *Journal of Clinical Investigation* 122, Nr. 2, 1. Februar 2012, 545–552, DOI: 10.1172/JCI60433.

128. Leppäluoto, J. et al. (2008). »Effects of Long-Term Whole-Body Cold Exposures on Plasma Concentrations of ACTH, Beta-Endorphin, Cortisol, Catecholamines and Cytokines in Healthy Females«. *Scandinavian Journal of Clinical and Laboratory Investigation* 68, Nr. 2, 145–153, DOI: 10.1080/00365510701516350.

129. Lubkowska, A., Dołęgowska, B., Szyguła, Z. (2012). »Whole-Body Cryostimulation–Potential Beneficial Treatment for Improving Antioxidant Capacity in Healthy Men–Significance of the Number of Sessions«. *PLOS ONE* 7, Nr. 10, 15. Oktober 2012, e46352, DOI: 10.1371/journal. pone.0046352.

130. Berthoud, H.-R., Neuhuber, W. L. (2000). »Functional and Chemical Anatomy of the Afferent Vagal System«. *Autonomic Neuroscience*, Fever: The Role of the Vagus Nerve, 85, Nr. 1–3, 20. Dezember 2000, 1–17, DOI: 10.1016/S1566-0702(00)00215-0.

131. Teff, K. L. (2008). »Visceral Nerves: Vagal and Sympathetic Innervation«. *Journal of Parenteral and Enteral Nutrition* 32, Nr. 5, Oktober 2008, 569–571, DOI: 10.1177/0148607108321705.

Kapitel 9: Besser schlafen, besser meditieren und weniger Sport treiben

132. Xie, L. et al. (2013). »Sleep Drives Metabolic Clearance from the Adult Brain«. *Science* 342, Nr. 6156, 18. Oktober 2013, 373–377, DOI: 10.1126/science.1241224.

133. Louveau, A. et al. (2015). »Structural and Functional Features of Central Nervous System Lymphatic Vessels«. *Nature* 523, Nr. 7560, 16. Juli 2015, 337–341, DOI: 10.1038/nature14432.

134. Carvalho, C. et al. (2015). »Cerebrovascular and Mitochondrial Abnormalities in Alzheimer's Disease: A Brief Overview«. *Journal of Neural Transmission* 123, Nr. 2, Januar 2015, 107–111, DOI: 10.1007/s00702-015-1367-7.

135. Xie et al. »Sleep Drives Metabolic Clearance from the Adult Brain«.

136. Vaddanahally, T. M. et al. (1973). »Effect of Growth Hormone on Mitochondrial Protein Synthesis«. *Journal of Biological Chemistry* 248, Nr. 12, 25. Juni 1973, 4263–4268.

137. Yang, G. et al. (2014). »Sleep Promotes Branch-Specific Formation of Dendritic Spines after Learning«. *Science* 344, Nr. 6188, 6. Juni 2014, 1173–1178, DOI: 10.1126/science.1249098.

138. Knutson, K. L. (2007). »Impact of Sleep and Sleep Loss on Glucose Homeostasis and Appetite Regulation«. *Sleep Medicine Clinics* 2, Nr. 2, Juni 2007, 187–197, DOI: 10.1016/j.jsmc.2007.03.004.

139. Brondel, L. et al. (2010). »Acute Partial Sleep Deprivation Increases Food Intake in Healthy Men«. *American Journal of Clinical Nutrition* 91, Nr. 6, Juni 2010, 1550–1559, DOI: 10.3945/ajcn.2009.28523.

140. Ramezani, R. J., Stacpoole, P. W. (2014). »Sleep Disorders Associated with Primary Mitochondrial Diseases«. *Journal of Clinical Sleep Medicine* 10, Nr. 11, 15. November 2014, 1233–1239, DOI: 10.5664/jcsm.4212.

141. Troxel, W. M. et al. (2010). »Sleep Symptoms Predict the Development of the Metabolic Syndrome«. *Sleep* 33, Nr. 12, Dezember 2010, 1633–1640.

142. Luders, E. et al. (2012). »The Unique Brain Anatomy of Meditation Practitioners: Alterations in Cortical Gyrification«. *Frontiers in Human Neuroscience* 6, 29. Februar 2012, 34, DOI: 10.3389/fnhum.2012.00034.

143. »Brain Gyrification and Its Significance«. *Stanford VISTALAB Wiki*, 8. Juni 2013, http://scarlet. stanford.edu/teach/index.php/Brain_Gyrification_and_its_Significance#Relevance_to_Species_ Intelligence.

144. »Meditation: In Depth«. *NCCIH*, 1. Februar 2006, https://nccih.nih.gov/health/meditation/overview. htm.

145. Lazar, S. W. et al. (2005). »Meditation Experience Is Associated with Increased Cortical Thickness«. *Neuroreport* 16, Nr. 17, 28. November 2005, 1893–1897.

146. Schulte, B. (2015). »Harvard Neuroscientist: Meditation Not Only Reduces Stress, Here's How It Changes Your Brain«. *Washington Post*, 26. Mai 2015, https://www.washintonpost.com/news/ inspired-life/wp/2015/05/26/harvard-neuroscientist-meditation-not-only-reduces-stress-it-literally-changes-your-brain/.

147. Liang, H., Ward, W. F. (2006). »PGC-1alpha: A Key Regulator of Energy Metabolism«. *Advances in Physiology Education* 30, Nr. 4, Dezember 2006, 145–151, DOI: 10.1152/advan.00052.2006.

148. Gibala, M. J. et al. (2009). »Brief Intense Interval Exercise Activates AMPK and p38 MAPK Signaling and Increases the Expression of PGC-1alpha in Human Skeletal Muscle«. *Journal of Applied Physiology* 106, Nr. 3, März 2009, 929–934, DOI: 10.1152/japplphysiol.90880.2008.

149. Ratey, J. J., Hagerman, E. (2008). *Spark: The Revolutionary New Science of Exercise and the Brain*, Little, Brown, Boston, http://www.goodreads.com/work/best_book/376155-spark-the-revolutionary-new-science-of-exercise-and-the-brain.

150. Mattson, M. P., Maudsley, S., Martin, B. (2004). »BDNF and 5-HT: A Dynamic Duo in Age-Related Neuronal Plasticity and Neurodegenerative Disorders«. *Trends in Neurosciences* 27, Nr. 10, Oktober 2004, 589–594, DOI: 10.1016/j.tins.2004.08.001.

151. Wrann, C. D. et al. (2013). »Exercise Induces Hippocampal BDNF through a PGC-1α/FNDC5 Pathway«. *Cell Metabolism* 18, Nr. 5, 5. November 2013, 649–659, DOI: 10.1016/j.cmet.2013.09.008.

152. Gobeske, K. T. et al. (2009). »BMP Signaling Mediates Effects of Exercise on Hippocampal Neurogenesis and Cognition in Mice«. *PLOS ONE* 4, Nr. 10, 20. Oktober 2009, e7506, DOI: 10.1371/journal.pone.0007506.

153. Ahlskog, J. E. (2011). »Does Vigorous Exercise Have a Neuroprotective Effect in Parkinson Disease?«. *Neurology* 77, Nr. 3, 19. Juli 2011, 288–294. DOI: 10.1212/WNL.0b013e318225ab66.

154. Khazan, O. (2014). »For Depression, Prescribing Exercise Before Medication«. *The Atlantic*, 24. März 2014, http://www.theatlantic.com/health/archive/2014/03/for-depression-prescribing-exercise-before-medication/284587.

155. Morehart, M. (2016). »BDNF Basics: 7 Ways to Train Your Brain«. *Breaking Muscle*, aufgerufen am 27. Oktober 2016, https://breakingmuscle.com/health-medicine/bdnf-basics-7-ways-to-train-your-brain.

156. Erickson, K. I. et al. (2011). »Exercise Training Increases Size of Hippocampus and Improves Memory«. *Proceedings of the National Academy of Sciences* 108, Nr. 7, 15. Februar 2011, 3017–3022.

157. Gothe, N. et al. (2013). »The Acute Effects of Yoga on Executive Function«. *Journal of Physical Activity and Health* 10, Nr. 4, Mai 2013, 488–495.

158. Hariprasad, V. R. et al. (2013). »Yoga Increases the Volume of the Hippocampus in Elderly Subjects«. *Indian Journal of Psychiatry* 55, (Suppl. 3), Juli 2013, S394–S396, DOI: 10.4103/0019-5545.116309.

159. Schiller, P. B. (1999). *Start Smart!: Building Brain Power in the Early Years*, Gryphon House, Beltsville, Maryland.

160. Dennison, P. (1981). *Switching On: The Whole Brain Answer to Dyslexia*, Edu-Kinesthetics.

161. Aagaard, P. et al. (2002). »Increased Rate of Force Development and Neural Drive of Human Skeletal Muscle Following Resistance Training«. *Journal of Applied Physiology* 93, Nr. 4, 1. Oktober 2002, 1318–1326, DOI: 10.1152/japplphysiol.00283.2002.

162. Hava, E. et al. (1997). »Lymph Flow Dynamics in Exercising Human Skeletal Muscle as Detected by Scintography«. *Journal of Physiology* 504, Nr. 1, Oktober 1997, 233–239, DOI: 10.1111/j.1469-7793.1997.233bf.x.

163. O'Connor, P. J., Herring, M. P., Carvalho, A. (2010). »Mental Health Benefits of Strength Training in Adults«. *American Journal of Lifestyle Medicine* 4, Nr. 5, 1. September 2010, 377–396, DOI: 10.1177/1559827610368771.

164. Kraemer, W. et al. (1991). »Endogenous Anabolic Hormonal and Growth Factor Responses to Heavy Resistance Exercise in Males and Females«. *International Journal of Sports Medicine* 12, Nr. 2, April 1991, 228–235, DOI: 10.1055/s-2007-1024673.

165. Schaaf, M. J. et al. (2000). »Circadian Variation in BDNF mRNA Expression in the Rat Hippocampus«. *Molecular Brain Research* 75, Nr. 2, 22. Februar 2000, 342–344.

166. Yarrow, J. F. et al. (2010). »Training Augments Resistance Exercise Induced Elevation of Circulating Brain Derived Neurotrophic Factor (BDNF)«. *Neuroscience Letters* 479, Nr. 2, Juli 2010, 161–165, DOI: 10.1016/j.neulet.2010.05.058.

167. Seifert, T. et al. (2010). »Endurance Training Enhances BDNF Release from the Human Brain«. *American Journal of Physiology–Regulatory, Integrative and Comparative Physiology* 298, Nr. 2, 1. Februar 2010, R372–R377, DOI: 10.1152/ajpregu.00525.2009.

168. Shephard, R. J. (2001). »Absolute versus Relative Intensity of Physical Activity in a Dose-Response Context«. *Medicine and Science in Sports and Exercise* 33, (Suppl.), Juni 2001, S400–S418, DOI: 10.1097/00005768-200106001-00008.

169. Steinberg, H. et al. (1997). »Exercise Enhances Creativity Independently of Mood«. *British Journal of Sports Medicine* 31, Nr. 3, September 1997, 240–245, DOI: 10.1136/bjsm.31.3.240.

170. Ebenda.

171. Boutcher, S. H. (2011). »High-Intensity Intermittent Exercise and Fat Loss«. *Journal of Obesity* 2011, DOI: 10.1155/2011/868305.

172. Saucedo Marquez, C. M. et al. (2015). »High-Intensity Interval Training Evokes Larger Serum BDNF Levels Compared with Intense Continuous Exercise«. *Journal of Applied Physiology* 119, Nr. 12, 15. Dezember 2015, 1363–1373, DOI: 10.1152/japplphysiol.00126.2015.

173. Brownell, W. E., Qian, F., Anvari, B. (2010). »Cell Membrane Tethers Generate Mechanical Force in Response to Electrical Stimulation«. *Biophysical Journal* 99, Nr. 3, 845–852, DOI: 10.1016/j.bpj.2010.05.025.

174. Ferecatu, I. et al. (2010). »Polycyclic Aromatic Hydrocarbon Components Contribute to the Mitochondria-Antiapoptotic Effect of Fine Particulate Matter on Human Bronchial Epithelial Cells via the Aryl Hydrocarbon Receptor«. *Particle and Fibre Toxicology* 7, Nr. 1, 18, DOI: 10.1186/1743-8977-7-18.

175. Sommer, A. P., Haddad, M. Kh., Fecht, H. J. (2015). »Light Effect on Water Viscosity: Implications for ATP Biosynthesis«. *Scientific Reports* 5, 8. Juli 2015, 12029, DOI: 10.1038/srep1209.

176. Solis Herrera, A. (2014). »Einstein Cosmological Constant, the Cell, and the Intrinsic Property of Melanin to Split and Re-Form the Water Molecule«. *MOJ Cell Science and Report* 1, Nr. 2, 27. August 2014, DOI: 10.15406/mojcsr.2014.01.00011.

177. Moreira, A. S. P. et al. (2012). »Coffee Melanoidins: Structures, Mechanisms of Formation and Potential Health Impacts«. *Food and Function* 3, Nr. 9, September 2012, 903–915, DOI: 10.1039/c2fo30048f.

Teil III Das zweiwöchige Hirntuning-Programm

Kapitel 11: Die Hirntuning-Lebensweise

1. Gooley, J. J. et al. (2011). »Exposure to Room Light Before Bedtime Suppresses Melatonin Onset and Shortens Melatonin Duration in Humans«. *Journal of Clinical Endocrinology and Metabolism* 96, Nr. 3, März 2011, E463–472, DOI: 10.1210/jc.2010-2098.

2. Gooley, J. J. et al. (2010). »Spectral Responses of the Human Circadian System Depend on the Irradiance and Duration of Exposure to Light«. *Science Translational Medicine* 2, Nr. 31, 12. Mai 2010, 31ra33–31ra33, DOI: 10.1126/scitranslmed.3000741.

3. Watson, T. (2008). *Electrotherapy: Evidence-Based Practice*. Churchill Livingstone.

4. Agarwal, A. et al. (2008). »Effect of Cell Phone Usage on Semen Analysis in Men Attending Infertility Clinic: An Observational Study«. *Fertility and Sterility* 89, Nr. 1, Januar 2008, 124–128, DOI: 10.1016/j.fertnstert.2007.01.166.

5. Redmayne, M., Johansson, O. (2014). »Could Myelin Damage from Radio-frequency Electromagnetic Field Exposure Help Explain the Functional Impairment Electrohypersensitivity? A Review of the Evidence«. *Journal of Toxicology and Environmental Health. Part B, Critical Reviews* 17, Nr. 5, 247–258, DOI: 10.1080/10937404.2014.923356.

6. Meo, S. A. (2015). »Association of Exposure to Radio-Frequency Electromagnetic Field Radiation (RF-EMFR) Generated by Mobile Phone Base Stations with Glycated Hemoglobin (HbA1c) and Risk of Type 2 Diabetes Mellitus«. *International Journal of Environmental Research and Public Health* 12, Nr. 11, November 2015, 14519–14528, DOI: 10.3390/ijerph121114519.

7. Carter, H. H. et al. (2014). »Cardiovascular Responses to Water Immersion in Humans: Impact on Cerebral Perfusion«. *American Journal of Physiology. Regulatory, Integrative and Comparative Physiology* 306, Nr. 9, Mai 2014, R636–640, DOI: 10.1152/ajpregu.00516.2013.

Kapitel 12: Nahrungsergänzung fürs Hirntuning

8. Koppelstaetter, F. et al. (2005). »Influence of Caffeine Excess on Activation Patterns in Verbal Working Memory« (wissenschaftliches Poster, RSNA Annual Meeting 2005, Chicago, Illinois, 1. Dezember 2005), http://archive.rsna.org/2005/4418422.html.

9. Chiu, G. S. et al. (2012). »Hypoxia/Reoxygenation Impairs Memory Formation via Adenosine-Dependent Activation of Caspase 1«. *Journal of Neuroscience: The Official Journal of the Society for Neuroscience* 32, Nr. 40, 3. Oktober 2012, 13945–13955, DOI: 10.1523/JNEUROSCI.0704-12.2012.

10. Loopstra-Masters, R. C. et al. (2011). »Associations between the Intake of Caffeinated and Decaffeinated Coffee and Measures of Insulin Sensitivity and Beta Cell Function«. *Diabetologia* 54, Nr. 2, Februar 2011, 320–328, DOI: 10.1007/s00125-010-1957-8.

11. Rebello, S. A. et al. (2011). »Coffee and Tea Consumption in Relation to Inflammation and Basal Glucose Metabolism in Multi-Ethnic Asian Population: A Cross-Sectional Study«. *Nutrition Journal* 10, 2. Juni 2011, 61, DOI: 10.1186/1475-2891-10-61.

12. James, A. M. et al. (2005). »Interactions of Mitochondria-Targeted and Untargeted Ubiquinones with the Mitochondrial Respiratory Chain and Reactive Oxygen Species«. *Journal of Biology Chemistry* 280, Nr. 22, 3. Juni 2005, 21295–21312, DOI: 10.1074/jbc.M501527200.

13. King, D. E. et al. (2005). »Dietary Magnesium and C-Reactive Protein Levels«. *Journal of the American College of Nutrition* 24, Nr. 3, Juni 2005, 166–171.

14. Feeney, K. A. et al. (2016). »Daily Magnesium Fluxes Regulate Cellular Timekeeping and Energy Balance«. *Nature* 532, Nr. 7599, 21. April 2016, 375–379, DOI: 10.1038/nature17407.

15. Hosein, S. R. (2011). »Can Vitamin D Increase Testosterone Concentrations in Men?«. *CATIE–Canada's Source for HIV and Hepatitis C Information*, September 2011, http://www.catie.ca/en/treatmentupdate/treatmentupdate-185/nutrition/can-vitamin-increase-testosterone-concentrations-men.

16. Ameri, P. et al. (2013). »Interactions between Vitamin D and IGF-I: From Physiology to Clinical practice«. *Clinical Endocrinology* 79, Nr. 4, Oktober 2013, 547–463, DOI: 10.1111/cen.12268.

17. Sinha, A. (2014). »Shining Some Light on the Powerhouse of the Cell–Is There a Link between Vitamin D and Mitochondrial Function in Humans?«. (Conference abstract, Canadian Pediatric Endocrine Group Annual Meeting, Montréal, Québec, 22. Februar 2014).

18. Rae, C. et al. (2003). »Oral Creatine Monohydrate Supplementation Improves Brain Performance: A Double-Blind, Placebo-Controlled, Cross-over Trial«. *Proceedings of the Royal Society B: Biological Sciences* 270, Nr. 1529, 22. Oktober 2003, 2147–2150, DOI: 10.1098/rspb.2003.2492.

19. Wolf, A. M. (2010). »Astaxanthin Protects Mitochondrial Redox State and Functional Integrity against Oxidative Stress«. *Journal of Nutritional Biochemistry* 21, Nr. 5, Mai 2010, 381–389, DOI: 10.1016/j.jnutbio.2009.01.011.

20. Justesen, U., Knuthsen, P., Leth, T. (1997). »Determination of Plant Polyphenols in Danish Foodstuffs by HPLC-UV and LC-MS Detection«. *Cancer Letters* 114, Nr. 1–2, 19. März 1997, 165–167.

21. http://umm.edu/health/medical/altmed/herb/green-tea.

22. Kim, D. O. et al. (2005). »Sweet and Sour Cherry Phenolics and Their Protective Effects on Neuronal Cells«. *Journal of Agricultural and Food Chemistry* 53, 9921–9927.

23. Greco, T., Fiskum, G. (2010). »Brain Mitochondria from Rats Treated with Sulforaphane Are Resistant to Redox-Regulated Permeability Transition«. *Journal of Bioenergetics and Biomembranes* 42, Nr. 6, Dezember 2010, 491–497, DOI: 10.1007/s10863-010-9312-9.

24. Haslam, J. M., Krebs, H. A. (1968). »The Permeability of Mitochondria to Oxaloacetate and Malate«. Biochemical Journal 107, Nr. 5, Mai 1968, 659–667.
    Meldrum, B. S. (2000). »Glutamate as a Neurotransmitter in the Brain: Review of Physiology and Pathology«. *Journal of Nutrition* 130, Nr. 4S Suppl., April 2000, 1007S–1015S.

25. Rink, C. et al. (2011). »Oxygen-Inducible Glutamate Oxaloacetate Transaminase as Protective Switch Transforming Neurotoxic Glutamate to Metabolic Fuel during Acute Ischemic Stroke«. *Antioxidants and Redox Signaling* 14, Nr. 10, 15. Mai 2011, 1777–1785, DOI: 10.1089/ars.2011.3930.

26. Campos, F. et al. (2011). »Blood Levels of Glutamate Oxaloacetate Transaminase Are More Strongly Associated with Good Outcome in Acute Ischaemic Stroke Than Glutamate Pyruvate Transaminase Levels«. *Clinical Science* 121, Nr. 1, Juli 2011, 11–17, DOI: 10.1042/CS20100427.

27. Yudkoff, M. et al. (2001). »Brain Amino Acid Metabolism and Ketosis«. *Journal of Neuroscience Research* 66, Nr. 2, 15. Oktober 2001, 272–281, DOI: 10.1002/jnr.1221.
    Wood, J. P. M., Osborne, N. N. (2003). »Zinc and Energy Requirements in Induction of Oxidative Stress to Retinal Pigmented Epithelial Cells«. *Neurochemical Research* 28, Nr. 10, Oktober 2003, 1525–1533.

28. Johnson, J. D., Creighton, D. J., Lambert, M. R. (1986). »Stereochemistry and Function of Oxaloacetate Keto-Enol Tautomerase«. *Journal of Biological Chemistry* 261, Nr. 10, 5. April 1986, 4535–4541.

29. Marí, M. et al. (2009). »Mitochondrial Glutathione, a Key Survival Antioxidant«. *Antioxidants and Redox Signaling* 11, Nr. 11, November 2009, 2685–2700, DOI: 10.1089/ARS.2009.2695.

30. Bauerly, K. A. et al. (2006). »Pyrroloquinoline Quinone Nutritional Status Alters Lysine Metabolism and Modulates Mitochondrial DNA Content in the Mouse and Rat«. *Biochimica et Biophysica Acta* 1760, Nr. 11, November 2006, 1741–1748, DOI: 10.1016/j.bbagen.2006.07.009.

31. Harris, C. B. et al. (2013). »Dietary Pyrroloquinoline Quinone (PQQ) Alters Indicators of Inflammation and Mitochondrial-Related Metabolism in Human Subjects«. *Journal of Nutritional Biochemistry* 24, Nr. 12, Dezember 2013, 2076–2084, DOI: 10.1016/j.jnutbio.2013.07.008.

32. Bauerly, K. et al. (2011). »Altering Pyrroloquinoline Quinone Nutritional Status Modulates Mitochondrial, Lipid, and Energy Metabolism in Rats«. *PLOS ONE* 6, Nr. 7, 21. Juli 2011, DOI: 10.1371/journal.pone.0021779.

33. Steinberg, F. M., Gershwin, M. E., Rucker, R. B. (1994). »Dietary Pyrroloquinoline Quinone: Growth and Immune Response in BALB/C Mice«. *Journal of Nutrition* 124, Nr. 5, Mai 1994, 744–753.

34. Ohwada, K. et al. (2008). »Pyrroloquinoline Quinone (PQQ) Prevents Cognitive Deficit Caused by Oxidative Stress in Rats«. *Journal of Clinical Biochemistry and Nutrition* 42, Nr. 1, Januar 2008, 29–34, DOI: 10.3164/jcbn.2008005.

Kapitel 13: Die Grenzen erweitern

35. Costanzo, M. et al. (2015). »Low Ozone Concentrations Stimulate Cytoskeletal Organization, Mitochondrial Activity and Nuclear Transcription«. *European Journal of Histochemistry* 59, Nr. 2, 21. April 2015, DOI:10.4081/ejh.2015.2515.

36. Tucha, O., Lange, K. W. (2004). »Effects of Nicotine Chewing Gum on a Real-Life Motor Task: A Kinematic Analysis of Handwriting Movements in Smokers and Non-Smokers«. *Psychopharmacology* 173, Nr. 1–2, April 2004, 49–56, DOI: 10.1007/s00213–003–1690–9.

37. West, R. J., Jarvis, M. J. (1986). »Effects of Nicotine on Finger Tapping Rate in Non-Smokers«. *Pharmacology, Biochemistry, and Behavior* 25, Nr. 4, Oktober 1986, 727–731.

38. Mancuso, G. et al. (1999). »Effects of Nicotine Administered via a Transdermal Delivery System on Vigilance: A Repeated Measure Study«. *Psychopharmacology* 142, Nr. 1, 18–23, DOI: 10.1007/s002130050857.

39. Parrott, A. C., Winder, G. (1989). »Nicotine Chewing Gum (2 Mg, 4 Mg) and Cigarette Smoking: Comparative Effects upon Vigilance and Heart Rate«. *Psychopharmacology* 97, Nr. 2, 257–261.

40. Phillips, S., Fox, P. (1998). »An Investigation into the Effects of Nicotine Gum on Short-Term Memory«. *Psychopharmacology* 140, Nr. 4, Dezember 1998, 429–433.
    McClernon, F. J., Gilbert, D. G., Radtke, R. (2003). »Effects on Transdermal Nicotine on Lateralized Identification and Memory Interference«. *Human Psychopharmacology* 18, Nr. 5, Juli 2003, 339–343, DOI: 10.1002/hup.488.
    Poltavski, D. V., Petros, T. (2005). »Effects of Transdermal Nicotine on Prose Memory and Attention in Smokers and Nonsmokers«. *Physiology and Behavior* 83, Nr. 5, 17. Januar 2005, 833–843, DOI: 10.1016/j.physbeh.2004.10.005.

41. Quik, M. et al. (2006). »Chronic Oral Nicotine Normalizes Dopaminergic Function and Synaptic Plasticity in 1-Methyl-4-Phenyl-1,2,3,6-Tetrahydropyridine-Lesioned Primates«. *Journal of Neuroscience* 26, Nr. 17, 26. April 2006, 4681–4689, DOI: 10.1523/JNEUROSCI.0215–06.2006.

42. Nutt, D. et al. (2007). »Development of a Rational Scale to Assess the Harm of Drugs of Potential Misuse«. *Lancet* 369, Nr. 9566, März 2007, 1047–1053, DOI: 10.1016/S0140–673(07)60464–4.

43. Wu, W. K. K., Cho, C. H. (2004). »The Pharmacological Actions of Nicotine on the Gastrointestinal Tract«. *Journal of Pharmacological Sciences* 94, Nr. 4, April 2004, 348–358.

44. Davis, R. et al. (2009). »Nicotine Promotes Tumor Growth and Metastasis in Mouse Models of Lung Cancer«. *PLOS ONE* 4, Nr. 10, 20. Oktober 2009, DOI: 10.1371/journal.pone.0007524.

45. Atamna, H. et al. (2008). »Methylene Blue Delays Cellular Senescence and Enhances Key Mitochondrial Biochemical Pathways«. *FASEB Journal* 22, Nr. 3, März 2008, 703–712, DOI: 10.1096/fj.07-9610com.

46. Bonda, D. J. et al. (2010). »Novel Therapeutics for Alzheimer's Disease: An Update«. *Current Opinion in Drug Discovery and Development* 13, Nr. 2, 235–246.

47. Callaway, N. L. et al. (2004). »Methylene Blue Improves Brain Oxidative Metabolism and Memory Retention in Rats«. *Pharmacology, Biochemistry, and Behavior* 77, Nr. 1, Januar 2004, 175–181.

48. Rodriguez, P. et al. (2016). »Multimodal Randomized Functional MR Imaging of the Effects of Methylene Blue in the Human Brain«. *Radiology* 281, Nr. 2, 28. Juni 2016, 516–526, DOI: 10.1148/radiol.2016152893.

49. Atamna, H., Kumar, R. (2010). »Protective Role of Methylene Blue in Alzheimer's Disease via Mitochondria and Cytochrome c Oxidase«. *Journal of Alzheimer's Disease: JAD* 20, Suppl. 2, 439–452, DOI: 10.3233/JAD-2010-100414.

50. Scott, A., Hunter, F. E. (1966). »Support of Thyroxine-Induced Swelling of Liver Mitochondria by Generation of High Energy Intermediates at Any One of Three Sites in Electron Transport«. *Journal of Biological Chemistry* 241, Nr. 5, 10. März 1966, 1060–1066.

51. Vutskits, L. et al. (2008). »Adverse Effects of Methylene Blue on the Central Nervous System«. *Anesthesiology* 108, Nr. 4, April 2008, 684–692, DOI: 10.1097/ALN.0b013e3181684be4.

52. Oz, M., Lorke, D. E., Petroianu, G. A. (2009). »Methylene Blue and Alzheimer's Disease«. *Biochemical Pharmacology* 78, Nr. 8, 15. Oktober 2009, 927–932, DOI: 10.1016/j.bcp.2009.04.034.

53. Keil, U. et al. (2006). »Piracetam Improves Mitochondrial Dysfunction Following Oxidative Stress«. *British Journal of Pharmacology* 147, Nr. 2, Januar 2006, 199–208, DOI: 10.1038/sj.bjp.0706459.
Leuner, K. et al. (2010). »Improved Mitochondrial Function in Brain Aging and Alzheimer Disease– The New Mechanism of Action of the Old Metabolic Enhancer Piracetam«. *Frontiers in Neuroscience* 4, 7. September 2010, DOI: 10.3389/fnins.2010.00044.
Stockburger, C. et al. (2013). »Improvement of Mitochondrial Function and Dynamics by the Metabolic Enhancer Piracetam«. *Biochemical Society Transactions* 41, Nr. 5, Oktober 2013, 1331–1334, DOI: 10.1042/BST20130054.
Costa, R. A. P. et al. (2013). »Protective Effects of L-Carnitine and Piracetam against Mitochondrial Permeability Transition and PC3 Cell Necrosis Induced by Simvastatin«. *European Journal of Pharmacology* 701, Nr. 1–3, 15. Februar 2013, 82–86, DOI: 10.1016/j.ejphar.2013.01.001.

54. Latorre-Pellicer, A. et al. (2016). »Mitochondrial and Nuclear DNA Matching Shapes Metabolism and Healthy Ageing«. *Nature* 353, Nr. 7613, 28. Juli 2016, 561–565, DOI: 10.1038/nature18618.

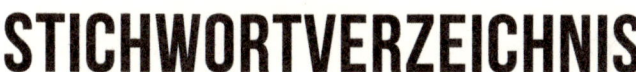

STICHWORTVERZEICHNIS

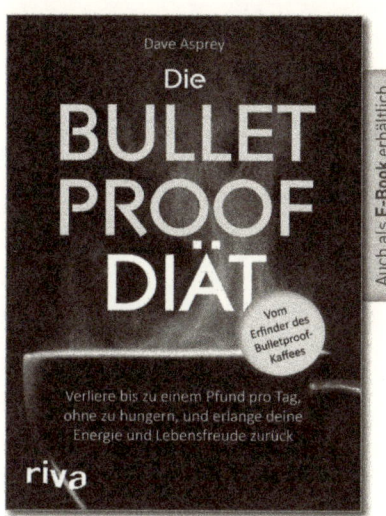

304 Seiten
19,99 € (D) | 20,60 € (A)
ISBN 978-3-86883-640-0

Dave Asprey
Die Bulletproof-Diät
Verliere bis zu einem Pfund
pro Tag, ohne zu hungern,
und erlange deine Energie
und Lebensfreude zurück

In diesem Buch beschreibt Dave Asprey seinen eigenen Leidensweg. Als sein Übergewicht ihm zunehmend die Sinne zu vernebeln begann und Heißhungerattacken ihm Energie und Willenskraft raubten, fing Asprey an, die Technologien, mit denen er reich geworden war, selbst zu nutzen, um seine eigene Biologie zu »hacken«. Bulletproof – auf Deutsch »kugelsicher« oder »unverwundbar« – nennt er den Status mit konstanter Höchstleistung, ohne krank zu werden oder auszubrennen. Asprey gelang es, seinen IQ um mehr als 20 Punkte zu erhöhen, sein biologisches Alter zu senken und ohne Kalorienzählen oder Sport 50 Kilo abzunehmen. Die Bulletproof-Diät hemmt entzündliche Prozesse im Körper, sorgt für schnellen, hungerfreien Gewichtsverlust und höchste Leistungsfähigkeit. Anstelle eines Frühstücks gibt es den berühmten Bulletproof-Kaffee mit Kokosöl und Butter, der lange sättigt und einen dauerhaften Energieschub verschafft. Kalorienzählen ist nicht nötig und auch bei weniger Schlaf und Sport schmilz überschüssiges Fett.

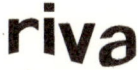

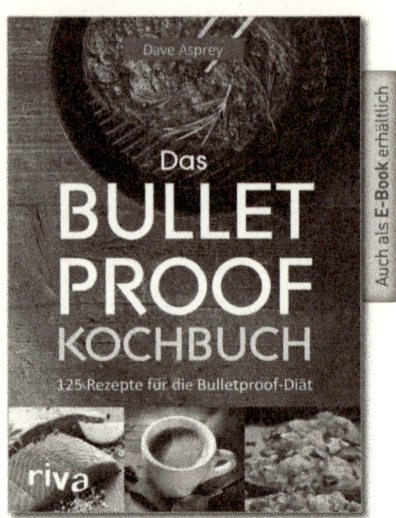

240 Seiten
19,99 € (D) | 20,60 € (A)
ISBN 978-3-86883-866-4

Dave Asprey

Das Bulletproof-Kochbuch

125 Rezepte für die
Bulletproof-Diätund
Lebensfreude zurück

Mit seiner Bulletproof-Diät hat Dave Asprey konventionelle Ernährungsweisheiten auf den Kopf gestellt. Der Unternehmer und Biohacker hat mit diesem Programm seine eigene Biologie "gehackt", seine Gesundheit enorm verbessert und dabei über 50 Kilogramm abgenommen. Kalorienzählen ist nicht nötig, und auch mit weniger Sport und einer höheren Aufnahme an gesättigten Fettsäuren baut man Muskeln auf und sieht das überschüssige Fett nur so dahinschmelzen. So erging es Asprey – und seinen Lesern. Das Bulletproof-Kochbuch enthält 125 Rezepte, die perfekt auf die Bulletproof-Diät abgestimmt sind – von Salaten über Hauptmahlzeiten mit und ohne Fleisch bis hin zu Desserts, mit denen man bulletproof leben kann, ohne sich langweilen oder quälen zu müssen. Das Buch ist vollgepackt mit köstlichen, sättigenden Mahlzeiten, mit denen der Autor selbst sein Gewicht hält und denen er seine grenzenlose Energie verdankt. Der Bulletproof-Lifestyle ist der Startschuss in ein ausbalanciertes, energiegeladenes Leben.

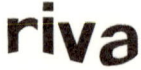

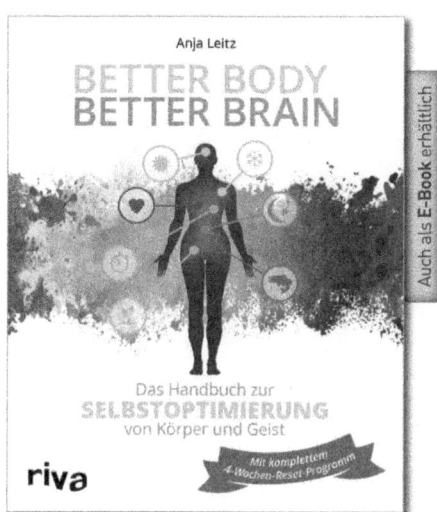

288 Seiten
24,99 € (D) | 25,70 € (A)
ISBN 978-3-86883-798-8

Anja Leitz

Better Body – Better Brain

Das Handbuch zur
Selbstoptimierung
von Körper und Geist

Unser moderner Lebensstil hat uns unserem natürlichen Biotop entrissen. Wir verbringen den ganzen Tag unter Kunstlicht, vor dem Computer, am Smartphone, ernähren uns von reichlich Kohlenhydraten, schlafen unregelmäßig und rennen gehetzt von Termin zu Termin. Auf die veränderten Umwelt- und Lebensbedingungen reagieren wir mit physiologischen Fehlfunktionen wie Hormonstörungen, Übergewicht und einer Vielzahl an Autoimmun- und Zivilisationskrankheiten. Die Neurofeedback-Therapeutin Anja Leitz und ein internationales Expertenteam geben dem Leser das nötige Wissen an die Hand, um diese gefährliche Entgleisung zu stoppen. Der Leser erfährt, wie wichtig UV-Licht, hochwertige Omega-3-Fettsäuren und an unsere natürliche Umgebung angepasste chronobiologische Rhythmen für unser Wohlergehen sind. Das 4-Wochen-Reset-Programm, mit bebilderten Rezepten für alle Mahlzeiten, zahlreichen Biohacks und Expertentipps, gibt genau vor, wie wir unsere volle körperliche und geistige Funktions- und Leistungsfähigkeit wiederherstellen und zu unserem optimalen Naturzustand zurückfinden können.

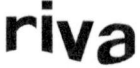

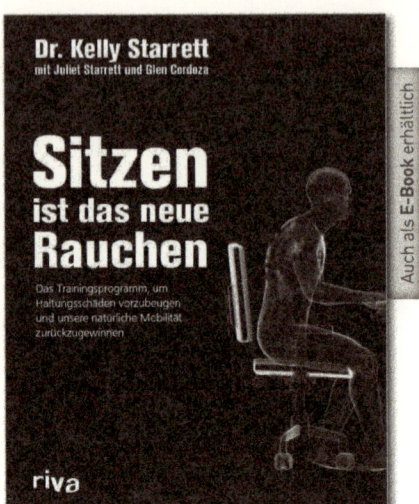

Auch als E-Book erhältlich

368 Seiten
34,99 € (D) | 36,00 € (A)
ISBN 978-3-86883-800-8

Dr. Kelly Starrett

Sitzen ist das neue Rauchen

Das Trainingsprogramm, um Haltungsschäden vorzubeugen und unsere natürliche Mobilität zurückzugewinnen

Neueste wissenschaftliche Untersuchungen zeigen, dass zu viel Sitzen zur Entstehung einer Vielzahl von Erkrankungen beitragen kann – von Fettleibigkeit und Diabetes bis hin zu Krebs und Depressionen. Wer im Sitzen arbeitet, erkrankt zudem häufig am Muskel- und Bewegungsapparat. Fakt ist: Der Stuhl ist unser Feind und bringt den Körper Stück für Stück um. In seinem neuen Buch stellt der namhafte Physiotherapeut und Autor des weltweiten Bestsellers *Werde ein geschmeidiger Leopard* Dr. Kelly Starrett einen detaillierten Plan für das Überleben in unserer sitzenden Gesellschaft vor. Er bietet kreative Lösungen, um die Zeit zu verkürzen, die wir sitzend verbringen, und zeigt Strategien, mit denen sich der Schreibtisch in einen dynamischen Arbeitsplatz verwandeln lässt. Dieses Buch hilft allen, die viel sitzen, egal ob sie ihre Leistung am Arbeitsplatz oder jenseits davon verbessern, Gewicht verlieren oder einfach nur schmerzfrei leben wollen. Es ist eine revolutionäre Kur gegen den Schreibtischtod.

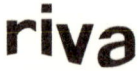